Azra Pourgholam-Ernst

Das Gesundheitserleben von Frauen aus verschiedenen Kulturen

Frauen und Gesundheit: Eine empirische Untersuchung zum Gesundheitserleben ausländischer Frauen in Deutschland aus salutogenetischer Sicht

Telos Verlag Dr. Roland Seim M.A.
- Verlag für Kulturwissenschaft -

Münster
2002

Diese Dissertation wurde gefördert mit Mitteln der Friedrich-Naumann-Stiftung.

Diese mit dem Prädikat „sehr gut" ausgezeichnete psychologische Untersuchung erhielt im Frühjahr 2002 einen Dissertationspreis der Universität Dortmund.

Die Deutsche Bibliothek – CIP-Einheitsaufnahme:

Pourgholam-Ernst, Azra:
Das Gesundheitserleben von Frauen aus verschiedenen Kulturen : Frauen und Gesundheit ; eine empirische Untersuchung zum Gesundheitserleben ausländischer Frauen in Deutschland aus salutogenetischer Sicht / Azra Pourgholam-Ernst. – Münster : Telos-Verl., 2002
Zugl.: Dortmund, Univ., Diss., 2001
ISBN 3-933060-06-0

Erstauflage, Juli 2002

Im Sundern 7-9, D-48157 Münster
Tel/Fax: 0251 – 326160
www.telos-verlag.de eMail: mail@telos-verlag.de

Printed in Germany
Druck und Verarbeitung: ZeitDruck GmbH, Münster
Gedruckt auf alterungsbeständigem 80gr.-Volumenpapier
Umschlaggestaltung: Jochen Gröger

ISBN 3-933060-06-0

Meinem Sohn

„ich bin nicht,was ich sein sollte,
ich bin nicht, was ich sein werde,
aber ich bin nicht mehr, was ich war“

Erik H. Erikson

DANKSAGUNG

An erster Stelle danke ich von ganzem Herzen meiner Doktormutter, Frau Prof. Dr. Alexa Franke und meiner Zweitgutachterin, Frau Prof. Dr. Gerda Lazarus, die meine Arbeit gefördert, betreut und begutachtet haben.

Besonderer Dank meinerseits gebührt auch Dipl. Psych. Alexandra Babioch und Dipl. Psych. Jürgen Lamberti für ihre wertvollen wissenschaftlichen Anregungen und ihre Unterstützung.

Für Diskussionen und Korrekturvorschläge danke ich desweiteren Dipl. Psych. Maibritt Witte, Dipl. Psych. Karin Nachbar, Dipl. Psych. Ingrid Israel, Dipl. Psych. Dr. Katja Machowiak, Dipl. Psych. Dr. Rita Steckel, Dipl. Psych. Dr. Clemens Trudewind, Dieter Schweitzer M.A. und Halina Israel, sowie anderen, die hier nicht erwähnt wurden.

Mein herzlicher Dank gilt nicht zuletzt auch all den ausländischen Frauen, die die Fragebogen ausgefüllt und diese Studie damit erst ermöglicht haben.

Der Friedrich-Naumann-Stiftung danke ich für die finanzielle und ideelle Förderung des Promotionsvorhabens in den Jahren 1997-2000.

Münster, im Juli 2002 Azra Pourgholam-Ernst

Inhaltsverzeichnis

III. Interpretation und Zusammenfassung

Kapitel 8

Vorwort

Persönliche Erfahrungen und Erlebnisse vor Jahren im Iran und im Ausland haben zur Fragestellung der vorliegenden Untersuchung geführt: Wie können Menschen - mir geht es insbesondere um Frauen - trotz Stress und Schwierigkeiten gesund bleiben? Wie können sie sich unter extremen Situationen oder in einer Lebenskrise, die sich durch gesellschaftliche Bedingungen wie soziale Belastungen oder Diskriminierungen ergeben, dennoch wohlfühlen, mit diesen Situationen umgehen und gesund bleiben? Welche Schutzfaktoren tragen zu ihrer Gesundheit unter solchen Bedingungen bei?

Auf der Suche nach Antworten darauf bin ich auf das salutogenetische Modell von Antonovsky gestoßen, das ähnlichen Fragestellungen nachgeht. Dieses Modell beschäftigt sich mit gesunden Lebensbedingungen und protektiven Faktoren und betrachtet die Person aus einer ganzheitlichen Perspektive. Die Frage im salutogenetischen Kontext lautet: Wie können Menschen trotz zahlreicher Schwierigkeiten gesund bleiben?

Mein ursprüngliches Interesse bestand darin, einen interkulturellen Vergleich zwischen iranischen Frauen im Iran und deutschen Frauen in Deutschland in bezug darauf durchzuführen, wie sie ihre Gesundheit erleben. Leider war es aus verschiedenen Gründen nicht möglich, dieses Vorhaben zu verwirklichen. Das hat dazu geführt, daß ich in Deutschland lebende ausländische Frauen für meine Untersuchung als Stichprobe ausgewählt habe.

Mit der vorliegenden Arbeit möchte ich einen Beitrag zu dem Forschungsbereich Frauen und Gesundheit leisten. Weiterhin ist es ein Versuch, einen differenzierteren Zugang zur Gesundheit von ausländischen Frauen zu schaffen, um einem besseren Verständnis der Lebenssituation von ausländischen Frauen in Deutschland ein Stück näher zu kommen.

Meine Arbeit handelt von Frauen und ich referiere Ergebnisse, die ich an einer Stichprobe von (ausländischen) Frauen gewonnen habe. Es ist nicht Ziel der Arbeit - kann es gar nicht sein - geschlechtsspezifische Unterschiede im Gesundheitsbereich zu konstatieren. Es ist mir bewußt, daß ein solches Ziel einen Geschlechtsgruppenvergleich erfordern würde.

I. Theoretischer Teil

Kapitel 1

Einleitung

Die theoretischen Grundlagen für die Ausarbeitung meiner Fragestellungen umfassen zwei Inhaltsbereiche. Ich möchte die wissenschaftliche Beschäftigung sowohl mit dem Thema Gesundheit als auch mit dem Thema Frauen darstellen.

1. Gesundheit als Forschungsthema

Gesundheit ist ein großer Wert im Leben jedes Individuums, so daß in verschiedenen wissenschaftlichen Disziplinen versucht wird, gesundes Leben entweder individuell oder institutionell zu fördern. Die jahrelange Dominanz der Medizin in Sachen Gesundheit - ob auf theoretischer oder praktischer Ebene - hat dazu geführt, daß das Verständnis von Gesundheit vorwiegend pathologisch orientiert war (Engel, 1977; Franke, 1990; Bengel & Belz-Merk, 1990; Greiner, 1998; Bengel, Strittmatter & Willmann, 1998). Diese einseitige Betrachtungsweise ändert sich allmählich. Nach und nach entwickelt sich Gesundheit zu einem wichtigen Forschungsgegenstand vieler WissenschaftlerInnen und wird hier aus sehr verschiedenen Blickwinkeln betrachtet. Im Zuge dieser Entwicklung hat sich das Thema Gesundheit um neue Dimensionen erweitert.
Heutzutage betrachtet man Gesundheit mehr salutogenetisch als pathogenetisch, d.h. es wird nach Bedingungen der Gesundheit und nicht der Krankheit gesucht. Hinzu kommt - vor allem von psychologischer Seite - die zunehmende Beschäftigung mit der Frage nach Schutzfaktoren im Gegensatz zu Risikofaktoren von Gesundheit (Beutel, 1989; Deneke, Ahrens, Bühring, Haag, Lamparter, Richter & Stuhr, 1987; Faltermaier, 1994; Greiner, 1998).

Verbunden mit diesen neuen Orientierungen ist zudem die subjektive Perspektive - als eigentlich psychologische Zugangsweise - stärker in den Vordergrund getreten. Daraus ergibt sich die Frage, wie eine Person von sich aus, d.h. nach den individuellen Wahrnehmungen und Bewertungen von Ereignissen ihre Gesundheit erlebt, sowie in welchem Zusammenhang sich diese individuellen Erlebnisse in ihrem Handeln widerspiegeln und zu einem neuen Gesundheitsverständnis und veränderten Lebensentwürfen führen. Unter dieser Perspektive kommt dem Laien eine besondere Bedeutung in der Gesundheitsforschung zu (Faltermaier, 1991, 1994; Belz-Merk, 1995; Flick, 1991; Franke, 1989; Bengel & Belz-Merk, 1990; Versteegen, 1988, 1992).
Im Rahmen meiner Arbeit möchte ich aus einer salutogenetischen Perspektive das Erleben von Gesundheit bei ausländischen Frauen in Deutschland näher darstellen.

2. Frauen als Thema der (Frauen)-Gesundheitsforschung

Die Ergebnisse verschiedener Untersuchungen zeigen, daß Geschlechterunterschiede im Gesundheitsbereich nicht außer acht gelassen werden sollten (vgl. Maschewsky-Schneider, Klesse, Sonntag, 1991; Boltanski, 1976; Helfferich, 1994a; Vogt & Bormann, 1994). Im Zuge eines zunehmenden Wandels des Frauenbildes und der daraus resultierenden neuen Frauenrolle in der Gesellschaft ergeben sich auch neue Auseinandersetzungen, Anforderungen sowie widersprüchliche Situationen, die ständig im Alltagsleben von Frauen erlebt werden (vgl. Stahr, Jungk & Schulz; 1991).

Diese Erlebnisse stehen u.a. in einem direkten Zusammenhang mit gesundheitlichen Befindlichkeiten der Frauen, da Gesundheit von Frauen durch viele Dimensionen wie soziale Bedingungen, individuelle Merkmale, Körperwahrnehmung gekennzeichnet ist. Dies ignorierend gehen aber immer noch viele Wissenschaftsdisziplinen, wie etwa die Klinische Psychologie von einer Gesundheitsdefinition aus, die sich an „dem Männlichen als Norm" (Franke, 1989) orientiert. Dahinter lassen sich Rollenstereotype vermuten, nach denen das Bild des gesunden Menschen dem eines gesunden Mannes und das Bild der gesunden Frau dem eines psychisch gestörten Mannes entsprächen (vgl. Broverman u.a., 1970; Fabrikant, 1974). Dabei zeigen die jeweils anderen Lebenswelten (Alfermann, 1996) und Gesundheitsvorstellungen (Schulze & Welters, 1991; Maschewsky-Schneider et al., 1991) bei Frauen und Männern doch sehr deutlich, wie nötig es ist, das Thema Frauen und Gesundheit in einer anderen Art von Gesundheitsforschung zu diskutieren, und zwar in der Frauengesundheitsforschung, in der die Gesundheit von und mit Frauen untersucht wird.
Speziell in der Frauengesundheitsforschung gewinnt der Zusammenhang zwischen Gesellschaft und Gesundheit immer mehr an Bedeutung. Immer wieder wird deutlich, daß Gesundheit und Krankheit bei Frauen nicht nur anhand objektiver, medizinischer Befunde und körperbezogener Betrachtungsweise begriffen und angegangen werden können, da sie auch an subjektiv-psychische Phänomene sowie gesellschaftliche und kulturelle Bedingungen geknüpft sind. Im Hinblick auf solche Aspekte unterscheiden sich Inhalte und Ziele der Frauengesundheitsforschung. Nach Helfferich (1994a) liegen die Akzente der westlichen Frauengesundheitsforschung auf drei Schwerpunkten:

- Herstellung des Zusammenhangs zwischen der sozialen Situation von Frauen und der Entstehung von Krankheit. Hier gilt es zudem, die gesellschaftlichen Dimensionen von Gesundheit und die politischen Aspekte von Prävention aufzuzeigen.
- Ein zweiter Themenbereich zielt auf ein erweitertes Verständnis von Krankheit und Gesundheit ab. Die Frauenforschung orientiert sich an psychosomatischen und ganzheitlichen Ansätzen.

- Im dritten Schwerpunkt steht „Subjektivität“ im Vordergrund. Es wird betont, Frauen nicht als Objekt der Forschung, sondern als Subjekt mit eigenem persönlichen Erleben, mit eigenen Erfahrungen und Vorstellungen in die Forschung einzubeziehen.

„....nicht Forschung *über* Frauen machen, sondern *mit* Frauen.....Wir dürfen diese Frauen nicht beforschen, sondern wir müssen sie selbst zu Wort kommen lassen...“ (Zit. Franke, 1985, S. 28-29).

Das neue Verständnis der Gesundheit in der Frauengesundheitsforschung zeichnet sich vor allem in dem dritten Schwerpunkt ab. Hier kritisiert die Frauengesundheitsforschung die Verkürzung des Gesund-Seins von Frauen auf die Rollenerfüllung (Kickbusch, 1994). In Abkehr davon wird die „...Forderung nach Selbstbestimmung .... über den eigenen Körper ... [erhoben] und die ‘Laienkompetenz’ statt ‘Bevormundung durch Experten’“ herausgestellt (Zit. Helfferich, 1994a, S. 18).

Für die Weiterentwicklung der Frauengesundheitsforschung könnte aus meiner Sicht gerade der Akzent der subjektiven Perspektive die zentrale Bedeutung haben. Allerdings wäre hier erforderlich, die wohlberechtigte und wichtige Frage danach, was uns Frauen krank macht, um die nicht weniger relevante Analyse von Bedingungen zu ergänzen, die uns Frauen gesund machen (vgl. auch Franke, 1989). Für mich bedeutet es auch, daß Menschen und gerade auch Frauen mit ihrem subjektiven Erleben und dessen Reflexion Wesentliches zur Gesundheitsdefinition beitragen können. Was Gesundheit bedeutet, können wir Frauen auch selbst mitdenken und nach unserem subjektiven Erleben, unseren Wahrnehmungen im Alltagsleben bestimmen. Das ist ein Stück von mehr (Selbst)Verantwortung, die Frauen hinsichtlich ihrer Gesundheit übernehmen und tragen sollen.

Eine erste theoretische Annäherung an diese zusammenhängenden Perspektiven der Subjektivität und der Gesundheitsorientierung könnte meiner Meinung nach auf der Grundlage des Modells von Antonovsky (1987) erfolgen. Dieses Modell geht von der Frage aus: Warum und wie bleiben Menschen (hier Frauen) unter Belastungen gesund? In salutogenetischer Denkweise würde man - neben der Berücksichtigung von individuellen Merkmalen - sich für Bedingungen interessieren, die in der Lebensgeschichte jeder Frau wirksam sind und zur Gesundheitsentwicklung und -erhaltung beitragen können. Es ist sinnvoll, solche - aus der gesamten Lebenssituation der Frauen zu erschließenden - protektiven Faktoren im Sinne von individuellen, gesellschaftlichen und kulturellen Ressourcen herauszuarbeiten, da sie bei der Verbesserung der Gesundheitssituation und Lebensqualität von Frauen eine entscheidende Rolle spielen.
Ferner kann man davon ausgehen, daß protektive Faktoren sowie Bewältigungsstrategien bei ausländischen Frauen eine andere Qualität und andere Aspekte beinhalten, da diese Frauen zum einen ganz andere individuelle Erfahrungen in Kri-

sensituationen und mit Belastungen in ihrer eigenen Kultur gemacht haben und dadurch ihre Erfahrungen und Einstellungen anders strukturiert und geformt sind. Zum anderen sind diese Frauen - sobald sie ihre „Heimat“ verlassen haben - der gewohnten Alltagssituationen beraubt. Ihr Leben in einer neuen Kultur mit anderer Lebensqualität und anderem Lebensstil, anderen Werten und Normen verlangt einen entsprechend anderen Umgang mit Anforderungen.

Einer ganzheitlichen Zugangsweise zur Gesundheit bei (ausländischen) Frauen, die die Perspektiven der Kultur, Subjektivität und der Salutogenese miteinander verbinden würde, wurde in der Frauengesundheitsforschung bisher kaum Aufmerksamkeit geschenkt. Dabei zeigen Untersuchungen einen engen Zusammenhang zwischen Lebensbedingungen und der gesundheitlichen Lage von Menschen auf (vgl. Schwarzer, 1990; Bengel & Belz-Merk, 1990; Stahr, Jungk & Schulz, 1991).

Die kulturelle Perspektive der Gesundheit relativiert die subjektive Zugangsweise und kann als eine der Ebenen betrachtet werden, auf der eine Verständigung über subjektive, im Alltag verankerte Gesundheitstheorien von und unter Frauen möglich wäre. Die Aufnahme dieser Verständigungsprozesse durch eine salutogenetisch orientierte Frauengesundheitsforschung könnte wiederum eine Grundlage für Gesundheitsprojekte bilden, die den kulturellen Unterschieden und/oder Gemeinsamkeiten im Gesundheitsverständnis unter den Frauen Rechnung tragen würden. Es ist von daher wichtig zu untersuchen, wie Frauen aus unterschiedlichen Kulturen ihre Gesundheit bewerten bzw. beschreiben.

Kapitel 2

Einleitung

Der theoretische Teil meiner Arbeit gliedert sich in vier Unterkapitel. In den ersten beiden Unterkapiteln befasse ich mich mit dem klasssichen Begriff sowie neueren Modellvorstellungen von Gesundheit in der Literatur. Im dritten Teil bildet das Thema Gesundheitserleben und Frauen den Schwerpunkt der Disskusion. Anschließend werde ich kulturelle und migrationsspezifische Aspekte und Dimensionen der Gesundheit bei Frauen erläutern.

1. Gesundheitsdefinitionen

1.1 Die klassische medizinische Gesundheitsdefinition

Lange war Gesundheit ein Thema, mit dem sich zum größten Teil die Schulmedizin beschäftigte, wobei sie sich bemühte, diese auf biologischer Basis aus einer objektiven Sicht (vgl. Engel, 1977; Beutel, 1989) zu definieren. Da die Medizin eher pathologisch orientiert ist und sich auf die Analyse von auslösenden, krankmachenden Faktoren konzentriert, wurde Gesundheit vor allem als „Abwesenheit bzw. Freisein von Krankheit" definiert (vgl. Oyen & Feser, 1982; Weiner, 1983; Beutel, 1989; Belz-Merk, 1995; Franke, 1993; Bengel & Belz-Merk, 1990; Bengel, Strittmatter & Willmann, 1998). Diese klassische - primär pathologische Orientierung hat sich in letzter Zeit sehr geändert. Immer mehr zeigt sich, daß die Wissenschaft einen neuen Umgang mit Krankheit und Gesundheit (Faltermaier, 1992) benötigt.

1.2 Die Gesundheitsdefinition der WHO

Die Gesundheitsdefinition der Weltgesundheitsorganisation (WHO) aus dem Jahr 1946 stellt die internationale Begriffsbestimmung der Gesundheit dar. Sie lautet:

„Gesundheit ist ein Zustand vollständigen körperlichen, geistigen und sozialen Wohlbefindens und nicht nur die Abwesenheit von Krankheit und Gebrechen."

Diese Definition wirft verschiedene Fragen und Disskusionspunkte auf, die für das Verständnis von Gesundheit sehr bedeutsam und wichtig erscheinen. Sie beinhaltet neue und positive Aspekte, die auch zur Überlegung eines differenzierten Gesundheitsverständnisses bei Frauen beigetragen haben. Die neuen Schwerpunkte, die in der WHO-Definition und in anderen späteren Definitionen angesprochen sind, machen deutlich, daß Gesundheit sich in den Eigenschaften Subjektivität, Relativität sowie Mehrdimensionalität ausdrückt. Die WHO-Definition ist zwar sehr allgemein und umfassend. Sie spricht aber positive, um die Dimensionen des Geistigen und Sozialen erweiterte und subjektiv zu erschließende

Ebenen der Gesundheit an, die indirekt zur Entwicklung einer neuen Orientierung bei Frauen und Gesundheit geführt haben.

Im folgenden möchte ich nicht die WHO-Definition im allgemeinen diskutieren, sondern mehr diejenigen Eigenschaften aufgreifen, die positiv konnotiert und gerade für Frauen bedeutsam sind.
Mit der neuen dynamischen, positiven und relationalen Perspektive der WHO-Definition (Franke, 1985; Vogt, 1993; Paulus, 1994), der Integration von Körper und Psyche sowie der Berücksichtigung sozialer Aspekte (vgl. Bengel & Belz-Merk, 1990) wird Gesundheit als ein ganzheitliches Phänomen aufgefasst, das eine einseitige Betrachtungsweise und somit die Vorherrschaft einer Fachdisziplin obsolet macht (vgl. Schmidt & Dlugosch, 1992; Belz-Merk, 1995).
Der neue Charakter des Gesundheitsverständnisses äußert sich auch darin, daß die WHO-Definition das körperliche, geistige und soziale Wohlbefinden als „Orte der Gesundheit“ bestimmt. Dadurch grenzt sie sich von dem pathologischen Paradigma in der Medizin (Abwesenheit von Krankheit und Gebrechen) ab und fordert an ihrer Stelle die subjektive Sichtweise in der Gesundheitsforschung, die gerade für die Entwicklung der Frauengesundheitsforschung entscheidend ist. Mit dieser Sichtweise handelt es sich um die subjektive und emotionale Ebene der Personen. Darin kommt ein sehr wichtiger Aspekt von Gesundheit zum Ausdruck, nämlich, daß sie auf persönlichen Erlebnisweisen beruht und subjektiv definiert wird. Daraus resultieren für die Wissenschaft Probleme der Operationalisierung und Quantifizierung der Gesundheit (vgl. Schorr, 1995; Becker, 1992; Lohaus, 1993, Franke, 1985).
Diese subjektive Sichtweise geht noch ein Stück näher zum Alltagsleben und sucht nach direkten Verbindungen zur Realität. Gleichzeitig verabschiedet sie sich von einer überwiegend rationalen wissenschaftlichen Sichtweise (vgl. Franke, 1985) und eröffnet damit einen Weg zu Laien-Konzeptionen der Gesundheit neben der Expertensicht.
Wenn man mit der subjektiven Zugangsweise zur Gesundheit arbeiten will, bedeutet es, von der Annahme einer allgemeingültigen, starren Grenze zwischen Gesundheit und Krankheit abzurücken (vgl.Bengel & Belz-Merk, 1990). Man kann davon ausgehen, daß eine absolute Polarisierung der Begriffe Gesundheit vs. Krankheit nicht möglich ist. Definitionen, wie auch Lebenssituationen müssen so offen sein und sich, wenn erforderlich, relativieren lassen, um Menschen neue Erfahrungen zu ermöglichen.
Vor dem Hintergrund meiner Arbeit bedeutet diese „Subjektivität“ für mich auch, daß Frauen - und zwar auch die ausländischen Frauen - aus dem subjektiven Erleben ihrer Gesundheit zu deren besserem, die eigenen Erfahrungen berücksichtigendem Verständnis beitragen können. Was Gesundheit beinhaltet, würden dann diese Frauen selbst mitdenken, fühlen und in ihrem Alltagsleben bestimmen können.
Die Aufnahme des sozialen Aspekts in die WHO-Definition verweist darauf, daß sich Gesundheit in einer Wechselwirkung zwischen der Person und der Umwelt

entfaltet, die ständige direkte und indirekte Auseinandersetzungen mit sich selbst und dem anderen impliziert. In diesem Sinne läßt sich Gesundheit weniger als ein Zustand, sondern vielmehr als ein dynamischer Prozess verstehen (Franke, 1985; Beutel, 1989), der die ununterbrochene Bewegung der Person, deren Bemühungen um eine Anpassung an die sich verändernde Situation und das Streben nach einem körperlichen, psychischen und sozialen Wohlbefinden zum Ausdruck bringt. Betrachtet man die Gesundheit allein als einen Zustand, werden diese Zusammenhänge vernachlässigt. Viele AutorInnen kritisieren deshalb die Fokussierung der Gesundheit auf ihren statischen Kern (Franke,1993; Kraft, Udris, Musseman & Muhein,1994; Böhm, & König, 1994).
Kritisch wird auch der Aspekt des vollständigen Wohlbefindens als Teil der Gesundheit rezipiert, da ein solcher Zustand angesichts der konkreten Lebensbedingungen und alltäglichen Erfahrungen der meisten Menschen utopisch und idealistisch erscheint (vgl. Franke, 1985; Oyen & Feser, 1982; Becker, 1992; Vogt, 1993; Belz-Merk, 1995; Bengel, Strittmatter & Willmann, 1998).

Anschließend möchte ich Gesundheit noch einmal in Verbindung mit sozialen Aspekten beschreiben. Ein Blick in die Literatur zur Gesundheit in verschiedenen Disziplinen zeigt einen engen Zusammenhang zwischen Lebensbedingungen und gesundheitlicher Lage von Menschen (vgl. Herzlich, 1973; Bengel & Belz-Merk, 1990; Belz-Merk, 1995). Die Bedeutung des Zusammenhangs zwischen Lebensbedingungen und Gesundheit wird von der WHO in dem Lebensweisenkonzept bestätigt und diskutiert, insofern die Gesundheit der Menschen in den Kontext sozialer, gesellschaftlicher Gegebenheiten gestellt wird. Weiterhin verweist dieses Konzept darauf, daß Gesundheit und Krankheit nicht nur als Resultat individueller Vorgänge, sondern mehr in einem ökonomischen, sozialen, politischen Kontext betrachtet werden müssen. Der soziale Aspekt im Sinne von Lebenssituationen hat für Frauen und Männer eine jeweils andere Bedeutung bzgl. der Gesundheit. Bei Frauen scheint der Zusammenhang zwischen Gesundheit und Lebenssituation viel stärker ausgeprägt zu sein (siehe ausführliche Diskussion in Kapitel. 3; Frauen und Gesundheit). Aus dieser Perspektive befindet sich die Frauengesundheitsforschung auf einer neuen Forschungslinie. Zu dieser neuen Entwicklung hat das Lebensweisenkonzept der WHO positiv beigetragen. Dieses Konzept ermöglicht einerseits, die Gesundheit geschlechtsspezifisch zu erfassen, und es stellt andererseits einen Rahmen dar, in den unterschiedliche Erklärungsmodelle zur Frauengesundheit integriert werden können (vgl. Helfferich, 1994a).

1.3 Neue Gesundheitsdefinitionen und ihre Orientierungen

Das durch die WHO-Definition veränderte Verständnis von Gesundheit gab den Anstoß, sie differenzierter und unter neuen Perspektiven zu betrachten. In wissenschaftlichen Diskussionen wurden neue Dimensionen und Inhalte der Gesundheit thematisiert, die später in die fachspezifischen Definitionen eingeflossen sind.

Beispiele für verschiedene Gesundheitsdefinitionen finden sich bei Franke (1990, 1993), Beutel (1989), Schorr (1995), Becker (1982).
Ich möchte im folgenden einen Überblick über das breite Spektrum von Gesundheitsdefinitionen aus den verschiedensten Fachdisziplinen geben. Angesichts der Vielzahl dieser Definitionen stelle ich nur eine Auswahl dar (siehe Tab. 1). Ein Blick auf das Erscheinungsdatum der jeweiligen Definitionen in der Tabelle 2.1 verdeutlicht, daß alle nach der WHO-Definition (1946) formuliert wurden.

Tab. 2.1: Einige ausgewählte Gesundheitsdefinitionen in der Literatur

Autor(in)	**Gesundheitsdefinition**	**Fachrichtung**
Engel (1960)	Gesundheit im positiven Sinn besteht in der Fähigkeit des Organismus, ein Gleichgewicht aufrecht zu erhalten, das ihm erlaubt, mehr oder weniger frei von starkem Schmerz, Unbehagen, Handlungsfähigkeit oder -einschränkung zu leben.	Sozial-Medizin
Parsons (1967)	Gesundheit kann definiert werden als der Zustand optimaler Leistungsfähigkeit eines Individuums für die wirksame Erfüllung der Rollen und Aufgaben, für die es sozialisiert worden ist.	Soziologie
Levi (1975)	Gesundheit als hohe Anpassungsfähigkeit des Menschen an körperliche, seelische und soziale Belastungen.	Sozialmedizin
Becker (1982)	Seelische Gesundheit als Produktivität, Kreativität, Intimität, Tätigsein, Werksinn, Liebesfähigkeit	Psychologie
Weiner (1983)	Gesundheit als erfolgreiche Anpassung auf biochemischer, physiologischer, immunologischer, sozialer oder kultureller Ebene. Das Kriterium für eine erfolgreiche Anpassung ist der gesunde und intakte Zustand der betreffenden Person, einschließlich der körperlichen Aspekte, d.h. ein Zustand, in welchem alle Funktionen wie erforderlich ablaufen.	Psychiatrie
Anderson (1984)	Gesundheit in drei Dimensionen: Gesundheit als Produkt oder Ergebnis, als Prozeß oder Kapazität und als Prozeß oder dynamisches Phänomen.	Soziologie und Gesundheitswissenschaft
Hurrelmann (1990)	Der Zustand des objektiven und subjektiven Befindens einer Person, der gegeben ist, wenn diese Person sich in den physischen, psychischen und sozialen Bereichen ihrer Entwicklung in Einklang mit den eigenen Möglichkeiten und Zielvorstellungen und den jeweils gegebenen äußeren Lebensbedingungen befindet.	Gesundheitswissenschaft

Die in der Tabelle 2.1 vorgestellten Gesundheitsdefinitionen zeigen, wie der Begriff strukturell und inhaltlich heterogen und mehrdimensional ist. Zudem wird

auch deutlich, daß die verschiedenen wissenschaftlichen Fachrichtungen jeweils andere Merkmale/Dimensionen der Gesundheit in den Vordergrund stellen, also eine jeweils andere Gewichtung der Merkmale vornehmen. Zugleich lassen diese Definitionen erkennen, daß hier neben dem Bezug auf das Körperliche auch die Phänomene des Psychischen und Sozialen Berücksichtigung finden.
Die Auseinandersetzung mit diesen verschiedenen Definitionen von Gesundheit macht deutlich, daß Gesundheit ein sehr abstrakter Begriff ist, der nicht in einer Definition zu erfassen ist. Das gilt um so mehr, als Gesundheit aktuell innerhalb unterschiedlicher Fachrichtungen mit verschiedenen Methoden und theoretischen Hintergründen, z.B. innerhalb der Soziologie, der Psychologie oder Medizin in Diskussion steht und erforscht wird. In der Folge beinhaltet dadurch der Gesundheitsbegriff vielfältige Komponenten, die zum Teil zum Dissens in dem Bedeutungsinhalt führen.
Anhand dieser Definitionen kann man davon ausgehen, daß sich die Gesundheitsdefinition um die positive Orientierung (nicht allein Abwesenheit von Krankheiten) erweitert und von dem klassischen Verständnis der Gesundheit als Störungsfreiheit sehr entfernt hat. Sie bewegt sich im Spannungsfeld von Individuum und Umwelt, von individuellen Befindlichkeiten bis hin zu sozialen Aspekten (vgl. Bengel & Belz-Merk, 1990).

Zusammenfassung

Die in diesem Abschnitt dargestellten Gesundheitsdefinitionen und deren Diskussion machen deutlich, daß wir, um Gesundheit zu verstehen, eine vielfältige, offene Perspektive benötigen. Ein Gesundheitsverständnis läßt sich nicht durch normative Grenzen bestimmen (vgl. auch Helfferich, 1993), es ist vielmehr notwendig, der Gesundheit verschiedene Möglichkeiten zu geben, damit sie sich in offene, unterschiedliche Richtungen bewegen kann. Der damit angesprochene, dynamische Charakter der Gesundheit beinhaltet nicht nur die Berücksichtigung individueller Normen und gesellschaftlicher Werte, sondern auch die Betonung des Prozeßhaften; Gesundheit in diesem Sinne bedeutet einen ständigen Wandel und damit auch die Einstellung, daß der aktuelle Zustand veränderbar ist.
Die Heterogenität des Gesundheitsbegriffs erfordert eine ganzheitliche Betrachtung (Oyen & Feser, 1982; Bengel & Belz-Merk, 1990; Helfferich, 1993; Faltermaier, 1995). Hier finden körperliche und psychische, individuelle und gesellschaftliche Dimensionen sowie kognitive und emotionale Aspekte Beachtung, und zwar sowohl aus der Experten- als auch der Laiensicht. Um Gesundheit zu verstehen, brauchen wir einen flexiblen Umgang mit ihren vielfältigen, komplexen Dimensionen. Während auf der einen Seite die Wissenschaften beim Thema Gesundheit ihre subjektiven, sozialen und dynamischen Aspekte nicht vergessen und die Laiensicht nicht ignorieren dürfen, sollten auf der anderen Seite die Laien sich soweit verantwortlich fühlen, daß sie ihre Erlebnisse, Gedanken und Erfahrungen in die Diskussion über Gesundheit selbstbewußt mit einbringen und thematisieren.

Natürlich ist es für die Wissenschaft nicht einfach, mit diesem umfassenden Phänomen umzugehen. Nur in einer interdisziplinären Arbeit und mit Hilfe verschiedener, spezifischer Methoden wird es möglich sein, die Komplexität des Phänomens Gesundheit einzufangen.
In diesem Kontext kann die Psychologie als wissenschaftliche Disziplin eine wichtige Aufgabe übernehmen. Sie kann durch Distanzierung von der klassischen, pathologischen Orientierung und Hinwendung zu der neuen, positiven WHO-Gesundheitsdefinition in Verbindung mit der salutogenetischen Denkweise zu einem erweiterten, positiven Verständnis von Gesundheit beitragen. So könnte hier angestrebt werden, die Erforschung von psychischen Störungen um die Auseinandersetzung mit gesundheitsfördernden psychischen Faktoren zu ergänzen. Es ist wichtig, in der Psychologie eine einseitige Sichtweise, wie sie jahrelang für die Medizin kennzeichnend war, zu verhindern. Gesundheit ist eben nicht nur die Abwesenheit von Krankheit, sie läßt sich ebensowenig allein objektiv bestimmen, wie sie sich andererseits nicht nur auf „psychische Gesundheit" (im Sinne von rein subjektiver Sichtweise) reduzieren läßt. Die Psychologie kann diese neuen Aspekte des Gesundheitsbegriffs integrieren und sie erforschen, wenn sie sich für eine ganzheitliche Herangehensweise öffnet.

2. Erleben als Zugangsmodus zur Gesundheit

Eine ganzheitliche Herangehensweise an die Gesundheit erfordert auch ein anderes Verständnis des Menschen. Auch er soll nicht mehr in einzelne Funktionsbereiche/Organsysteme etc. zerlegt und dann Stück für Stück analysiert werden, sondern es ist nötig, ihn in seiner ganzheitlichen Existenz zu sehen. Diese (Menschen)Orientierung betrachtet den Menschen im gesellschaftlichen Kontext als Individuum mit seinem Selbst, seinen Erfahrungen, Wahrnehmungen, Vorstellungen und Erlebnissen. In diesem Zusammenhang könnte das subjektive Erleben zum Ausgangspunkt genommen werden, von dem aus die Gesundheit subjektiv und ganzheitlich erfahren und zur Sprache gebracht werden könnte.
Das subjektive Erleben der Person meint nicht bloß einen selbstreflexiven Vorgang, sondern vielmehr ein Erleben, das in einer kontinuierlichen Auseinandersetzung mit spezifischen kulturellen, ökonomischen und politischen Umweltbedingungen und im Umgang mit den anderen Menschen zutage tritt. Die Person sucht in einem solchen Kontext ihren Weg, entwickelt Ressourcen und gibt ihrem Leben eine neue Bedeutung. D.h. subjektive Erlebnisse der Person entstehen durch eine Zusammenwirkung von Persönlichkeitsmerkmalen und soziokulturellen Bedingungen. Das subjektive Erleben verweist immer schon auf „Da-Gewesenes" (vergangene Erfahrungen) und Zukünftiges, es beinhaltet insofern sowohl die individuelle Geschichte der Person als auch ihre Wünsche und Phantasien.

Heutzutage diskutiert die Psychologie das subjektive Erleben unter verschiedenen Blickwinkeln, so z.B. im Zusammenhang mit Handlung, Verhalten und Lebensformen des Menschen.

Im „Lexikon der Psychologie“ (Arnold, Eysenck, Meili; 1987, S. 496) wird folgende Definition des Erlebens gegeben:

" Sammelbegriff für alles psychische Sein und Geschehen. Das Erleben umfaßt Bewußtsein, Unterbewußtsein und Unterbewußtes: sämtliche möglichen psychischen Funktionen sind darin eingeschlossen: Empfinden, Wahrnehmen; Vorstellen und Denken; Kurz- und Langzeitgedächtnis; Wollen und Phantasieren; Gefühle und Stimmungen; Motivation und Kognition. Jedes Erleben ist anlageabhängig und durch die Umwelt beeinflußt...."

Das Erleben von Gesundheit bzw. Krankheit ist insofern mehr als das vereinzelte, nicht integrierte Schmerzempfinden, es bedeutet, sich selbst in ein Verhältnis zu der uns umgebenden Welt zu setzen und ganzheitlich zu fühlen. Die Erfassung von subjektivem Gesundheitserleben erfordert notwendigerweise die Beachtung von Anlage- (Körper, physiologische Vorgänge etc.) und Umweltfaktoren (Kultur, wirtschaftliche, soziale Bedingungen) sowie aller psychischen Funktionen.

Aufgrund der dargestellten Definition des Erlebens halte ich es für sinnvoll, diesen Begriff in meiner Untersuchung zu verwenden. Durch diese Wahl kommt es mir insbesondere darauf an, die Reduzierung der Gesundheit auf nur kognitive Repräsentationen zu vermeiden. Die emotionalen Befindlichkeiten sollten doch gerade bei Frauen nicht außer acht gelassen werden. Zum anderen möchte ich damit die Bedeutung des soziokulturellen Kontextes und der subjektiven Zugangsweise hervorheben.

Der weite, umfassende Begriff des Erlebens macht es so möglich, das bis dato vornehmlich vereinzelt vorliegende, objektive Wissen über Gesundheit adäquat darzustellen, d.h. die Gesundheit in ihrer Ganzheitlichkeit und vor dem Hintergrund des Soziokulturellen und Alltäglichen zu sehen und zu untersuchen.

Zusammenfassend läßt sich festhalten, daß es für die aktuelle Gesundheitsforschung und Gesundheitspsychologie wünschenswert ist, zum einen - wie oben dargestellt - eine ganzheitliche Sichtweise der Gesundheit, zum anderen - wie noch zu zeigen ist - eine salutogenetische Ausrichtung zu verfolgen, mittels derer die Auswirkungen des Lebenskontextes auf die Gesundheit genauer erforscht werden können.

3. Kontrollüberzeugung als individueller Bedingungsfaktor der Gesundheit?

Zum zentralen Forschungsinteresse der Gesundheitspsychologie gehört auch, nach Persönlichkeitsfaktoren oder Eigenschaften zu suchen, die die Gesundheit beeinflussen bzw. in Wechselwirkung mit ihr stehen. Von vielen individuellen sowie soziokulturellen Faktoren, die einen Zusammenhang mit der Gesundheit aufweisen, möchte ich hier das Konzept der Kontrollüberzeugung darstellen. Dieses Konzept wurde erstmals von Rotter (1966) im Rahmen der sozialen Lerntheorie als „Locus of Control" (LOC) entwickelt. Es handelt sich hierbei um Kontrollüberzeugungen, die sich als wesentlicher Aspekt der generalisierten Erwartungshaltungen der Person herausgestellt haben und die hinsichtlich ihrer Stärke und des Inhalts interindividuell variieren. Nach Rotters Auffassung umfaßt das Konstrukt die kognitive Überzeugung der Person, daß die Ereignisse durch eigene Handlungen (internal) oder äußere Sachverhalte/Phänomene, etwa durch Pech, Zufall oder Schicksal (external), beeinflußt werden.

Das Konstrukt ist inhaltlich kompatibel mit anderen (erwartungstheoretischen) Ansätzen, etwa aus der Persönlichkeitspsychologie (Selbstwirksamkeit), Motivationspsychologie (Kontingenzerwartungen, Instrumentalität) oder der Sozialpsychologie (Anomie, Kausalattribution). Darüber hinaus zeigen sich innerhalb dieser verschiedenen Ansätze ähnliche begriffliche Differenzierungen des Konstrukts wie z.B. die Unterscheidung zwischen Kompetenz- und Kontrollerwartungen. Nach Krampen (1991) bezieht sich die Kompetenzerwartung auf das Selbstkonzept eigener Fähigkeiten. Personen mit hohen Kompetenzerwartungen erleben sich in vielen Situationen als handlungsfähig und kompetent. Handlungstheoretisch gedacht, handelt es sich hier um die Kognitionen der Person zum Zusammenhang von Situation und Handlung. Die Kontrollüberzeugungen hingegen zielen auf die Beziehung zwischen Handlung/Ereignis und Ergebnis ab.

Die empirische Überprüfung des Konstrukts der Kontrollüberzeugung führte zu dessen Weiterentwicklung, die in eine differenziertere Konzeption mündete. Zu den Ergebnissen dieser Entwicklung gehört z.B. das erweiterte Konzept von Levenson (1972, 1974) und Krampen (1981, 1987, 1989,). Danach erfaßt das Konzept der Kontrollüberzeugungen drei Aspekte:

- **internale Kontrollüberzeugung (Internalität):** Die Überzeugung der Person, die auftretenden Ereignisse durch ihr eigenes Handeln kontrollieren zu können.
- **soziale-externale Kontrollüberzeugung (sozial bedingte Externalität):** Die Annahme der Person, daß die auftretenden Ereignisse nicht durch eigenes Handeln sondern durch fremdes Handeln kontrolliert werden.
- **fatalistische-externale Kontrollüberzeugung (fatalistische Externalität):** Die Annahme der Person, daß die auftretenden Ereignisse weder von eigenem noch von fremdem Handeln kontrollierbar sind.

Im Hinblick auf die Gesundheit prägen diese Annahmen entscheidend die Kognitionen über die Beeinflußbarkeit des eigenen Gesundheitszustands und somit auch das gesundheitsbezogene Handeln, das diesen Gedanken folgt (vgl. Lohaus, 1993).
Es wurde etwa gezeigt, daß ein seltenes gesundheitsbezogenes Verhalten im Zusammenhang mit der Annahme der Unkontrollierbarkeit des eigenen Gesundheitszustands steht. Interessanterweise konnte auch festgestellt werden, daß nicht nur die tatsächlich vorhandene und praktizierte Kontrolle im eigentlichen Gesundheitsbereich die psychische und physische Gesundheit sowie die Genesung mitbestimmt, sondern daß auch die Verantwortungsübernahme bei alltäglichen Entscheidungen diesen Effekt hat (vgl. Grewe & Krampen, 1991).
Im allgemeinen manifestiert sich die Gesundheitskontrollüberzeugung - ein Begriff von Wallston und Wallston (1982) - in drei verschiedenen Erwartungshaltungen: der Gesundheitszustand hängt vom eigenen Handeln ab, er ist ein Resultat von Handlungen anderer (etwa der Ärzte) und/oder er ist ein Ergebnis von Zufällen bzw. ein unabänderlicher Teil des eigenen Schicksals (Wallston & Wallston, 1978, 1982).
Viele Forschungsergebnisse zum Zusammenhang zwischen Gesundheit und Kontrollüberzeugungen zeigen, daß eine internale Kontrollüberzeugung einen positiven Einfluß auf Befindlichkeit und allgemeine Zufriedenheit hat und ein krankheitsvermeidendes sowie gesundheitsförderndes Verhalten nach sich zieht. Im Gegensatz dazu ergeben sich für die externale Kontrollüberzeugung negative Beziehungen zur Gesundheit, die sich z.B. in physiologischen Symptomen und/oder größerer Streßbelastung äußern (vgl. Brothen & Detzner, 1983; Haisch & Zeitler, 1991; Dlugosch & Schmidt, 1992; Greve & Krampen, 1991; Lohaus & Schmitt, 1989).
Die Kontrollüberzeugungen können auch als Moderator des Streßerlebens bzw. von Streßreaktionen fungieren, wobei sie hier die Bewertung und den Umgang mit Stressoren beeinflussen. So scheinen Personen mit internalen Kontrollüberzeugungen aktiver und konstruktiver die Belastungen anzugehen und weniger unter Streß zu leiden als Personen mit externalen Kontrollüberzeugungen, die eine Veränderung der Stresssituation eher von anderen erwarten bzw. sich dieser passiv fügen. Unter solch einem Copingverhalten leidet die Befindlichkeit der external Kontrollierten (vgl. Krampen, 1987; Greve & Krampen, 1991).
Es soll jedoch nicht unterschlagen werden, daß es auch Forschungsbereiche gibt (z.B. präventives Verhalten), in denen keine oder gar gegenteilige Effekte gefunden werden. Der widersprüchliche Forschungsstand in diesem Bereich läßt von daher einheitliche Schlußfolgerungen nicht zu. Daß internale Kontrollüberzeugungen in gesundheitlicher Hinsicht den externalen eindeutig überlegen sind, erweist sich schlicht als nicht richtig. (vgl. Strittmatter, 1995).
Die Tatsache, daß die Effektivität der Kontrollüberzeugungen je nach dem Forschungskontext unterschiedlich ausfällt, deutet darauf hin, daß sie ebenso in Abhängigkeit von der Kultur variieren kann. Das Konzept der Kontrollüberzeugung sowie die berichteten empirischen Befunde dürfen deshalb nicht ohne die Berück-

sichtigung des kulturellen Hintergrunds erforscht und interpretiert werden. Das Konzept knüpft offensichtlich an die in westlichen Kulturen tradierten Vorstellungen über Individualismus und Selbstverantwortlichkeit an. Ich meine deshalb, daß diese Ergebnisse nicht unhinterfragt auf andere Kulturen übertragen werden können. Gerade in traditionellen Gesellschaften, in denen das Zusammenleben und die Zugehörigkeitsgefühle den Alltag dominieren, stellen externale Kontrollüberzeugungen nicht die Ausnahme dar, sondern zeugen von kultureller Integration, und es ist anzunehmen, daß sie sich damit auch positiv (!) auf die Gesundheit auswirken. Wenn Gesundheit in verschiedenen Kulturen unterschiedlich erlebt und verstanden wird, d.h. eine Relativität besitzt, kann die als förderlich verstandene Ausrichtung der Kontrollüberzeugung (im Sinne von internal vs. external), die im engen Zusammenhang zur Gesundheit steht, genauso nach Normen der jeweiligen Kultur variieren.
Das Konstrukt der Kontrollüberzeugungen könnte für die Gesundheitsforschung eine neue Perspektive öffnen, sofern seine Kulturspezifität mitberücksichtigt wird. Ein Beispiel für die Integration der Kontrollüberzeugung unter eine ganzheitliche Konzeption der Gesundheitsgenese stellt das Modell von Antonovsky dar, auf das ich in Kapitel 2. 4.2 ausführlich eingehen werde.

4. Neue, positive Gesundheitsmodelle

Vor dem Hintergrund der neuen Entwicklungsrichtungen in der Gesundheitsforschung werden im folgenden Kapitel in Abgrenzung zu den meisten vorhandenen Gesundheitsmodellen und -konzepten in der Literatur lediglich die kurz aufgegriffen, die als salutogenetische Ansätze verstanden werden. Diese Ansätze stellen auch den theoretischen Rahmen für die Fragestellungen meiner Untersuchung dar.

4.1 Die neuen Entwicklungsrichtungen in der Gesundheitsforschung

Die vorwiegend pathologisch und objektiv orientierte Gesundheitsforschung hatte dazu geführt, daß die hier entwickelten Modelle und Maßnahmen sich um krankheitsorientierte Erklärungs- und Verfahrensweisen konzentrierten und sich dadurch Forschungsbereiche wie z.B. Risikofaktoren oder krankheitsvermeidendes Verhalten etablieren konnten (Lohaus, 1993; Faltermaier, 1995). Inzwischen reichen die Gesundheitserkenntnisse, -programme, und -maßnahmen mit solchen Orientierungen nicht mehr für das Verstehen der Gesundheit aus, so daß in den Wissenschaftsbereichen neue Konzepte zur Gesundheit mit anderen theoretischen Fundierungen dringend benötigt werden (Hurrelmann & Lasser, 1993; Paulus, 1990).
Die WHO - Gesundheitsdefinition hat nicht nur zu einem neuen Gesundheitsverständnis geführt, sondern hat auch zur Entwicklung subjektiv orientierter Ansätze

und zur Eröffnung der positiven Perspektive in der Gesundheitsforschung beigetragen. Mit zunehmender Diskussion wurden Modelle in verschiedenen wissenschaftlichen Bereichen entwickelt, neue Fragen in bezug auf die Gesundheit gestellt. Vor allem wurde durch solche wissenschaftlichen Modelle deutlich, wie sehr bisher der Lebenskontext des Menschen und dadurch auch die Bedeutung der vielfältigen sozialen und kulturellen Zusammenhänge bzw. des gesellschaftlichen Kontextes für das Gesundheitserleben vernachlässigt wurde (vgl. Belz-Merk, 1995).
Die Betrachtung der Gesundheit aus den oben genannten Kontexten heraus haben erst die sozialwissenschaftlichen Disziplinen bewirkt. In diesen Ansätzen haben die sozialwissenschaftlich orientierten Forscher immer versucht, die positiven Aspekte von Gesundheit herauszustellen und mit dieser positiven Sicht auch im Bereich der gesundheitlichen Protektivfaktoren zu arbeiten.

In der Gesundheitspsychologie wurde demgemäß nach Faktoren gefragt, die die Personen gesund halten. Dies war der Ausgangspunkt, an dem die Ressourcen der Person als wichtige Schutzfaktoren bedeutsam für die Gesundheitsforschung wurden.
Das hat dazu geführt, daß das Konzept der Ressourcen in der Psychologie differenzierter betrachtet wird. Während sich einige Forscher für eher internale bzw. persönliche Ressourcen interessieren, setzen andere ihre Schwerpunkte bei externen bzw. sozialen Ressourcen. Einen Literaturüberblick zu diesen neuen Richtungen in der Gesundheitspsychologie findet man bei Beutel (1989), Becker (1992), Schwarzer (1990), Schwarzer und Leppin (1989) und Strittmatter (1995).

In einer anderen Entwicklugsrichtung zum neuen Gesundheitsverständnis haben sich einige Forscher auf eine subjektive Zugangsweise (vgl. Herzlich, 1973; D'Hautaud & Field, 1984; Filipp, 1990; Dann, 1983; Dlugosch & Schmidt, 1992; Franke, 1989; Flick, 1991; Faltermaier, 1991, 1994; Becker, 1982, 1992) sowie auf spezifische subjektive Inhalte und Dimensionen von Gesundheit wie z.B. auf das Wohlbefinden (Becker & Abele, 1994; Mayring, 1987, 1994; Weiss,1980) konzentriert.
Weiterhin wurde die pathologisch orientierte Betrachtung der Gesundheit durch salutogenetische Sichtweise bzw. ihr verwandte Konzepte erweitert (Rotter, 1966; Bandura, 1977; Antonovsky, 1987, 1979; Kobasa, 1982).

Die oben erwähnten neuen Ansätze in der Gesundheitsforschung lassen sich aus meiner Sicht unter drei Forschungsrichtungen zusammenfassen:

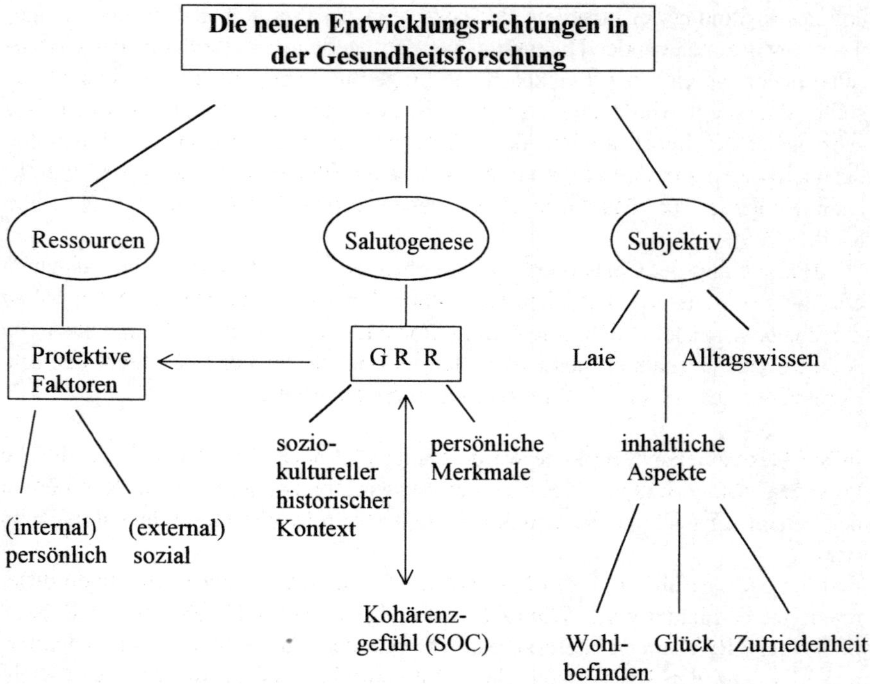

GRR = generalisierte Widerstandsressourcen
SOC = Kohärenzgefühl

Abb. 2.1: Entwicklungsrichtungen zu einem neuen Gesundheitsverständnis in der Gesundheitsforschung

In der Literatur werden gelegentlich die Begriffe „Ressourcen" und „Salutogenese" synonym gebraucht. Ich halte es aber für wichtig zwischen beiden Richtungen/Ansätzen zu unterscheiden. Unter der Bezeichnung „Ressourcen - orientierte Forschung" verstehe ich jene Richtung, in der - bezogen auf einzelne Krankheits- bzw. Störungsbilder - nach Faktoren gesucht wird, die vor einer Erkrankung schützen bzw. diese verhindern helfen. Der Forschung zu Ressourcen liegt in der Regel keine die einzelnen Befunde integrierende Theorie zugrunde. Im Mittelpunkt der Betrachtung steht mehr die einzelne Krankheit als die Person mit ihrer Vergangenheit, aktuellen Erfahrungen und sozialem Hintergrund. Die Fragestellung lautet hier, durch welche Faktoren man Krankheiten vorbeugen kann.

Inwiefern sich diese Forschungsrichtung von der Salutogenese unterscheidet, soll im nächsten Abschnitt ausführlich erläutert werden.

4.2 Salutogenetisches Modell von Antonovsky

Das salutogenetische Paradigma soll unter Bezugnahme auf das Modell von Antonovsky dargestellt werden. Dieses Modell ist ein besonders wichtiges Gesundheitsmodell der neuen Forschungsrichtung.
Der Ansatz von Antonovsky bedeutete nicht nur einen Neubeginn, sondern gleichzeitig einen Paradigmenwechsel hin zu der Frage, warum einige Menschen unter Streßbedingungen gesund bleiben. Die Beschäftigung mit dieser Frage hat zur Entwicklung des salutogenetischen Konzepts geführt. Bis dahin hat man unter pathologischer Orientierung versucht, die Krankheiten zu erklären, und die Frage lautete hier: Wie werden Menschen krank? Im Gegensatz dazu hat man in salutogenetischer Ansicht erstmals nach Faktoren gefragt, die zur Entstehung von Gesundheit führen. Antonovsky hat selbst diese Faktoren „salutary factors" (Antonovsky, 1991) genannt.
Die entscheidenden Unterschiede zwischen pathogenetischer und salutogenetischer Orientierung liegen in ihren Quellen und ihrer Basis. Während die klassische Sichtweise auf dem Gleichgewicht, der Harmonie und der Ausgewogenheit zwischen Körper und Seele basiert, geht das salutogenetische Konzept grundsätzlich von einer Heterostase (Ungleichgewicht), Unordnung und Entropie von menschlicher Existenz aus (vgl. Becker, 1982; Dlugosch & Schmidt, 1992; Franke, 1993). Nach dieser Annahme ist Homöostase kein normaler Zustand. Der menschliche Organismus ist wie andere Systeme der Kraft der Entropie ausgeliefert, d.h. das System bleibt von sich aus nicht im Gleichgewicht. Gleichgewicht und Ordnung entstehen in solchen Systemen durch Zufuhr von Energie. Denkt man Gesundheit systemtheoretisch, so stellt Krankheit keinen Ausnahmezustand dar, sondern sie ist ein übliches Ereignis. So sind auch das Leiden sowie der Tod innewohnende Bestandteile menschlicher Existenz (vgl. Franke, 1997).

Durch die Sensibilität gegenüber dem Leid und dem Tod erhält das salutogenetische Modell einen besonderen Charakter. Aus der pathogenetischen Sichtweise weist diese Sensibilität in eine negative Richtung, es geht hier darum, das Leiden gänzlich zu beseitigen oder zu verhindern. Diese totale und unbeschränkte Normorientierung (im Sinne der Tabuisierung des Leidens) kann jedoch einige Fragen nicht beantworten.
Bevor ich auf diese Implikation etwas näher eingehe, möchte ich verdeutlichen, daß ich die Themen Tod und Leiden nicht aus einer moralischen, theologischen oder politischen Perspektive behandle, sondern ausschließlich im Rahmen des Modells von Antonovsky. Ich interessiere mich für Menschen, die leiden und glücklich sind und versuche, mit Hilfe des salutogenetischen Modells, die psychischen Prozesse und das Erleben in solchen Momenten / Situationen nach Bedingungen zu untersuchen, die die Gesundheit aufrechterhalten.
Die Restriktionen der pathogenetischen Orientierung äußern sich darin, daß man nicht erklären kann, warum sich z.B. während einer Grippeepidemie einige Menschen nicht anstecken und gesund bleiben. Ebensowenig verständlich bleiben die

spontane Erholung und das Wiedererlangen der Lebensfreude nach so leidvollen Erlebnissen wie dem Verlust eines nahestehenden Menschen.
Wenn man in salutogenetischer Sicht davon ausgeht, daß das Leid, ob biologisch oder psychisch bedingt, genauso wie Freude und Glück zur menschlichen Existenz gehört, dann erscheint es absurd, danach zu fragen, wie solche Emotionen verhindert bzw. beseitigt werden können. In der salutogenetischen Denkweise wird man stattdessen versuchen, herauszufinden, wodurch unsere Lebensbedingungen gesünder gestaltet werden können und wie wir solche Kompetenzen erwerben können, um mit den freudigen und leidvollen Momenten unseres Lebens angemessen umgehen zu können.
Für das Verständnis der Erlebnisse von Menschen, die in einer Gesellschaft leben, in der Diskriminierung und Benachteiligung zu Alltagserfahrungen vieler gehören und das alltägliche Leben dadurch durch Leid und Sorge geprägt ist, wie z.B. im Falle von Frauen in einer patriarchalischen Gesellschaft, bietet der pathogenetische Ansatz keine Erklärung dafür, wieso unter diesen Bedingungen manche dieser Frauen gesund bleiben. Müssen diese Frauen krank sein, weil sie leiden? Hierauf wird die pathogenetische Sicht aufgrund ihres Menschenbildes keine ausreichende Antwort geben können. Anders jedoch die salutogenetische Perspektive: Indem sie danach fragt, wie diese Frauen ihre Gesundheit aufrechterhalten, woher sie ihre Kräfte schöpfen, eröffnet sie die Möglichkeit zum Verstehen solcher Phänomene. Leid und Tod werden hier nicht tabuisiert und aus dem Leben verbannt, vielmehr wird der Mensch in seiner Ganzheit verstanden, zu der eben auch diese negativen Erfahrungen gehören. Wichtig ist aber, nicht beim bloßen Akzeptieren des Leides als lebensimmanent stehen zu bleiben, sondern sich von diesem - als angenommenem Leid - nicht überwältigen zu lassen.

Das salutogenetische Modell und das pathogenetische Paradigma unterscheiden sich noch in einem anderen relevanten Punkt. Nach pathogenetischer Orientierung wird der Gesundheitszustand von Menschen als dichotom betrachtet, sodaß die Menschen dadurch eindeutig entweder als gesund oder als krank kategorisiert werden. Im Gegensatz dazu geht Antonovsky von einem Gesundheitskontinuum aus, auf dem sich die Menschen entweder in Richtung Gesundheitspol oder Krankheitspol bewegen (vgl. Antonovsky, 1987). Folglich gibt es nach Antonovskys Auffassung keinen absoluten, ausschließlichen Gesundheits- bzw. Krankheitszustand, sondern die Menschen können mehr oder weniger gesund/krank sein, je nachdem wo sie sich aufgrund ihrer Lebenssituation auf diesem Kontinuum befinden.

Der Gedanke eines fließenden Übergangs zwischen gesund und krank hat eine lange Tradition. Ich möchte hier nur einen Autoren zitieren, der 1945 im Zusammenhang mit seiner Studie zum Selbstmord und dem Todesproblem folgendes formulierte:

„... Das Verhältnis zwischen den beiden Gebieten [gesund und krank] ist in den letzten Jahrzehnten ein ganz anderes geworden. Wir kennen die tiefe Kluft nicht mehr, sondern wissen, daß fließende Übergänge zwischen dem Geistesgesunden und dem Geisteskranken bestehen. Wir wissen, daß eine genauere Untersuchung und Beobachtung auch bei den meisten Normalen deutlich oder versteckt einzelne - für die Praxis belanglose - Abweichungen von der Norm nachweisen kann (so wie auch im Körperlichen exakte Untersuchungen, z.B. Messungen und Wägungen, auch beim Gesundesten einzelne „Anomalien" ergeben), während sich auch bei der Großzahl der ausgesprochen Geisteskranken meistens noch einzelne Funktionen nachweisen lassen, die fast oder ganz normal sind. „Ganz gesund" und „ vollständig geisteskrank" sind also zwei Extreme und Grenzbegriffe. Die Wirklichkeit liegt zwischen ihnen, die große Masse der Menschen mehr in der Nähe der Gesunden, eine kleinere Zahl mehr auf der kranken Seite. Dazwischen aber ist eine breite Grenzzone mit allmählichen Übergängen nach beiden Gebieten." (Zit. Morgenthaler, 1945, S. 132-133).

Antonovsky wirft noch eine weitere Frage auf: Wie schaffen es einige Menschen, sich auf dem Kontinuum mehr in Richtung des Gesundheitspols zu bewegen? Diese Frage versucht Antonovsky u.a. durch das Konstrukt der generalisierten Widerstandsressourcen (Generalized Resistance Resources, „GRR") zu erklären (Antonovsky, 1987, 1997). Antonovsky definiert generalisierte Widerstandsressourcen als beständige positive *Erfahrungsfeedbacks*, die der Person zu verstehen geben, sie sei auf dem richtigen Weg oder sie könne mit Problemen fertig werden (vgl. Antonovsky, 1991). Sie können sich beim Individuum z.B. auf Intelligenz, Ich-Identität, Selbstvertrauen oder Wissen beziehen und bei einer sozialen Gruppe z.B. auf soziale Unterstützungssysteme, politische Sicherheit oder intakte Sozialstrukturen. Generalisierte Widerstandsressourcen ermöglichen es dem Individuum, mit Stressoren oder Belastungen umgehen zu können, sie eventuell zu vermeiden oder zu bewältigen. Beim Vorhandensein einer großen Anzahl von generalisierten Widerstandsressourcen (GRR) kann das Individuum mit Stressoren häufiger positive Erfahrungen machen. Aus wiederholten, erfolgreichen und positiven Erfahrungen entsteht die Basis für eine vermittelnde Variable, die eng mit Gesundheit in Verbindung steht und eine entscheidende Rolle zur Bewegung in Richtung auf den Gesundheitspol hat (vgl. Antonovsky, 1987; Franke, 1997). Antonovsky nennt diese Variable Kohärenzgefühl (Sense of Coherence, „SOC") und betrachtet sie als Kernelement seines Modells. Er definiert das Kohärenzgefühl anhand von drei Komponenten als:

„...eine globale Orientierung, die ausdrückt, in welchem Ausmaß man ein durchdringendes, andauerndes und dynamisches Gefühl des Vertrauens hat, daß

1) die Stimuli, die sich im Verlauf des Lebens aus der inneren und äußeren Umgebung ergeben, strukturiert, vorhersehbar und erklärbar sind (Verstehbarkeit);
2) einem die Ressourcen zur Verfügung stehen, um den Anforderungen, die diese Stimuli stellen, zu begegnen (Handhabbarkeit);
3) diese Anforderungen Herausforderungen sind, die Anstrengung und Engagement lohnen (Bedeutsamkeit)„ (Antonovsky, Übersetzung durch Franke, 1997, S. 8).

Antonovsky versteht das Kohärenzgefühl nicht als spezielle Coping-Strategie sondern als eine generelle Lebenseinstellung, die Coping fördern kann. Wie stark das Kohärenzgefühl ausgeprägt ist, hängt ab von den individuellen Erfahrungen, der sozioökonomischen Gesellschaftsform, und den sozialen Rollen, die der Einzelne zu erfüllen trachtet (vgl. Franke, 1993). Daraus folgt, daß man unter unterschiedlichen sozialen Bedingungen auf unterschiedliche Art und Weise das Kohärenzgefühl erwerben kann.
Laut Antonovsky stellt das Kohärenzgefühl eine der wichtigsten Bedingungen dar, Stressoren konstruktiv zu bewältigen. Der hier postulierte Zusammenhang zwischen einem starken Kohärenzgefühl und einem hohen Streßbewältigungspotential müßte sich in einem guten Gesundheitszustand manifestieren, wobei sich die Person unter diesen Bedingungen mehr auf den Gesundheitspol des Kontinuums zubewegen würde (vgl. Dlugosch & Schmidt, 1992).
Antonovsky diskutiert drei verschiedene Wege, die vom Kohärenzgefühl zur Gesundheit führen (vgl. Bengel, Strittmatter & Willman, 1998). In seiner Argumentation greift er nicht nur auf die Systemtheorie zurück, sondern er beruft sich auch auf Forschungsergebnisse aus der Psychoneuroimmunologie, in der das komplexe Zusammenwirken von Nervensystem, Hormonsystem und Immunsystem sowie dessen Auswirkungen auf das Organsystem untersucht werden. Im Einzelnen handelt es sich um folgende drei Einflußmöglichkeiten (vgl. Bengel, Strittmatter & Willman, 1998; Antonovsky, 1997):

- Das Kohärenzgefühl habe einen direkten Einfluß auf die Gesundheit, insofern es ein „prototypisches Antwortmuster verschiedener physiologischer Systeme des Organismus" widerspiegele (zit. Antonovsky, 1997, S. 148). Es ist das Postulat eines biologischen Substrats von SOC, das direkte physiologische Konsequenzen, etwa die Erhaltung von Gewebestrukturen, hat.
- Das Kohärenzgefühl übe einen direkten Einfluß auf die Gesundheit aus, insofern es die Qualität und Richtung der Informationsverarbeitungsprozesse - im Sinne von Definition oder Interpretation der Stimuli - nachhaltig verändere. Hier nimmt Antonovsky an, daß Personen mit hohem SOC Stresssituationen als solche genau identifizieren, sie als Herausforderung annehmen und solche Ressourcen mobilisieren, die sich für die Lösung der Probleme eignen. Wichtig ist, daß die beiden Wirkmechanismen nicht unabhängig voneinander die Gesundheit beeinflussen sollen, sondern in Interaktion miteinander.
- Das Kohärenzgefühl habe einen - durch das Verhalten vermittelten - indirekten Einfluß auf die Gesundheit. Antonovsky erwartet, daß ein hohes SOC gesundheitsförderliches Verhalten verstärkt, das seinerseits Gesundheit aufrechterhält oder zu ihr führt.

Die angenommenen Zusammenhänge zwischen Streß, Kohärenzgefühl und Gesundheit konnten teilweise empirisch nachgewiesen werden. So haben Carmel et. al. (1991) in ihrer Untersuchung in Israel mit 230 Kibbuzmitgliedern (Frauen und Männer) eine signifikante negative Korrelation zwischen kritischen Lebensereignissen und dem Kohärenzgefühl gefunden. Eine mögliche Interpretation dieses Befundes bestünde in der Annahme, daß Personen mit starkem Kohärenzgefühl den Einfluß von Stressoren reduzieren können. Die Ergebnisse von Williams (1990) legen ähnliche Schlußfolgerung nahe. Williams hat bei 162 untersuchten Krankenschwestern eine hochsignifikante negative Korrelation zwischen Kohärenzgefühl und globalem Streß, Ereignisstreß und Krankheitsausmaß festgestellt. Es scheint, daß das Konzept des Kohärenzgefühls sich dazu eignet, einen mehr oder weniger konstruktiven Umgang mit stressvollen Ereignissen vorherzusagen.

Das salutogenetische Modell von Antonovsky begründet mit seiner Fokussierung auf die Gesundheit und die Gesundheitsbedingungen eine neue Richtung in der Gesundheitsforschung. Durch die Unterscheidung von drei Komponenten des Kohärenzgefühls stellt das Modell einen Versuch dar, die Gesundheit aus ihrer kognitiven und emotional-motivationalen Bedingtheit heraus zu verstehen.

Vor dem Hintergrund meiner Fragestellungen möchte ich etwas näher auf die Handhabbarkeitskomponente eingehen. Inhaltlich bezieht sie sich auf die Überzeugungen der Person, daß Schwierigkeiten unter Einsatz eigener und/oder fremder Ressourcen überwunden werden können und die Person sich durch schreckliche Ereignisse nicht verloren und ausgeliefert fühlt. Diese Definition erinnert an das Konstrukt der Kontrollüberzeugung, das ich bereits im Kapitel 3 beschrieben habe. Demnach scheint die Kontrolle/Handhabbarkeit, die zunächst ausschließlich als ein eigenständiges Konstrukt in Zusammenhang mit der Gesundheit gebracht wurde, sich nun auch als ein wichtiger Bestandteil des salutogenetischen Paradigmas herauszustellen (Antonovsky, 1997; Kobasa, 1979, 1982).
Allerdings betont Antonovsky, daß das Gefühl der Handhabbarkeit nicht nur dann entsteht, wenn die Person glaubt, daß die Ereignisse allein durch ihr eigenes Handeln beeinflussbar sind. Dieses Gefühl könnte sich nämlich auch dann einstellen, wenn die Person auf die gute Entwicklung der Dinge vertraut (Zuversicht) und daraus die Überzeugung gewinnt, sie sei den Anforderungen gewachsen. Antonovsky läßt deshalb den Ursprung des Kontrollgefühls bewußt offen; es kann auf eigenen erfolgreichen Handlungen aber auch auf Handlungen anderer (Ehepartner (in), Gott, Geschichte) basieren, deren Macht von dem Einzelnen anerkannt wird (vgl. Antonovsky, 1987, 1997; Beutel, 1989). In dieser Differenzierung kommen kulturelle Haltungen zum Ausdruck, vornehmlich der Unterschied zwischen individualistischen und kollektivistischen Wertvorstellungen.

Dies ist ein bedeutsamer Punkt von Antonovskys Modell, wodurch deutlich wird, wie wichtig die kulturgebundenen Faktoren in der Gesundheitsforschung sind. Es gibt große Unterschiede hinsichtlich der Lebensformen sowie der Einstellungen zwischen Menschen, die in einer traditionellen Gesellschaft leben und Menschen, die in einer modernen Industriegesellschaft leben. Tatsächlich sind für die erste Gruppe das Individuum und der Individualismus gar nicht so stark ausgeprägt wie in der zweiten Gruppe. Weil die beiden Gesellschaften eine völlig andere Basis

haben, wird die internale Kontrollüberzeugung in einer individualistischen Gesellschaft als ein fördernder Aspekt für die Entwicklung angesehen, jedoch nicht unbedingt in einer traditionellen Gesellschaft.
In diesem Zusammenhang verknüpft Antonovsky auch die Handhabbarkeit eng mit kulturellen Bedingungen, d.h. ein höherer Wert bei der Handhabbarkeit erfordert nicht unbedingt eine höhere internale Kontrollüberzeugung. Eine Person mit externaler Kontrollüberzeugung kann eine höhere Handhabbarkeit haben, sofern sie dem „legimitierten anderen" genauso vertraut, wie sich selbst (vgl. Antonovsky, 1987, 1997)

Das Modell von Antonovsky wird von einigen Autoren kritisiert und erweitert. So beklagen Becker (1982) und Dlugosch und Schmidt (1992) die fehlende Operationalisierung des zentralen Konstrukts des Modells, d.h. des Kohärenzgefühls.
An dem salutogenetischen Modell von Antonovsky wird darüber hinaus negativ gewertet, daß der Autor keine Abgrenzung von anderen, ähnlichen Modellen vornimmt wie z.B. vom Konzept der Kontrollüberzeugung von Rotter, der gelernten Hilflosigkeit von Seligmann, dem Willen zum Sinn von Frankl (vgl. Dlugosch & Schmidt, 1992; Becker, 1982) sowie dem Selbstsystem von Denecke (vgl. Beutel, 1989).

Zusammenfassung

Das salutogenetische Paradigma bietet eine mehrdimensionale Perspektive der Gesundheit an. Mit dem Kohärenzgefühl und dessen drei Komponenten steht das Modelll für eine ganzheitliche Sicht der Gesundheit, wobei das Kohärenzgefühl sowohl die kognitiven, emotionalen als auch kulturellen Dimensionen beinhaltet. Die Verstehbarkeit ermöglicht eine kognitive Perspektive zur Welt. Die Bedeutsamkeit befasst sich mit emotionaler Bedeutung und motivationalen Aspekten und äußert sich in der Auffassung des Lebens als mehr oder weniger sinnhaft. Die Handhabbarkeit befähigt die Person zu einer engen, sie weder unter- noch überfordernden Auseinandersetzung mit sich selbst und der Umwelt und repräsentiert die individuell- und kulturgebundenen Aspekte der wahrgenommenen Kontrolle im Leben.

Nur eine solche Mehrdimensionalität kann ein Verständnis von Gesundheit ermöglichen. Antonovsky versteht Menschen in ihrer Ganzheitlichkeit, eingebettet in den soziokulturellen und historischen Kontext, wobei die Person in ihrer Bewegung auf dem Gesundheits-Krankheits-Kontinuum mit ihrer Subjektivität (ihrem alltäglichen Leben, sich Selbst, ihrem Erleben, Leiden, Wohlbefinden) und mit den objektiven Aspekten ihres Lebens berücksichtigt wird. Die Flexibilität des salutogenetischen Modells ermöglicht es dem Forscher, Praktiker und dem Laien, das Leben, die anderen und sich selbst anders zu verstehen und zu bewerten. Dadurch wird es möglich sein, die gesundheitliche Verfassung jeder Person - eben nicht nur der kranken (!) Person - auf dem Gesundheits-Krankheits-

Kontinuum anzusiedeln und sie als veränderliche, sich wandelnde und stets neu zu definierende Größe zu betrachten. Diese Dynamik wird insbesondere dann wichtig, wenn sich eine Person in einer neuen Situation in der Fremde bzw. in einer anderen (neuen) Gesellschaft mit einem anderen Wertesystem befindet und so mit Anpassungsproblemen konfrontiert wird.

Kapitel 3

1. Frauen und Gesundheit

Noch zu Beginn der achtziger Jahre wurde auch die Gesundheit von Frauen vorwiegend aus der pathogenetischen Sichtweise untersucht und diskutiert. Damals interessierte man sich nur für die biologischen frauenspezifischen Phänomene wie Menstruation, Schwangerschaft, Geburt und Menopause. Von daher wundert es nicht, daß die Bedeutung subjektiver Faktoren für die Gesundheit und Krankheit über lange Zeit außer acht gelassen wurde (Koch & Müller, 1994; Helfferich, 1994b). So zeigt ein Blick auf die psychologische Literatur, daß Frauen hier als Subjekte mit eigener Identität und Welt sowie eigenen Lebenserfahrungen lange Zeit vernachlässigt und oft nur im Kontext von Männern oder Familie in der Forschung berücksichtigt wurden (vgl. Bamberg & Mohr, 1982; Everwien, 1992).

Die neue WHO-Definition hat nicht nur dazu geführt, dem Gesundheitsbegriff eine positive und subjektive Bedeutung zu verleihen, sondern hat auch zu einem neuen Verständnis von Frauen und Gesundheit beigetragen. Im Zuge dieser Veränderung wurden Frauen zum ersten Mal als Subjekte in die Gesundheitsforschung einbezogen und hier nach ihrem Verständnis zur Gesundheit und Krankheit direkt gefragt (Helfferich, 1994a; Franke, 1989). Zugleich wurde damit die Notwendigkeit aufgezeigt, daß zum Thema Frauen und Gesundheit nicht nur die rein klassische medizinische Ansicht zu vertreten (Kickbusch, 1994) ist, sondern daß auch andere Aspekte wie Lebenserfahrungen, der gesellschaftliche und kulturelle Kontext sowie die zwischenmenschlichen Bedingungen berücksichtigt werden müssen. Parallel dazu hat die aktuelle Forschung zu neuen Erkenntnissen bezüglich Frauen und Gesundheit geführt und ein eigenständiges Forschungsfeld begründet. Dieses Forschungsfeld - Frauengesunheitsforschung - greift die subjektive Perspektive der Gesundheit aus der WHO-Definition auf und integriert so die Laien-Perspektive in den Gesundheitsbereich.

Ich möchte zunächst das Thema Frauen und Gesundheit frei von Expertendefinitionen einleiten und mich hier auf einige Zitate von Frauen aus unterschiedlichen Untersuchungen beziehen. Damit möchte ich einerseits eine direkte Vorstellung über das Gesundheitsverständnis von Frauen geben und andererseits diese subjektiven Gesundheitsdefinitionen mit den Befunden aus anderen wissenschaftlichen Untersuchungen vergleichen. Gleichzeitig versuche ich, wichtige gemeinsame Merkmale dieser Definitionen in eine Kategorie einzuordnen.

In einigen Untersuchungen wurden Frauen mit Hilfe von Interviews direkt über ihre Gesundheit und deren Bedeutung für sie gefragt. Ausgewählte Äußerungen daraus sind in der Tabelle 3.1 zusammengefaßt.

Tab 3.1: Einige ausgewählte Gesundheitsdefinitionen von Frauen

Gesundheitsdefinitionen von Frauen	Merkmale
1) „Also, ich kann voll für meine Kinder da sein. Überhaupt für meine Familie...“ (Zit: aus Franke, 1989, S. 69).	familiäre Aspekte
2) „,...Dazu gehört, daß ich mich fit fühle, daß ich Lust habe zu arbeiten, daß ich mich wohl fühle, daß ich mich freue, wenn wir dann abends ausgehen, wo wir Leute treffen...“(Zit: aus Franke, 1989, S. 69).	Wohlbefinden, Freude, Arbeitsfähigkeit, soziale Kontakte
3) „Gesundheit ist für mich, ja, leistungsfähig...ohne daß man also gleich körperlich dann völlig ab ist...“ (Zit: aus Franke, 1989, S. 69).	Leistungsfähigkeit, körperliche Aspekte
4) „Gesund ist, wenn mir nichts Negatives einfällt und ich nicht daran denken muß, überhaupt, wenn ich morgens gesund und munter aus dem Bett springe...“(Zit: aus Franke,1989, S. 69).	psychische, kognitive, körperliche Aspekte
5) „,...wenn ich Gesundheit höre, denke ich: keine körperlichen Probleme. Aber auch nicht nur körperlich, sondern auch seelich...wenn ich Gesundheit denke, dann denke ich an den ganzen Menschen, an Körper und Geist und Seele“ (Zit: aus Franke, 1989, S. 73).	körperliche, geistigesowie seeliche Aspekte, Ganzheitlichkeit
6) „ja, also, mit dem Körperlichen und Geistigen, da waren wir uns ja schon darüber einig. Aber das mit dem sozialen Wohlbefinden, das wäre natürlich schön ... traumhaft .... Aber ich glaube, das gehört da nicht zu. Man kann ja auch so gesund sein, auch, wenn man sich sozial nicht ganz so wohl befindet... „ (Zit: aus Franke, 1989, S. 74).	körperliche, geistige, soziale Aspekte
7) „,...gesund sein bedeutet eigentlich auch innere Zufriedenheit und daß man wirklich zufrieden durchs Leben geht und nicht unzufrieden , mürrisch, unglücklich oder bei jeder Kleinigkeit, die passiert, daß man gleich am Boden zerschlagen ist...“ (Zit: aus, Maschewsky-Schneider, Klesse & Sonntag, 1991, S. 22).	Zufriedenheit, Glück
8) „Gesundheit ist, mit sich selbst zufrieden zu sein, d.h. in jeder Situation so zu handeln, daß es für sich selbst und die Umwelt, Mitmenschen am besten ist.....Wenn man alles, was man tut, bewußt ausführt, d.h. über den Sinn und Zweck nachdenkt ... führt dies zu einem ‘gesunden’ Lebenswandel...Man sollte..auf ‘Zeichen’ achten, die der Körper aussendet. Sendet der Körper keine ‘Zeichen’(Schmerzen...)...fühlt man sich wohl...“ (Zit: aus Schulze & Welters, 1991, S. 76).	Zufriedenheit, Selbstbezogener Aspekt, kognitive, soziale sowie körperliche Aspekte
9) „Gesundheit, die Abwesenheit von Krankheit... Schmerzfreiheit... Beschwerdenfreiheit ... ich kann das Ganze in'nen noch größeren Rahmen setzen, also jetzt körperliche Sachen, zusammenhängend mit psychischen Sachen, wo Gesundheit dann eben auch bedeuten würde Freiheit von...Angstzuständen oder Albträumen, von ganz extremen Stimmungsschwankungen.“ (Zit: aus Mohn & Schennen, 1993, S. 67).	Abwesenheit von Krankheit, Beschwerden- sowie Schmerzenfreiheit, frei von extremen Stimmungsschwankungen, psychische Aspekte
10) „Wenn ich gesund bin, dann fühle ich mich wohl in meinem Körper. Ehm, dann brauche ich mich nicht mit meinem Körper über normales Maß hinaus zu beschäftigen“ (Zit: aus Mohn & Schennen, 1993, S. 69).	Wohlbefinden im Körper, körperliche Aspekte

Faßt man die Merkmale der Tabelle 3.1 zusammen, so sieht man, daß die Frauen ihre Gesundheit sowohl ganzheitlich als auch mehrdimensional beschreiben. Die Dimensionen erstrecken sich von ganz persönlichen Merkmalen wie z.B. dem körperlichen und/oder seelischen Wohlbefinden oder der Zufriedenheit bis hin zu Merkmalen der sozialen Umwelt. Die bedeutsamen Merkmale von Gesundheit, die bei Frauen in o.g. Zitaten im Vordergrund stehen, lassen sich folgendermaßen darstellen:

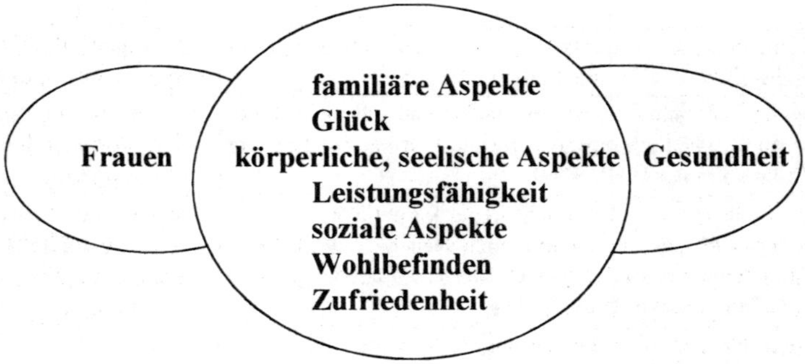
Frauen
familiäre Aspekte
Glück
körperliche, seelische Aspekte
Leistungsfähigkeit
soziale Aspekte
Wohlbefinden
Zufriedenheit
Gesundheit

Abb. 3.1: Wichtige Merkmale und Aspekte der Gesundheit aus Frauensicht (alphabetisch angeordnet)

Die von den Frauen in Interviews häufig genannten Merkmale der Gesundheit wurden bereits von der mehr quantitativ ausgerichteten Forschung diskutiert und in letzter Zeit auch näher untersucht. Der aktuelle Forschungsstand zur Gesundheit bei Frauen zeigt nicht nur, daß es geschlechtsspezifische Unterschiede gibt; z.B. äußern Frauen mehr Beschwerden, leiden häufiger an Eßstörungen, Depressionen und Ängsten und nehmen mehr Medikamente ein als Männer. Auf der anderen Seite weisen Frauen seltener Herz-Kreislauf-Erkrankungen oder Hypertonie auf und haben eine höhere Lebenserwartung (vgl. Vogt, 1993; Koch & Müller, 1994; Alfermann, 1996; Hollstein, 1999). Die Untersuchungen zu Geschlechterunterschieden machen auch deutlich, daß Frauen ihr Befinden vielschichtiger und feiner wahrnehmen. Sie sind gegenüber Schmerzen sensibler und haben einen differenzierteren Bezug zum eigenen Körper (vgl. Maschewsky-Schneider, Klesse, Sonntag; 1991, 1999; Vogt, 1993; Helfferich, 1989, 1992). So konstatiert Faltermaier (1991), daß Frauen Gesundheit und Krankheit anders erleben als Männer. Darüber hinaus konnte gezeigt werden, daß Frauen und Männer ein jeweils unterschiedliches Verständnis von Gesundheit haben. Frauen assoziieren Gesundheit mit „sozialer Harmonie“, „weniger Streß“ und siedeln sie mehr auf der sozial-emotionalen Ebene an; Männer verbinden mit Gesundheit Konzepte wie „Freiheit von Krankheit und Schmerz“, „gesundes Verhalten“, „Leistungsfähigkeit“ und „Nicht-Spüren des Körpers“ (Koch & Müller, 1994; Belz-Merk, 1995; Maschewsky-Schneider, Klesse & Sonntag, 1999).

Das Wohlbefinden stellt für Frauen wie für Männer ein häufig genanntes Kriterium der Gesundheit dar, dem aber bei Frauen eine besondere Bedeutung zukommt (vgl. Versteegen, 1988; Franke, 1989a; Dross, 1991; Maschewsky-Schneider, Klesse, Sonntag, 1991; Schulze & Welters, 1991; Helfferich, 1993; siehe auch Tab. 3.1). Auf dieses relevante Merkmal der Gesundheit möchte ich unten näher eingehen.

1.2 Frauen und Wohlbefinden

In der Literatur zum Wohlbefinden (Well-being) herrscht Unklarheit bzgl. der Bedeutung dieses Begriffes. Unter dem Wohlbefinden bzw. subjektiven Wohlbefinden wird manchmal Glück, ein anderes Mal Zufriedenheit oder Freude verstanden, oder aber diese Begriffe werden synonym verwendet. Die unterschiedlichen theoretischen und empirischen Bemühungen zur Erfassung des Begriffes Wohlbefinden (vgl. Dann, 1994; Diener, 1984; Weiss, 1980; Campbell, 1976; Mayring, 1987,1994) zeigen, wie schwierig es ist, das Wohlbefinden einheitlich zu definieren und eindeutig zu operationalisieren.
Im Verlauf der Zeit haben einige Forscher versucht, die wichtigen Aspekte des Wohlbefindens präziser zu konzeptualisieren. Becker (1994) unterscheidet z.B. zwischen aktuellem Wohlbefinden als momentanem Erleben einer Person, das sich in positiven Gefühlen, Stimmungen und körperlichen Empfindungen sowie im Freisein von Beschwerden ausdrückt, und habituellem Wohlbefinden als „Urteile" und Aussagen der Person über emotionale Erfahrungen. Nach Becker ist die Ausprägung des Wohlbefindens von seinem Intensitätsgrad, von inhaltlicher Färbung sowie dem damit verbundenen Grad der Aktiviertheit abhängig. Mayring (1987, 1994) fand durch eine faktorenanalytische Berechnung vier Faktoren des subjektiven Wohlbefindens heraus: Glück, Zufriedenheit, Freude und Belastungsfreiheit. Weiterhin wurden verschiedene Meßinstrumente zum subjektiven Wohlbefinden entwickelt (vgl. Mayring,1994). Abele & Brehm (1989), die sich auf die WHO-Definition von Gesundheit bezogen, haben zwischen psychischem, physischem und sozialem Wohlbefinden differenziert und diese in weitere Teilkomponenten unterteilt. So besteht z.B. das körperliche Wohlbefinden darin, sich gesund und fit fühlen.

In Anlehnung an Zautara und Hempel (1984) merkt Antonovsky an, wie wenig Übereinstimmung bei der Definition des Wohlbefindens bisher gefunden werden konnte. Antonovsky geht davon aus, daß es einen Zusammenhang zwischen dem Kohärenzgefühl und Wohlbefinden gibt, der vermutlich reziprok ist. Dabei vermutet er sowohl eine indirekte als auch direkte Verbindung zwischen beiden Konstrukten.
Zum einen kann das Wohlbefinden indirekt durch das Kohärenzgefühl beeinflußt werden, indem dieses die Gesundheit fördert. Eine andere Möglichkeit ergibt sich dadurch, daß viele der Widerstandsressourcen (GRR), die ein starkes Kohärenzgefühl (SOC) erzeugen, auch das Wohlbefinden fördern. Zum anderen besteht

eine direkte Beziehung zwischen SOC und Wohlbefinden. Hier ist wichtig, daß Antonovsky den Begriff des Wohlbefindens eingehender spezifiziert. Er bezieht ihn einerseits auf die globale Ebene des Glücks, der Lebenszufriedenheit und der Moral und andererseits auf die spezifische Ebene des „eigenen Funktionierens", im Sinne der Art und Weise, wie wir über das, was uns widerfährt, denken, fühlen und wie wir handeln. Und es ist die Ebene des „eigenen Funktionierens", auf der Antonovsky einen direkten Zusammenhang zwischen Wohlbefinden und Kohärenzgefühl postuliert. Personen mit hohen Werten im SOC werden eine neue, komplexe Situation eher als Herausforderung annehmen, und sie werden bemüht sein, diese so gut wie möglich zu meistern. Ein solcher Umgang mit der Situation wird begleitet von dem spezifischen Gefühl des Wohlbefindens. Es ist somit das Kohärenzgefühl, welches das spezifische Wohlbefinden ermöglicht und erlebbar macht. Demgegenüber ist die globale Ebene des Glücks, der Lebenszufriedenheit und Moral im starken Maße von den objektiven Lebensbedingungen (ökonomische Sicherheit, Bildung, materieller Wohlstand) abhängig und weist nur einen indirekten - wie oben bereits dargestellt über die Widerstandsressourcen (GRR) vermittelten - Zusammenhang zum Kohärenzgefühl auf.

Obwohl Antonovsky den Zusammenhang zwischen SOC und Wohlbefinden etwas genauer zu beschreiben versucht, erscheint mir dennoch die Frage offen (siehe Zitat unten), ob beide Konstrukte konzeptuell wirklich unabhängig voneinander zu verstehen sind oder ob das Wohlbefinden ein Aspekt des Kohärenzgefühls im Ganzen bzw. dessen einzelner Komponenten (z.B. der Handhabbarkeit) ist. Wie das Zitat unten zeigt, versteht Antonovsky unter dem spezifischen Wohlbefinden „mit den gegebenen Fakten so gut wie möglich umzugehen" (zit. Antonovsky, 1997, S. 163). Die Komponente der Handhabbarkeit umschreibt er mit ähnlichen Worten „bedauerliche Dinge geschehen nun einmal im Leben, aber wenn sie dann auftreten, wird man mit ihnen umgehen können und nicht endlos trauern" (Zit. Antonovsky, 1997, S. 35, unterstrichen von der Verfasserin).
Fragt man danach, welcher psychischen Kategorie das Wohlbefinden zuzuordnen ist, so verweist Helfferich (1993) ausdrücklich auf dessen subjektiven Erlebenscharakter, der im Zusammenhang mit Gesundheit - insbesondere für Frauen einen hohen Stellenwert hat. Daraus resultiert auch die Schwierigkeit, den Inhalt des Wohlbefindens eindeutig und präzise bestimmen zu können. Das Wohlbefinden umfaßt zunächst positive aber vage Momente, die, wie Versteegen (1988) beobachtete, in einem eingehenden Gespräch weiterer Aufschlüsselung bedürfen.
Wenn wir nun davon ausgehen, daß das Wohlbefinden diese subjektive Erlebensqualität besitzt, dann beinhaltet es alle psychischen Funktionen, d.h. ein Selbsterleben auf der psychischen und körperlichen Ebene, so daß letztlich die Gesundheit ganzheitlich erlebt wird. Aus dieser Perspektive kann das Wohlbefinden als ein - im Alltag verankertes - spontanes, kurzes, positives Erleben verstanden werden. Vor dem Hintergrund der vorhergehenden Diskussion des Wohlbefindens und der in der Tabelle 3.1 zusammengefaßten Aussagen der Frauen versu-

che ich, das Erleben des Wohlbefindens und seine Funktion als Ganzes hier zu skizzieren.

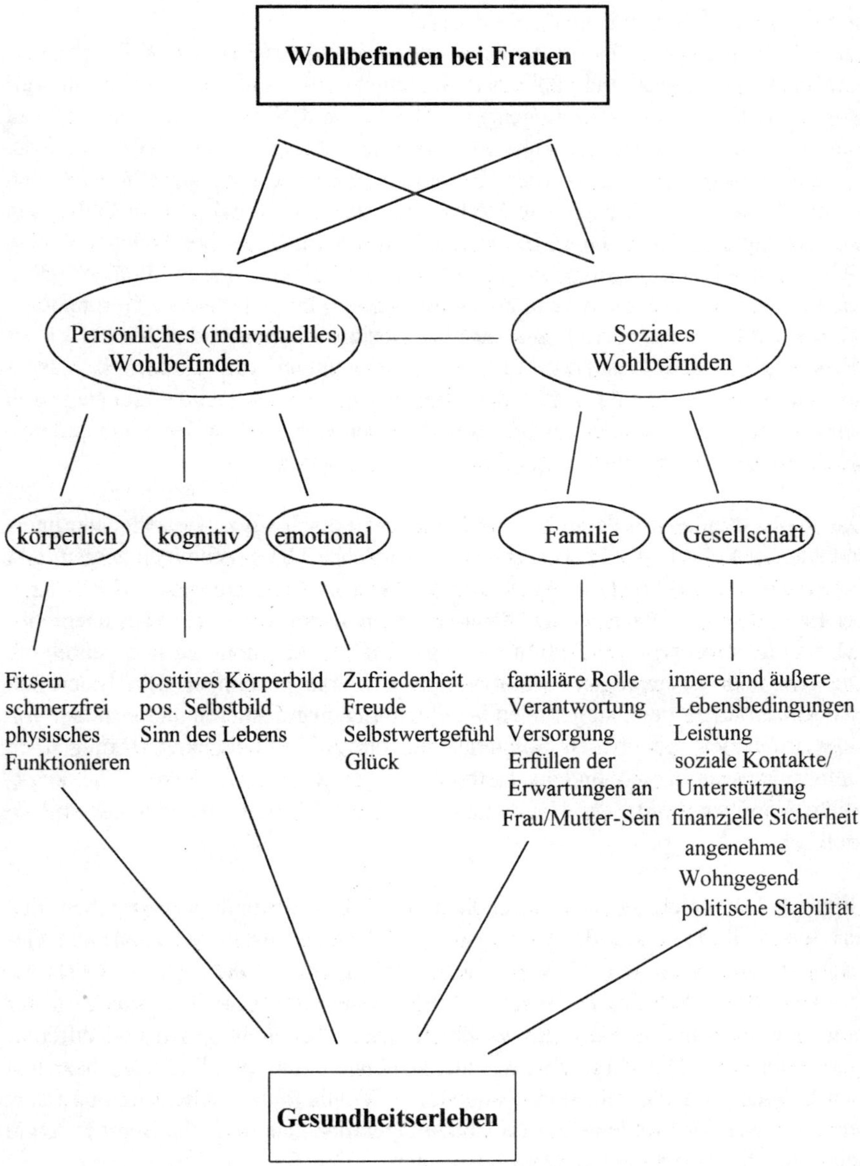

Abb. 3.2: Wohlbefinden bei Frauen

Das wiederholte Zusammentreffen dieser Erlebensmodalitäten kann zum Gesundheitserleben bei Frauen führen. Dabei ist es nicht notwendig, daß alle diese Bedingungen zusammenwirken, sondern es genügt, wenn nur einige von ihnen wiederkehrend auftreten, um sich gesund zu fühlen.
Mit Hilfe der Skizze läßt sich demonstrieren, wie das Erleben des Wohlbefindens verschiedenen inneren und äußeren Bedingungen unterliegt. Je nachdem, in welcher Konstellation diese Bedingungen erfahren werden, ergibt sich für die Frau ein spezifisches, subjektives Gesundheitserleben. Beispielsweise wird eine Frau mit einem positiven Selbst- oder Körperbild, vorausgesetzt, diese Kognitionen haben für sie einen relativ hohen Stellenwert, sich auch körperlich fit fühlen und zugleich zufrieden sein. Diese Bedingungen werden u.U. ihr persönlich individuelles Wohlbefinden ausmachen. Wenn sich das Erleben dieses Wohlbefindens wiederholt, wird sich diese Frau als gesund fühlen. Ihr spezifisches Gesundheitserleben wird in diesem Fall primär aus dem positiven Körperbild abgeleitet.
Wenn wir von dem Gesundheits-Krankheits-Kontinuum von Antonovsky ausgehen, wäre eine Bewegung zum Gesundheitspol bei Frauen meiner Meinung nach dann zu erwarten, wenn möglichst viele der oben dargestellten Bedingungen verstärkt und gehäuft im Erleben der Frau zusammentreffen.

Das Wohlbefinden wurde auch im Rahmen der Forschung zu Geschlechterunterschieden diskutiert. Wie die Ergebnisse aus solchen Untersuchungen zeigen, gibt es hinsichtlich verschiedener Eigenschaften Geschlechterstereotype, so z.B. bzgl. der Emotionalität. Während bei Männern angenommen wird, sie seien unemotional, ist das stereotype Frauenbild im Gegensatz hierzu emotional und gefühlvoll. Die scheinbar ausgeprägtere Emotionalität der Frau gegenüber dem Mann soll sich insbesondere beim subjektiven Wohlbefinden manifestieren und sich hier von einer fröhlichen, gehobenen Stimmung bis hin zu Befindlichkeitsstörungen im Falle negativen Wohlbefindens erstrecken (vgl. Alfermann, 1996). Die unterstellte Variationsbreite der Emotionalität soll bei Männern nicht annähernd so groß sein.

Obgleich Untersuchungen zu Gesundheit von Frauen deutlich gezeigt haben, daß das Wohlbefinden eines der wichtigsten und bedeutsamsten Merkmale der Gesundheit von Frauen ist (vgl. Versteegen, 1988; Franke, 1989a; Dross, 1991; Alfermann, 1996; Schulze & Welters, 1991, siehe auch Tab. 3.1) wurde in der Frauengesundheitsforschung das Wohlbefinden bisher nicht genau und differenziert untersucht. Die vorhandenen Untersuchungen zum Wohlbefinden beziehen sich lediglich auf das allgemeine subjektive Wohlbefinden. Allerdings bestehen hier nach wie vor Probleme der fehlenden Operationalisierung des Begriffs sowie seiner Konfundierung mit anderen Konzepten.

Wie aus der Tabelle 3.1 und der Abbildung 3.2 hervorgeht, läßt sich das Wohlbefinden - ob auf der persönlichen oder sozialen Ebene - als ein Bündel sehr unterschiedlicher Merkmale, die miteinander in Verbindung stehen, betrachten. Ich möchte im folgenden auf einige empirische Untersuchungen eingehen, in denen diese Merkmale nicht immer explizit als Charakteristika des Wohlbefindens, wohl aber stets im Zusammenhang mit der Gesundheit bzw. dem Gesundheitserleben bei Frauen untersucht wurden.

1.3 Empirische Befunde zu Merkmalen der Gesundheit bei Frauen

In Anlehnug an das Lebensweise-Konzept der WHO hat Versteegen (1988) ihre Untersuchung mit 120 Frauen im Alter zwischen 30 und 50 Jahren konzipiert. Einer der Befunde war, daß Frauen beim Versuch, die Gesundheit zu definieren, am häufigsten subjektives Wohlbefinden, Abwesenheit von Krankheiten und psychische und soziale Integration angeben. Diese Merkmale entsprechen Aussagen aus anderen Untersuchungen, die ich in der Tabelle 3.1 zusammengefaßt habe.
Nach Versteegens (1988) Auffassung stellt das Wohlbefinden für die Frauen zunächst einen vagen Schlüsselbegriff dar, der von ihnen erst im nachfolgenden ausführlichen Gespräch präzisiert wird. In diesem Sinne lassen sich auch die Ergebnisse von Klesse et.al. (1990) interpretieren, die Wohlbefinden als positive Lebenseinstellung mit den Kategorien „innere Zufriedenheit“ und „Stimmigkeit“ und „Soziale Harmonie“ aufweisen.
Die bei Versteegen (1988) befragten Frauen verstehen unter Gesundheit etwas anderes, je nachdem, welches Bildungsniveau sie haben. Während Frauen mit niedriger Schulbildung Gesundheit als „höchstes Gut“ definieren, nennen Frauen mit höherem Bildungsabschluß häufiger Gesundheitsmerkmale, die die ‘Körper-Geist-Einheit’ betreffen (vgl. auch Zit. 5,6,9 aus Tabelle 3.1). Ein weiterer relevanter Befund aus dieser Untersuchung hat mit der Lokalisierung von Krankheit und Gesundheit zu tun. Dieser Befund macht auf einen qualitativen Unterschied zwischen Gesundheits- und Krankheitskonzepten aufmerksam. Danach wird Krankheit in *vielen unterschiedlichen* Körperteilen lokalisiert; Gesundheit aber - wenn überhaupt - an *einigen bestimmten* Körperstellen, so etwa in den Verdauungsorganen, im Brustkorb oder in der Psyche.
Vor dem Hintergrund dieser Ergebnisse differenziert Versteegen zwischen dem kognitiven Gesundheitsbegriff und dem Gesundheitserleben, wobei sich das letzte nur sehr schwierig empirisch erforschen läßt. Dies könnte ein Grund dafür sein, daß in den meisten Untersuchungen gerade der emotionale „erlebensmäßige“ Aspekt häufig vernachlässigt wurde. Aufgrund einer einseitigen Fokussierung auf Kognitionen wurde auch die subjektive Gesundheit trotz deren Erlebnisqualität vorwiegend kognitiv nachvollzogen. Für eine Weiterentwicklung der subjektiven Gesundheitsforschung ist deshalb bedeutsam, daß sowohl kognitive als auch emotionale Aspekte berücksichtigt werden. Dadurch wird es möglich sein, dem ganzheitlichen Gesundheitsverständnis von Frauen gerecht zu werden. Das Gesundheitserleben, das kognitive und emotionale Momente vereinigt, könnte hier einen begrifflichen Rahmen bieten.
In einer Untersuchung von Franke (1989a) wurden 14 Hausfrauen aus dem Ruhrgebiet im Alter zwischen 22-60 Jahren befragt. Das Ziel war, subjektive Gesund-

heitstheorien von gesunden Frauen zu untersuchen, d.h. herauszufinden, was Frauen aus nicht-wissenschaftlicher Sicht, also als Laien, unter Gesundheit verstehen. Alle befragten Frauen hatten Kinder, und ungefähr die Hälfte von ihnen war berufstätig. Obwohl die Untersuchung mit einer kleinen Stichprobe durchgeführt wurde, kam die Mehrdimensionalität des Gesundheitsverständnisses bei Frauen klar zum Ausdruck. Die Ergebnisse zeigen, daß es vier Dimensionen gibt, mit denen Frauen Gesundheit beschreiben: Leistungsfähigkeit, Rollenerfüllung, Beschwerdefreiheit und Wohlbefinden.
Die Befunde zeigen auch, wie sich das Wohlbefinden bei Frauen sowohl auf psychische als auch auf körperliche Aspekte sowie soziale Dimensionen bezieht und durch deren Ausprägung definiert werden kann. Das Gesundheitserleben von Frauen bildet sich durch Zusammenwirken dieser Dimensionen, die in unterschiedlich engen Zusammenhängen und verschiedenartigen Verhältnissen zueinander stehen können. Wenn man sich die einzelnen Dimensionen anschaut, auf denen die Gesundheit reflektiert wird, so beeindruckt auch hier eine große Vielfalt der Definitionen. So äußert sich das psychische Wohlbefinden einmal als *'Sich wohlfühlen und nicht traurig sein'* und ist dabei *„etwas anderes"* als Gesundheit. Ein anderes Mal bedeutet es *'glücklich und froh'* und verkörpert hier geradezu die Gesundheit. Auf somatischer Ebene bezieht sich „sich-wohlfühlen" auf ein Körpergefühl z.B "Sich in der eigenen Haut wohlfühlen" sowie "Wenn ich körperlich fit bin, dann bin ich auch gesund" (Zit. Franke, 1989a; S. 72, 73; vgl. auch Zit. 10 aus Tabelle 3.1).

Das Wohlbefinden bei Frauen erstreckt sich weiter auf die soziale Ebene und bezieht hier familiäre sowie gesellschaftliche Aspekte mit ein. Wenn es um die Familie geht, definieren Frauen Gesundheit anders (vgl. Zit.1 aus Tabelle 3.1). Gesundheit ist hier für Frauen nur insofern wichtig, als sie eine der Bedingungen für Verwirklichung und Erfüllung ihrer Rolle in der Familie darstellt; nämlich für die Familie da sein zu können. Diese Befunde korrespondieren mit denjenigen von Versteegen (1988). Die Gesundheitsdefinition variiert hier abhängig von der familiären Situation von Frauen. Gesundheit wird nicht nur in bezug auf sich selbst betrachtet, sondern die Frauen erachten es auch als Maß für die eigene Gesundheit, wenn ihr Mann und ihre Kinder gesund sind.
In Hinblick auf die gesellschaftlichen Aspekte des Wohlbefindens zeigt sich, daß dieses durch finanzielles Auskommen, harmonische Ehe sowie Familie und Freundeskreis und angenehme Wohnsituation bedingt ist.
Insgesamt hat sich bestätigt, daß Frauen sich solange als gesund betrachten, wie sie „fit" sind, ihre Aufgaben erledigen und ihre berufliche, insbesondere aber familiäre Rolle als Frau und Mutter voll ausfüllen (vgl. Franke, 1989a). Daß Frauen gerade vor dem Hintergrund eines traditionellen Rollenverständnisses gesund bleiben, ist allerdings daran gebunden, inwiefern es diesen Frauen gelingt, sich einen eigenen „Freiraum" zu schaffen. Die traditionelle Frauenrolle darf demnach den Alltag der Frau nicht total in Anspruch nehmen.

Durch Formulierungen wie z.B „Ich fühle mich gesund, abgesehen von kleinen Wehwehchen“ sowie „Es kommt immer auf den Menschen an“ (Zit; Franke, 1989a, S. 70) wird darüber hinaus deutlich, daß nicht unbedingt vollständige Beschwerdefreiheit das entscheidende Kriterium des Gesund-Seins ist, sondern vielmehr die Art und Weise, wie man mit den Beschwerden umgeht und wie diese als Zeichen der Krankheit interpretiert werden.
Anhand der Beschreibungen von Frauen über ihr Gesundheitserleben wird ersichtlich, wie sich Gesundheit bei Frauen über die objektive Ansicht hinaus mehr auf der subjektiven Ebene der eigenen Beurteilungen und des eigenen Befindens abspielt und über diese Ebene eingefangen wird. Frauen spüren die Gesundheit in ihrem Ganzen (vgl. Zit. 5, 9 aus Tabelle 3.1). Je nachdem, worauf die Frauen ihr Bewußtsein richten und in welcher Lebenssituation sie sich befinden, verändert sich ihr Gesundheitserleben.

Dross (1991) hat in ihrer Untersuchung zwei verschiedene Zugangsweisen zum Gesundheitsverständnis von Frauen gefunden, nämlich *„Funktionieren“* und *„Sichwohlfühlen“*.
In Anlehnung an die salutogenetische Betrachtungsweise stellte sie die Frage: Wie bleiben Frauen trotz der Lebenskrisen, die ihnen widerfuhren, gesund und wie konnten sie diese Krisen überstehen? 20 Frauen, im Alter zwischen 35 und 50 Jahren, die eine Trennung hinter sich hatten, wurden interviewt. Aus den Antworten nach ihrer psychischen Gesundheit („Woran machen Sie es für sich fest, daß Sie psychisch gesund sind?“) erschloß Dross die bereits oben erwähnten Kategorien. Zum „Funktionieren“ gehören dabei das Erfüllen von Erwartungen sowie Pflichten und Leistungsbereitschaft. Unter „Sichwohlfühlen“ verstehen die Frauen dagegen Lebensfreude und das Empfinden des eigenen Lebens als sinnvoll. Die beiden Aspekte der Gesundheit hängen miteinander zusammen und ergänzen sich, wobei sie je nach dem aktuellen Lebensbereich (Zuhause, Beruf) unterschiedlich stark in den Vordergrund treten.
Sucht man nach den Bedingungen der psychischen Gesundheit, so erscheint das positive Selbstwertgefühl in diesem Zusammenhang als unabdingbar. Stellt man die Frage, ‘Woher haben Sie die positive Sicht von sich?’, lassen sich die Antworten der Frauen in zwei unterschiedlichen Typen zusammenfassen (vgl. Dross, 1991). Es ist zum einen ein Grundgefühl, das man seit der Kindheit hat, das in allen Situationen gespürt wird und das eine Einstellung zu sich selbst vermittelt, man sei „O.K.“ Die Frauen definieren dieses Grundgefühl als unerschütterlich, das von äußeren Faktoren nicht beeinträchtigt werden kann. Zum anderen stellt das positive Selbstwertgefühl eine persönliche Errungenschaft dar und ist so ein Ergebnis eigener Bemühungen und Zielsetzungen. Als solches ist es viel weniger stabil und resistent als das erste. Es beinhaltet das aktive Zurückweisen von Situationen (negative Gedanken, beeinträchtigende Rollenzuschreibungen, einschränkende Erwartungen), die die Person in ihrer Entwicklung beeinträchtigen und das Anstreben und Akzeptieren von aktuellen Bedingungen, die wohltun.

Ohne die Ergebnisse der Untersuchung, wegen der kleinen Stichprobe, überbewerten zu wollen, möchte ich einige Bemerkungen zu diesen Ergebnissen machen. Erneut wird deutlich, daß das Gesundheitsverständnis bei Frauen subjektive sowie objektive Momente impliziert. Wichtig finde ich, daß hier in Anlehnung an das salutogenetische Modell die Bedeutung des Lebenskontextes sowie der individuellen Geschichte berücksichtigt wird. Die Autorin untersucht nicht nur die subjektiven Definitionen der Gesundheit sondern auch die Bedingungen, die diese ermöglichen. Das Selbstwertgefühl scheint hier eine sehr zentrale Rolle zu spielen. Es verweist in seiner Struktur auf subjektive und objektive, in der Konstitution und Biographie der Frauen verankerte Zustände und Situationen. Dieses positive Selbstwertgefühl insbesondere in seiner Ausprägung als Grundgefühl nähert sich - meiner Ansicht nach - dem Kohärenzgefühl von Antonovsky an. Auch wenn das Kohärenzgefühl ein viel umfassenderes Konstrukt ist, wird beiden Konstrukten eine ähnliche Funktion zugeschrieben: beide sollen die Bewältigung von Krisen erleichtern.

In bezug auf die Bewältigung von Krisen und den Umgang mit seelischen Belastungen finden Frauen für sich hilfreich, wenn sie ihre Situation sowie Beschwerden erst akzeptieren, ohne sich jedoch von ihnen überwältigen zu lassen (vgl. Dross, 1991). Diese Haltung von Frauen entspricht der salutogenetischen Sichtweise. Die Akzeptanz seelischer Belastungen als Teil der eigenen Person stellt somit eine wichtige Voraussetzung dafür dar, mit der Krise konstruktiv umzugehen und sie letztlich zu bewältigen.

„Ich erlebe immer, auch beim Schlimmsten, daß ich das bin, die das erlebt, das ist mir wichtig" (Zit: aus Dross,1991, S. 67).

1.3.1 Körper(erleben)

Im folgenden soll auf einige Befunde eingegangen werden, welche die Bedeutung des Körpers für das Gesundheitserleben bei Frauen thematisieren.

Schulze & Welters (1991) haben in ihrer Studie 100 jüngere und ältere Personen über ihre Gesundheitsvorstellungen befragt. Die Hälfte der Befragten waren dabei Frauen, die sich aus zwei unterschiedlichen Altersgruppen rekrutierten, nämlich der Altersgruppen der 20 bis 29 jährigen und die der 60 bis 69 jährigen. Altersunterschiede bzgl. des Gesundheitsverständnisses zeigten sich bereits bei der allgemeinen Frage danach, was persönliche Gesundheit sei. Während beide Altersgruppen der Frauen die positive Kategorie des Wohlbefindens etwa als „gute Laune", „gute Nerven" und „Ausgeglichenheit" nannten, wurde nur von den älteren Frauen Gesundheit als Abwesenheit von Krankheit (ohne Arzt, ohne Medikamente, ohne Schmerzen) definiert. Auch auf die Frage: „Wann genau fühlen Sie sich gesund?" gaben beide Altersgruppen jeweils unterschiedliche Antworten. Das „Sich-gesund-Fühlen" bei den jüngeren Frauen basierte auf positiven körperbezogenen Merkmalen, wie z.B. der Möglichkeit sportlicher Betätigung oder auf den Gefühlen der 'Kraft', 'Ausdauer' und 'Leistungsfähigkeit'. Demgegenüber

fühlten sich ältere Frauen dann gesund, wenn sie ohne 'Beschwerden', 'Gebrechen' und 'Krankheiten' waren.
Diese Befunde lassen sich aus meiner Sicht dahingehend interpretieren, daß die körperlichen Aspekte der Gesundheit in jedem Alter relevant sind. Allerdings ist die Bedeutung bzw. die Wahrnehmung des Körpers im Zusammenhang mit dem Gesundheitserleben altersspezifisch. Jüngere Frauen assoziierten mit Gesundheit unter der Kategorie „körperlich" subjektiv-positive Aspekte wie Sport oder Kraft. Ältere Frauen verbanden damit eher das Freisein von Schmerzen. Der Körper hatte für die älteren Frauen demnach eine eher negative Konnotation, und das daraus resultierende Gesundheitsverständnis entsprach mehr der traditionellen medizinischen Definition.
Die Bedeutung des Körpers bzgl. des subjektiven Gesundheitserlebens steht bei Frauen im engen Zusammenhang sowohl mit dem Selbstkonzept als auch mit gesellschaftlichen Werten (vgl. Brähler & Möhring, 1986; Sobiech, 1991; Vogt, 1993; Helfferich; 1993, 1994b, 1994c).
Das Selbstkonzept als individuell wahrgenommene Struktur bildet kognitive und emotionale Auseinandersetzungen mit dem eigenen Selbst und der Umwelt ab. Hier wird deutlich, daß auch die Auseinandersetzung mit der gesellschaftlichen Realität das Selbstkonzept beeinflußt. Die kognitive Seite des Selbstkonzeptes läßt sich als das Selbstbild bezeichnen, in emotionaler Hinsicht spricht man von Selbstwertgefühl. Auch das Körperkonzept als Teil des Selbstkonzeptes läßt sich in seine kognitiven und emotionalen Anteile gliedern (Lohaus, 1993; Filipp, 1979).
Gerade bei Frauen wird das Körperbild stark durch die Perspektive der anderen, der Gesellschaft wahrgenommen und geformt. So zeigt die Forschung über Geschlechtsunterschiede, daß Frauen im Vergleich zu Männern ein engeres Verhältnis zu ihrem Körper haben und sensibler auf die Umwelt reagieren (vgl. Brähler & Möhring, 1986; Vogt & Bormann, 1994; Zentgraf, 1994; Helfferich, 1994b, 1994c). Diese Sensibilisierung ist von Anfang an komplex und multifaktoriell (Biologie und Erziehung) bedingt. Frauen lernen schon als junge Mädchen, auf ihren Körper und dessen Signale zu reagieren, genauso, wie sie sich schon früh der Bewertung ihres Körpers durch andere bewußt werden (vgl. Sobiech, 1991; Vogt, 1993; Maschewsky-Schneider, Sonntag, Klesse, 1999; Zentgraf, 1994; Helfferich, 1994b, 1994c).
Frauen können so ein Ideal-Körperbild anstreben, das in Diskrepanz zum persönlich wahrgenommenen Körper (dessen Gewicht, Form, Proportionen) steht. Der Umgang mit dieser Unstimmigkeit bestimmt dann das Verhältnis zum eigenen Körper und zum eigenen Selbst, wirkt sich auf das Wohlbefinden aus und beeinflußt letztlich das Gesundheitserleben. Frauen können so das körperliche Wohlsein oder Unwohlsein sowohl über die mehr oder weniger adäquate Wahrnehmung der Körpersignale als auch über die Beeinflussung des Selbstwertgefühls (aus der Bewertung des eigenen Körpers) erleben. Das Ausmaß der Diskrepanz zwischen dem realen und idealen Körperbild sowie die jeweilige Referenzebene (reale oder ideale) für das aktuelle Körpererleben scheinen demnach eine ent-

scheidende Rolle für das körperliche (Un)Wohlbefinden zu spielen (vgl. Dross, 1991; Mohn & Schennen, 1993; Helfferich, 1993, 1994b; auch Zit. 10 aus Tabelle 3.1).

An dieser Stelle halte ich es aus salutogenetischer Perspektive für wichtig zu fragen, wie es viele Frauen schaffen, das Erleben des eigenen realen Körpers als wertvoll zu akzeptieren und sich nicht gänzlich von dem gesellschaftlichen Ideal-Körperbild vereinnahmen zu lassen. Wenn Frauen ihren eigenen Körper respektieren, auf seine Signale hören und sie - unabhängig von ihrer Qualität - als solche annehmen, werden sie ein Körperbild entwickeln, das im eigenen Körpererleben verankert und von daher stabil und realitätsgemäß ist. Auf der Basis eines solchen Körperbildes, das mit positiven Körpergefühlen einhergeht, werden die gesellschaftlich vermittelten Körperbilder erst auf deren Selbst-Kongruenz geprüft. Damit wird es möglich sein, eine potentielle Diskrepanz zwischen eigenen und fremden Körperbildern nicht mehr auf der Ebene unvereinbarer Gegensätze zu erleben und das eigene Körperbild abzuwerten, sondern sie u.U. als Herausforderung anzunehmen, durch die die eigenen Körperbedürfnisse respektiert werden und so das Vertrauen in das subjektive Körpererleben gestärkt wird. Da sich das subjektive Körpererleben bei Frauen im Wohlbefinden niederschlägt, kann dessen Förderung wesentlich ein selbstbestimmtes, subjektives Gesundheitsverständnis unterstützen.

Gesundheit bei Frauen bedeutet neben dem Wohlbefinden auch das Funktionieren. So ist der Körper nicht nur eine „Stätte“ des subjektiven (Un)Wohlbefindens, sondern er wird auch als Instrument gedeutet, das bei der Erfüllung der Rollen als Frau und Mutter eingesetzt wird. In dieser Hinsicht wird dem eigenen Körper zwar Aufmerksamkeit geschenkt und Überanstrengungs- und Unwohlseinssignale werden auch wahrgenommen, aber sie werden nicht zugelassen, sondern in ihrer Bedeutung entweder ignoriert oder bekämpft (Medikamente). Die Frau erwartet hier von ihrem Körper, daß er für Leistungsansprüche sowie Rollenanforderungen „fit“ ist.
So steht das Erleben des Körpers, dessen Funktion und Auswirkung auf das Wohlbefinden in enger Verbindung mit dem subjektiven Gesundheitserleben bei Frauen. Nur mit einer ganzheitlichen Sichtweise kann das Erleben des Körpers als ein Teil vom subjektiven Gesundheitserleben von Frauen verstanden werden.

Diese Zusammenhänge machen darauf aufmerksam, daß die körperlichen Aspekte in der Gesundheitsforschung und hier insbesondere in der Frauengesundheitsforschung nicht außer acht gelassen werden können.
Für die Gesundheitspsychologie wäre es wichtig, den Zusammenhang zwischen dem Körpererleben und dem Selbstbild sowie den Umgang mit dem eigenen Körper genauer zu untersuchen (vgl. Faltermaier, 1991).

1.3.2 Soziodemographische Faktoren

Die soziale Dimension der Gesundheit bei Frauen wurde in der Gesundheitsforschung vor allem aus funktionaler Sicht thematisiert.

In einer ethnographisch angelegten Studie untersuchte Calnan (1987) Zusammenhänge zwischen sozialen und kulturellen Bedingungen (soziale Schicht, Berufsgruppe und tradierte Einstellungen) und Gesundheitsvorstellungen von Frauen in England. Er interviewte 60 Frauen im Alter zwischen 21 und 55 Jahren, die jeweils zur Hälfte Arbeiterinnen und „qualifizierte Beschäftigte" waren. Die Ergebnisse zeigten schichtspezifische Unterschiede im Gesundheitsverständnis; Frauen in qualifizierten Berufen definierten Gesundheit mehrdimensional, sie bedeutete für diese Frauen neben der Abwesenheit von Krankheit auch Aktivsein und Fitness. Für Arbeiterinnen war Gesundheit eher eindimensional und wurde öfter funktional definiert. Ein eindimensionales Verständnis von Gesundheit im Sinne von Abwesenheit von Krankheit fanden auch Versteegen (1988) bei Frauen mit niedrigem Schulabschluß und Schulze und Welters (1991) bei älteren Frauen.

Es scheint, als ob Bildungs- bzw. Berufsniveau und Alter das Gesundheitserleben bei Frauen beeinflussen. Diese sozialen Bedingungen haben demgegenüber aber keinen spezifischen Einfluß auf den Rang der Gesundheit in der Wertehierarchie. In beiden Gruppen bei Calnan (1987) standen das Wohlergehen der Familie, die politische Stabilität und die materielle Situation höher in der Rangordnung als die Gesundheit. Nur wenn Gesundheit Voraussetzung (und insofern als solche gefährdet bzw. nicht gegeben ist) für die Erfüllung von täglichen Pflichten und Aufgaben ist, hat sie den höchsten Stellenwert. Diese Befunde bestätigen die Ergebnisse von Franke (1989a), wonach Gesundheit bloß als Garant für die Verwirklichung familiärer und finanzieller Ziele „anerkannt" wird. In der Untersuchung von Dross (1991) wurden auch das Funktionieren und die Erfüllung von Erwartungen und Pflichten als Teile der psychischen Gesundheit definiert.

1.4 Soziale Unterstützung

Das Gesundheitserleben von Frauen steht im engen Zusammenhang mit einer Reihe zahlreicher weiterer sozialer Dimensionen. Von diesen werde ich hier nur eine aufgreifen, die sich als der wichtigste Schutzfaktor beim Gesundheitserleben von Frauen erwiesen hat, nämlich die soziale Unterstützung (vgl. Dross, 1991; Schulze & Welters, 1991; Röhrle, 1994; Schwarzer & Leppin, 1989; Sommer & Fydrich, 1989).

Sommer und Fydrich (1989), Schwarzer (1990) und Hurrelmann (1988) unterscheiden zwischen sozialer Unterstützung und anderen Begriffen, die in der Literatur verwendet werden, wie z.B. die Existenz sozialer Verbindungen, Soziales Netzwerk oder Soziale Interaktion.

Unter subjektiv wahrgenommener Sozialer Unterstützung[1] versteht man das Ergebnis von sozialen Beziehungen und sozialen Interaktionen, die von der Person kognitiv-emotional verarbeitet und bewertet werden (vgl. Sommer & Fydrich, 1989). Bei Sozialer Unterstützung wird also nach dem Inhalt und der Qualität der sozialen Interaktionen gefragt. Inhaltlich bedeutet es, eine gegebene zwischenmenschliche Beziehung als mehr oder weniger unterstützend, hilfreich und fördernd wahrzunehmen und zu bewerten. Es ist wichtig, daß wahrgenommene Soziale Unterstützung sowohl von Merkmalen und Eigenschaften der Person als auch von der Qualität der Beziehung und von Merkmalen der konkreten Interaktion abhängt.

Sommer und Fydrich (1989) haben fünf verschiedene Inhaltskomponenten Sozialer Unterstützung aus der Perspektive des Empfängers unterschieden:

* Emotionale Unterstützung
* Unterstützung beim Problemlösen
* Praktische und materielle Unterstützung
* Soziale Integration
* Beziehungs-Sicherheit.

In Verbindung mit dem subjektiven Gesundheitserleben bei Frauen erscheinen zwei Aspekte der Sozialen Unterstützung besonders wichtig. Es ist zum einen die in der Literatur häufig genannte „Reziprozität" und zum zweiten der Zusammenhang zwischen Sozialer Unterstützung und dem Wohlbefinden. Auf diese beiden Aspekte werde ich im folgenden näher eingehen.

Wie oben bereits dargestellt, spiegelt die wahrgenommene Soziale Unterstützung meist die Sicht des Empfängers wider. Dabei ist die Perspektive des Gebenden nicht unerheblich für das Erleben der Sozialen Unterstützung und insbesondere für die langfristige Beziehungsqualität zwischen beiden InteraktionspartnerInnen. So kann die wahrgenommene, erlebte Soziale Unterstützung des Empfängers mit der des Gebenden übereinstimmen oder sich sehr davon unterscheiden, z.B. beabsichtigt ein Gebender mit seiner Handlung, den Empfänger zu unterstützen, ihm zu helfen, doch wird diese Hilfe vom Empfänger nicht immer als Hilfe bzw. stützend erlebt. Insbesondere wenn diese Hilfe vom Empfänger nicht erwünscht ist, kann sie leicht als belastend erlebt werden. Folglich ist eine „Kongruenz" im Erleben zwischen dem Empfänger und dem Gebenden wichtig. Die Ausgeglichenheit im Geben und Nehmen in einer Beziehung, die das Verhältnis von empfangener und gegebener Unterstützung wiedergibt, wird Reziprozität genannt (vgl. Sommer & Fydrich, 1989).

Die Reziprozität bei Frauen scheint mit geschlechtstypischen Problemen zusammenzuhängen (vgl. Sommer & Fydrich,1989). Generell geben Frauen mehr so-

[1] Es handelt sich bei der Sozialen Unterstützung (groß geschrieben) um die Definition von Sommer und Fydrich (1989).

ziale Unterstützung als sie im Gegenzug bekommen, und zwar in unterschiedlichen sozialen Kontexten (vgl. Sieverding, 1999; Röhrle, 1994).
Belle (1982) fasst dieses Phänomen unter dem Begriff „stress of caring“ zusammen. Frauen investieren mehr Zeit in Familie und Kinder, dadurch geben sie auch mehr emotionale Unterstützung, wie z.B. die Gefühle von Fürsorge und Nähe zu anderen (vgl. auch Röhrle, 1994).
Weil Frauen häufiger als Männer in sozialen Bereichen tätig sind, sind sie auch häufiger in soziale Interaktionen eingebunden, in denen sie für die Unterstützung anderer verantwortlich sind (vgl. Hobfall & Stokes, 1988). Außerdem nehmen sie sich auch mehr Zeit für die Pflege sozialer Kontakte, wobei sie auch mehr informelle Hilfen geben bzw. erhalten (vgl. Röhrle, 1994). Durch diese intensiven, sich wiederholenden sozialen Interaktionen erreichen Frauen eine besondere Sensibilität in bezug auf das Erkennen und die Erfüllung von Wünschen und Bedürfnissen anderer, die manchmal zu Belastungen führen kann. Diese anhaltenden Belastungen, die ihren Ursprung in zu hohen Anforderungen an sich selbst aus dem sozialen Netzwerk haben, können in ein Ungleichgewicht zwischen Geben und Nehmen münden. So berichten Frauen bei Schulze und Welters (1991), daß sie sich am meisten durch soziale Momente des Alltags belastet fühlen (Kategorie soziale Belastung: Familie, Beruf, Arbeit, Mitmenschen).
Bedenkt man, daß sich mangelhafte Reziprozität negativ auf das Wohlbefinden der Frauen auswirkt, stellt die Qualität der sozialen Unterstützung eine wichtige Determinante des subjektiven Gesundheitserlebens von Frauen dar. Solange also die Anforderungen aus dem sozialen Netz angemessen sind, ergeben sich für Frauen aus ihrer stärkeren sozialen Eingebundenheit positive Effekte. In diesem Sinne lassen sich die Ergebnisse von Sommer und Fydrich (1989) deuten, wonach Frauen insgesamt mehr emotionale Unterstützung als Männer erhalten und diese insgesamt zu einer größeren Zufriedenheit mit der sozialen Unterstützung führt.
Damit sich die positiven Effekte der sozialen Unterstützung auf das subjektive Wohlbefinden einstellen, müssen Frauen ihre sozial-emotionalen Fähigkeiten und Bedürfnisse wahrnehmen und aufeinander abstimmen. Frauen, deren soziale Beziehungen und Interaktionen reziprok sind, werden, so läßt sich daraus schlußfolgern, diese als Quelle physischen und psychischen Wohlbefindens erleben. In der Untersuchung von Dross (1991) haben Frauen als Voraussetzung für psychische Gesundheit häufig soziale Beziehungen erwähnt, wobei emotionale Zuwendung sowie Unterstützung der Selbstbewertung dabei als sehr bedeutsame Aspekte erscheinen.

Ich habe oben versucht, den Zusammenhang zwischen subjektivem Wohlbefinden und Sozialer Unterstützung über das Konstrukt der Reziprozität zu erklären. Im folgenden möchte ich in Anlehnung an Sommer und Fydrich (1989) andere theoretische Ansätze zu diesem Zusammenhang darstellen (vgl. Sommer & Fydrich, 1989; Röhrle, 1994; Schwarzer & Leppin, 1990). Die Modelle stützen sich dabei auf viele empirische Studien, in denen die Bedeutung der sozialen Unterstützung

für das psychische Wohlbefinden nachgewiesen werden konnte (vgl. Hurrelmann, 1988; Röhrle, 1994).
Im *Haupteffekt-Modell (Direkteffekte)* wirkt die soziale Unterstützung direkt auf das Wohlbefinden, indem sie zur Befriedigung von Kontakt- Bindungs- und Zugehörigkeitsbedürfnissen führt. Das Modell vernachlässigt die eventuell vorhandenen belastenden Effekte der sozialen Unterstützung.
Das *Schutzschildmodell* sieht in der sozialen Unterstützung jenen Faktor, der belastende Ereignisse und Umstände von der Person fernhalten kann.
Das *Streß-Puffer-Modell*, auch interaktives Modell genannt, nimmt an, daß die soziale Unterstützung eine positive Wirkung auf die Verarbeitung von Belastungen hat. Der negative Einfluß der Streßreaktion auf die individuelle Befindlichkeit kann durch die soziale Unterstützung entschärft werden. Als vermittelnde Größen fungieren in diesem Modell das Selbstwertgefühl, emotionale Erregung, Situations- und Fähigkeitseinschätzung sowie Problemlösungsstrategien.
Beutel (1988) berichtet in diesem Zusammenhang von ähnlichen Effekten der sozialen Unterstützung. So wirkt die soziale Unterstützung positiv auf das Selbstkonzept, steigert das Selbstwertgefühl, beschleunigt die Erholung und fördert eine konstruktive kognitive Verarbeitung belastender Lebensereignisse. Zudem kann sie das psychische Gleichgewicht stabilisieren und aufrechterhalten helfen sowie zur Erleichterung der Verhaltensänderung bei Lebensumstellungen führen.
Nach Auffassung von Röhrle (1994) ist bei Frauen der Zusammenhang zwischen sozialer Unterstützung und Wohlbefinden im Sinne des Haupteffekt-Modells zu verstehen, d.h. bei Frauen beeinflußt die soziale Unterstützung unmittelbar das Wohlbefinden und wirkt weniger indirekt etwa in Form eines Puffers oder Schutzschildes.

Warum das Schutzschildmodell für Frauen wenig zutreffend ist, läßt sich aus meiner Sicht auch durch die Problematik der fehlenden bzw. nicht dauerhaften Reziprozität erklären. Solange Frauen das soziale Netzwerk nicht im gleichen Maße in Anspruch nehmen wie sie diesem ihre Kompetenzen und Zeit zur Verfügung stellen, werden sie die anderen kaum als „Schutzschilder“ (ge)brauchen. Unter diesen Umständen fällt es den Frauen schwer, die Belastungen fernzuhalten.

Auf der anderen Seite scheinen Frauen mehr von erhaltener emotionaler Unterstützung zu profitieren (Sommer & Fydrich, 1989). Wenn man bedenkt, daß die Stärke der Bedürfnisbefriedigung, die aus sozialer Unterstützung resultiert, von subjektiven Bewertungen und Standards abhängt, läßt sich der größere Nutzen von sozialer Unterstützung bei Frauen auch damit erklären, daß sie informelle Hilfen höher wertschätzen. Einige Untersuchungen deuten darauf hin, daß die Bewertungsmaßstäbe rollenspezifische Standards widerspiegeln und insofern durch die berufliche Situation von Frauen und patriarchalische Vorgaben bedingt sind (vgl. Röhrle, 1994).

Die höhere Bewertung der sozialen Unterstützung bedeutet aber zugleich, daß Frauen nicht nur mehr auf ihre sozialen Interaktionen angewiesen, sondern auch intensiver von ihnen betroffen sind. Frauen lernen die Freuden und Belastungen des Alltags im und durch den Umgang mit anderen zu bewältigen. Ihr Wohlfühlen ist von daher im hohen Maß vom Vorhandensein sozialer Netzwerke und sozialer Ressourcen abhängig. Aus diesem Grund verfügen Frauen u.U. über wenige persönliche Ressourcen (vgl. Röhrle, 1994). Vor diesem Hintergrund erscheint mir plausibel, warum die soziale Unterstützung bei Frauen nicht so sehr als ein „Puffer“ funktionieren, d.h. an den individuellen Verarbeitungsmodi ansetzen und die individuellen Bewältigungsfähigkeiten und -fertigkeiten stärken kann. Die Nachvollziehbarkeit dieses Zusammenhangs beantwortet jedoch in keiner Weise die für mich wichtige Frage, ob Frauen wirklich weniger von diesen persönlichen Ressourcen haben oder ob diese - doch im gleichen Umfang vorhanden - bloß nicht (weniger)? eingeübt und genutzt werden.

Betrachtet man die soziale Unterstützung globaler, so weisen viele Untersuchungen sie als einen bedeutsamen Schutzfaktor bzw. eine Ressource zur Streßbewältigung und zum Erhalten der Gesundheit aus (Röhrle, 1994; Schwarzer & Leppin, 1989, 1990; Schwarzer, 1990; Hurrelmann, 1988; Badura, 1986; Cohn & Syme, 1985; Sarason, Sarason & Pierce, 1990).

Antonovsky (1987, 1991) rechnet die soziale Unterstützung zu den „generalisierten Widerstandressourcen“, die innerhalb der Primärgruppe vorhanden sind und wirken. Wie alle anderen generalisierten Widerstandsressourcen funktioniert auch die soziale Unterstützung derart, daß sie Stressoren entweder zu vermeiden oder effektiv zu bewältigen erlaubt. In dieser Hinsicht stellt die soziale Unterstützung einen sozialen, protektiven Faktor dar, der auf die Gesundheit einwirkt (vgl. Antonovsky, 1987; Beutel, 1988; Schwarzer, 1990).
Vor dem Hintergrund der oben dargestellten Modelle läßt sich die Konzeption der sozialen Unterstützung bei Antonovsky sowohl im Sinne des Schutzschild- als auch des Puffermodells verstehen. Antonovsky weist darauf hin, daß die soziale Unterstützung darüber hinaus auch einen direkten Effekt auf die Gesundheit ausübt. Antonovsky greift hier auf das Konzept der Anomie von Durkheim zurück, wonach das Fehlen von sozialer Unterstützung mit Desorientiertheit, Entfremdung und Sinnverlust vergleichbar sei.

Zusammenfassung

Zusammengefaßt wird sowohl durch die Ergebnisse der Gesundheitforschung bei Frauen als auch durch die Aussagen der Frauen selbst deutlich, daß Gesundheit für Frauen mehrdimensional ist. Sie bewegt sich in den Spannungsfeldern von Objektivität (Beschwerden) und Subjektivität (Wohlbefinden), zwischen positiver (Salutogenese) und negativer Orientierung (Pathogenese) sowie individueller (Selbstkonzept) und sozialer Ausrichtung (Familie, Gesellschaft, Kultur). Gesundheit bei Frauen hat einen dynamischen Charakter, der auf deren Wandelbarkeit und multifaktorielle Bedingtheit verweist. Gesundheit wird erlebt und kann insofern als ein ganzheitliches Phänomen betrachtet werden. Vor diesem Hintergrund lassen sich folgende spezifische Merkmale des Gesundheitserlebens bei Frauen als besonders wichtig aufzeigen:

1. Aspekte des Wohlbefindens
2. Körpererleben, Selbstkonzept
3. Familiäre, gesellschaftliche Rolle
4. Soziale Unterstützung

Es ist wichtig, diese spezifischen Merkmale nicht isoliert voneinander zu untersuchen, sondern in ihrer Wechselwirkung vor dem Hintergrund der sozialkulturellen Lebenswelten der Frauen. Von daher ist die Untersuchung des mehrdimensionalen Gesundheitsverständnisses von Frauen nur in einem ganzheitlichen Konzept von Gesundheit möglich. Hier bietet sich das salutogenetische Modell von Antonovsky an. Das Modell ist positiv orientiert, d.h. es fragt nach gesundheitserhaltenden und -fördernden Faktoren, und es betrachtet den Menschen in seiner Ganzheit sowie seinem Lebenskontext.

Mit dieser Arbeit möchte ich einen Beitrag zur Frauengesundheitsforschung leisten. Ich will mich der Gesundheit von Frauen aus dem positiven, salutogenetischen Blickwinkel nähern. Damit meine ich einerseits die Beachtung der subjektiven, individuellen Erlebenswelt der Frauen sowie andererseits den positiven Zugang zur Gesundheit. Dabei sollte die Einbettung der Frauen in die jeweils unterschiedlichen soziokulturellen, politischen und ökonomischen Kontexte nicht vernachlässigt werden, denn die Heterogenität des Gesundheitsverständnisses zeigt sich insbesondere dann, wenn Frauen in unterschiedlichen Ländern aufwachsen. Eine Frau in einer patriarchalen, traditionellen Gesellschaft hat andere alltägliche Erlebnisse, Erfahrungen und ist mit anderen Anforderungen konfrontiert als eine Frau in einer Gesellschaft, in der mehr oder weniger Gleichberechtigung für Männer und Frauen teilweise verwirklicht ist. Daher wird auch ihr Erleben von Gesundheit anders geprägt sein.
Die Gesundheit von ausländischen Frauen aus diesen Perspektiven zu untersuchen, ermöglicht es, weitere Aspekte der Gesundheit zu finden und sie der weiteren Forschung zugänglich zu machen. Ich hoffe, dadurch zu einer ganzheitlichen, von Frauen selbstbestimmten Identität als Forschungsgegenstand und zugleich Forschungssubjekt beitragen zu können.

Kapitel 4

1. Kulturelle Aspekte der Gesundheit von Frauen unter besondere Berücksichtigung der Migration

Im folgenden werde ich im Zusammenhang mit der Gesundheit auf die Themen Kultur und Migration eingehen. Diese Themen dienen mir dazu, die Situation von ausländischen Frauen in Deutschland theoretisch zu beleuchten. In der Literatur finden sich sehr verschiedene Bezeichnungen für Menschen, die nicht in ihren Herkunftsländern leben. Damit wird versucht, die Unterschiede bei den Ein- bzw. Ausreisegründen, der Aufenthaltsdauer und dem rechtlichen Status einzufangen. Ich habe mich entschlossen, für Frauen, die sich in dieser Situation befinden, den Ausdruck „ausländische Frauen" zu benutzen und möchte damit von diesen Unterschieden absehen.

1.1 Kulturelle Aspekte der Gesundheit

Kulturelle Rahmenbedingungen sind für die Gesundheit ein sehr bedeutsamer Faktor. Jede Kultur ist durch jeweils spezifische Lebensformen und Rahmenbedingungen charakterisiert, die die Einstellungen und Verhaltensweisen der Menschen prägen. Nach Antonovsky bestimmen diese kulturspezifischen Faktoren neben individuellen Merkmalen die Entwicklung des Kohärenzgefühls, das seinerseits das Gesundheitserleben der Person beeinflußt. Kultur spielt eine wichtige Rolle bei der konkreten Ausgestaltung der angemessenen Bewältigungsmodi und der legitimen Ressourcen der Personen. Sie schafft einen Handlungs- und Erlebensrahmen, in dem die Art und Weise, wie Belastungen gedeutet, mit welchen Mitteln diese zu bewältigen versucht werden und wie sehr sich die Person als AkteurIn in die Situation einbringt, vorgezeichnet sind.
Von einer kulturellen Bedingtheit vieler Phänome wird insbesondere in solchen wissenschaftlichen Disziplinen wie Ethnologie, Ethno-Medizin, Soziologie, Ethno-Psychologie sowie Kulturpsychologie explizit ausgegangen. Im Rahmen dieser Fachdisziplinen gibt es auch eine Tradition, die Gesundheit aus dem Lebenskontext, der jeweiligen Kultur heraus zu untersuchen.
Auch die WHO-Definition in ihrer erweiterten Fassung von 1986 nimmt Bezug auf Kultur, indem sie auf eine Konsolidierung von Gesundheit und der alltäglichen Lebenswelt, nämlich der persönlichen und strukturellen Lebensbedingungen von Personen, verweist.

„Gesundheit wird von den Menschen in ihrer alltäglichen Umwelt geschaffen und gelebt, dort wo sie spielen, lernen, arbeiten und lieben. Gesundheit entsteht dadurch, daß man sich um sich selbst und für andere sorgt, daß man in die Lage versetzt ist, selber Entscheidungen zu fällen und eine Kontrolle über die eigenen Lebensumstände auszuüben sowie dadurch, daß die Gesellschaft, in der man lebt, Bedingungen herstellt, die all ihren Bürgern Gesundheit ermöglicht“ (Zit. nach Franzkowiak & Sabo, 1993, S.16).

Das obige Zitat macht deutlich, daß Gesundheit als ein Prozess zwar individuell, aber stets im sozialen und kulturellen Kontext erlebt wird. Um Menschen und ihren Umgang mit Gesundheit verstehen zu können, muss man sie aus dem Blickwinkel ihrer spezifischen kulturellen Rahmenbedingungen betrachten, die das engere soziale Lebensfeld der Menschen strukturieren. Dazu benötigt man eine spezifische Orientierung und klare Prioritäten sowie Erfahrungen mit den jeweiligen Kulturen und deren Wertesystemen.
Spezifische kulturelle Normen und Werte wirken auf persönliche Einstellungen und beeinflussen so das Verständnis vom Leben und die Gesundheit des Einzelnen. Daraus resultiert, daß Gesundheit kein absolutes Konzept ist, sondern einen relativen Charakter hat, der in enger Beziehung zu der jeweiligen Kultur, deren Normen und Wertungen steht (kultur-relativistische Betrachtungsweise: s.u.).
Die Vielfalt kultureller Lebensformen läßt sich mit Hilfe verschiedener taxonomischer Systeme erfassen. Bezugnehmend auf die Unterscheidung von Hofstede (1980) zwischen individualistischem und kollektivistischem Kulturtypus diskutiert Wolfradt (1998) die Implikationen dieser Kulturtypen auf das Gesundheitskonzept. Während die individualistische Gesellschaft durch hohe Autonomie bzgl. der Einstellungen, Ziele und Werte ihrer Mitglieder charakterisiert ist, werden die Einstellungen und Werte der Menschen einer kollektiven Gesellschaft viel stärker von der sozialen Gruppe beeinflußt, in der sie leben. In einer individualistischen Kultur trägt das einzelne Individuum Verantwortung für seine Gesundheit. Der/die Einzelne wird dazu angehalten durch Eigeninitiative im institutionalisierten Rahmen für Unterstützung und Förderung seiner/ihrer Gesundheit zu sorgen. Gesundheit stellt insofern einen individuellen Wert dar. Im Gegenteil dazu wird in einer kollektivistischen Kultur Gesundheit stets in dem spezifischen sozialen Kontext verstanden, in den der Einzelne eingebunden ist. Gesundheitsvorsorge und -förderung werden daher in den Verantwortungsbereich der sozialen Gruppe gelegt, so daß der/die Einzelne der Gesundheit keine besondere Aufmerksamkeit schenken muß.

1.2 Migration und Gesundheit

Die kulturelle Verankerung vieler Phänomene äußert sich noch präziser, wenn sich eine Person mit Werten und Normen einer bestimmten Gesellschaft in eine andere Gesellschaft begibt und hier mit anderen Werten und Normen konfrontiert wird.
Die Migration ist ein solcher Prozeß (Baeza,1993; Hettlage-Varjas & Hettlage,1995). Er besteht aus der Wanderung von einem Land ins andere, der Übergangsphase und deren Konsequenzen im neuen Land. Migration kann kollektive oder individuelle Form annehmen.

Die Migrationsgründe sind unterschiedlich, sie reichen von freiwilliger bis erzwungener Migration. Menschen migrieren aus politischen, wirtschaftlichen oder sozialen Gründen sowie aus einer Kombination aller dieser Gründe. Zu den klassischen Migrationsgründen zählen Hunger und Armut, Krieg und Verwüstungen, ethnische und religiöse Konflikte sowie politische Verfolgung (vgl. Hettlage-Varjas & Hettlage, 1995; Schier,1992).
Die Migrationsgründe beeinflussen die Konfrontation der Person mit der neuen Situation im neuen Land. Ob man aus politischen Gründen das eigene Land zwangsläufig verläßt oder freiwillig aufgrund von z.B. Erfahrungssuche oder Selbstverwirklichungswünschen, beeinflußt die Art und Weise, wie die neue Situation wahrgenommen wird. Das hängt damit zusammen, daß die Personen je nach dem spezifischen Migrationsgrund unterschiedliche Umgebungen anstreben bzw. diese vorfinden und sich jeweils anders auf das Neue vorbereiten (vgl. Brucks, 1994).
Die Migration impliziert einen Bruch in allen Bereichen des Lebens, in den Beziehungen, in den kulturellen Erfahrungen, im Selbstbild sowie im Selbstwertgefühl. Die Personen geraten in das Spannungsfeld der kulturellen Diskrepanz zwischen Herkunftsland und neuer Gesellschaft. Diese Brüche führen zu neuen Erfahrungen wie der des „Fremdseins" (vgl. Nestmann & Niepel, 1993; Hantsche, 1995). Die Auseinandersetzung mit solchen Erfahrungen schlägt sich in dem Erleben eines neuen Selbst und einer Fremdheit der angetroffenen Kultur nieder. Der Prozeß der Migration umfaßt so eine Identitätssuche zwischen dem vertrauten und neuen Selbst, zwischen Werten der Herkunftskultur und denen der Aufnahmegesellschaft (vgl. Nestmann & Niepel, 1993).
Die Migration mit ihren Begleitumständen kann im Sinne eines Streßphänomens verstanden werden. Aus dieser Perspektive stellt die Migration eine hohe Belastung für die Person dar, die von Ängsten, Unsicherheit, depressiven Zuständen und Frustrationen begleitet wird und sich als eine innere und äußere Krise manifestiert.
Das Befinden der AusländerInnen kann auch mit einem Trauma verglichen werden. Im Unterschied zu der Deutung der Migration als Streß und Krisensituation geht man hier von einem dauerhaften massiven Druck auf die ganze Persönlichkeit aus, dessen Spuren nie wirklich verblassen. Gefühle der „Verlassenheit" und des „Ausgeschlossen-Seins" sind häufige Reaktionen gegen diesen Druck (vgl. Hettlage-Varjas & Hettlage, 1995).
In Abhängigigkeit von den Migrationsgründen wird die Auseinandersetzung mit der Situation unterschiedlich intensiv erlebt und zu anderen Bewältigungsstilen und Anpassungsmustern führen, z. B. wird eine ausländische Frau, die aus politischen Gründen migriert und keine Rückkehrmöglichkeiten für sich sieht, anders handeln und empfinden als eine Frau, die ein Land freiwillig aufsucht, um dort nur für die Dauer ihres Auslandsstudiums zu leben.
Viele MigrantInnen erleben sich in der Konfrontation mit einer neuen Gesellschaft und deren Bedingungen als machtlos. Sie entwickeln Gefühle des Kontrollverlustes und der Bedrohung, wenn sie neue Situationen nicht mehr nach ei-

genen Werten und Normen abschätzen können. Beispielhaft soll eine Person vorgestellt werden, die einst im eigenen Land (Herkunftsland) einen hohen sozialen Status hatte, dort respektiert wurde und hierdurch das eigene Leben und die Umwelt unter eigener Kontrolle zu haben glaubte. Diese Person wird nach ihrer Emigration kaum die gleiche Position, Achtung und Respekt genießen können. Zugleich wird sie kaum Einflußmöglichkeiten und Chancen haben, die soziale Wertschätzung und das Gefühl der Kontrolle wiederzuerlangen, denn sie wird in ihrem neuen sozialen Umfeld als Unwissende wahrgenommen und geringschätzig behandelt (vgl. Nestmann & Niepel, 1993; Cropley & Lüthke,1994). Wenn die Person in dem neuen Land keine Möglichkeit hat, die Kontrolle über die persönliche Lebenssituation auszuüben und sie von der neuen Gesellschaft eher als Objekt und Opfer behandelt wird, das ihr Schicksal passiv erleidet, wird sie ihre Kontrollfähigkeiten nicht prüfen und einsetzen können (vgl. auch Ruddat, 1994). In dieser Härte trifft das Beispiel insbesondere auf die Lage von politischen Flüchtlingen zu, die auf den Verlust vertrauter sozio-kultureller Bezüge sowie auf die Unvorhersagbarkeit der eigenen nahen Zukunft mit einer Anpassungskrise und dem Gefühl der Hilflosigkeit gegenüber den Behörden reagieren (vgl. Ruddat,1994; Hettlage-Varjas & Hettlage, 1995).
Insofern prägt in einer solchen Situation auch die individuelle Kontrolle im Sinne der in Kapitel 3 beschriebenen Kontrollüberzeugung die Erfahrungen der Immigranten. Die individuelle Kontrolle steht im engen Zusammenhang mit der Gesundheit. Nach Syme (1989) hat die wahrgenommene Einschränkung von Kontrolle wie deren faktischer Verlust einen Einfluß auf das Wohlbefinden und somit auch auf die Gesundheit der Person. Inwiefern die Situation wirklich die individuelle Kontrollfähigkeit begrenzt bzw. diese gar unmöglich macht, hängt von den soziopolitischen Rahmenbedingungen in der neuen Gesellschaft ab (vgl. Ruddat, 1994).
Daß die Kontrollfähigkeit für die Gesundheit von Bedeutung ist, geht ebenfalls aus dem salutogenetischen Modell von Antonovsky hervor. Unter der Handhabbarkeit als einer Komponente des Kohärenzgefühls versteht Antonovsky ein Gefühl, die Situation durch innere und äußere Ressourcen unter Kontrolle zu haben und sich selbst nicht als Opfer von Ereignissen zu betrachten.

Veränderungen in der Wahrnehmung von Kontrolle über Ereignisse stellen nicht die einzige Erfahrung der Imigrantin/Innen dar. Hinsichtlich der sozialen Situation dieser Menschen kommt es ebenfalls oft zum Verlust sozialer Bindungen. Mit dem Verlust der sozialen Netzwerke geht die soziale Unterstützung verloren, die Person vermißt Freundschaften und Freunde, mit denen sie ein Gespräch führen könnte. Sie nimmt weniger an gemeinsamen Aktivitäten teil und engagiert sich auch kaum gesellschaftlich. Je nachdem, ob es sich hierbei um die Zerstörung persönlicher Bindungen oder die Trennung von der gewohnten Referenz-Gemeinschaft handelt, manifestiert sich diese Problematik in Kummer und Traurigkeit bzw. in Herabsetzung des sozialen Stellenwertes und in der Erfahrung der Randständigkeit und des Ausgeschlossen-Seins (vgl. Schröder, 1994).

In der Behandlung des Themas ImmigrantInnen und Gesundheit orientierten sich die wissenschaftlichen Disziplinen meistens an pathogenetischen Modellen. Auf dieser Basis haben sich etwa die Psychiatrie und Klinische Psychologie auf abnormes Verhalten und psychische Störungen bei ImmigrantInnen konzentriert. Dabei wurden die beobachtbaren kulturspezifischen, 'andersartigen' und 'fremden' Reaktionsformen auf die Migration als 'abweichend' und 'abnorm', eben als pathologisch klassifiziert (vgl. auch Nestmann & Niepel, 1993; Baeza,1993). Wenn überhaupt die ImmigrantInnen in ihrer Subjekthaftigkeit begriffen wurden, so attestierte man ihnen Hilflosigkeit und Unterstützungsbedürftigkeit. So wurde ausgeblendet, daß es sich doch um Menschen mit spezifischem Erfahrungshintergrund und Kompetenzen handelt, die auch aktiv an die neue Situation herangehen und diese zu meistern versuchen. In Abgrenzung dazu bietet das salutogenetische Modell eine ganzheitliche Perspektive an, die den Menschen mit Blick auf seinen Lebenslauf und seine Vergangenheit und mit seinen Fähigkeiten und Ressourcen berücksichtigt. Das handelnde Subjekt tritt hier in den Mittelpunkt des Interesses. Natürlich stellt Migration keine gewöhnliche Situation dar, und die Menschen stehen in der Tat vor schwierigen Problemen, die belastend wirken können und dies auch oft sind. Man wird aber die Problematik der Migration in einem anderen Licht sehen können, wenn man sich der Auffassung von Antonovsky anschließt, daß:

„...der Fluß der Strom des Lebens ist. Niemand geht sicher am Ufer entlang. Darüber hinaus ist für mich klar, daß ein Großteil des Flusses sowohl im wörtlichen als auch im übetragenen Sinn verschmutzt ist. Es gibt Gabelungen im Fluß, die zu leichten Strömungen oder in gefährliche Stromstellen und Strudel führen" (Zit. Antonovsky, Übersetzung durch Franke, 1997, S. 92).

Antonovsky beschreibt hier das Leben gerade nicht als etwas Ruhiges und Harmonisches, vielmehr bedeutet zu leben, permanent mit Schwierigkeiten und Problemen konfrontiert zu werden. Vor diesem Hintergrund verliert die Migration ihren Sonderstatus als krisenbehaftete, traumatisierende Erfahrung. Hinsichtlich dieser Qualitätsmerkmale unterscheidet sich Migration nicht vom Alltag. Allerdings ist der ansonsten „bloß" gefährliche, verschmutzte Fluß des Alltags hier außerdem von unterschiedlicher Tiefe und voller Steine und erschwert insofern das Schwimmen zusätzlich. Wie begegnet man einer derartigen Situation?

Im Sinne der Fluß-Metapher würde man Migration nicht von vornherein als negatives Erlebnis interpretieren. Man kann die Migration als eine Bedrohung interpretieren, man kann sie aber ebensogut als Herausforderung annehmen. Der zweite Zugang zu den Migrationserfahrungen schafft die Chance, diese nicht als chaotisch, sondern als kontrollierbar zu deuten. Es ist wichtig, daß die MigrantInnen neben den Erfahrungen von Trauer und Leid auch die von Hoffnung, Neugier und Freude als zur Migration zugehörig zulassen, und daß die neue Gesellschaft ihnen ihrerseits diese Erfahrungen ermöglicht.

Zu den „Aufgaben“ der Gesellschaft gehört auch, sich viel stärker als bisher den vorhandenen Ressourcen der MigrantInnen zuzuwenden, um das Fremdbild als Mängelwesen mit negativen Einstellungen und Stereotypen, das im Alltag und von Institutionen und Organisationen wie dem medizinischen Bereich aktiviert wird, zu relativieren (Ruddat, 1994; Baeza, 1993). Die Kontrolle über das eigene Leben können ImmigrantInnen erst verwirklichen, wenn sie akzeptiert werden und ihnen ein Raum für Selbstdarstellung und Einübung eigener Fähigkeiten ermöglicht wird (vgl. Ruddat, 1994). Nur so werden sie sich der neuen Situation nicht hilflos ausgeliefert fühlen, sondern ein gewisses Maß an (Selbst)Vertrauen gewinnen. Das Selbstvertrauen stellt eine wichtige Voraussetzung dafür dar, die Migration als eine Situation zu begreifen, in der persönliches und soziales Wachstum und Wohlbefinden zu suchen und zu finden sind. Es sind doch die Lebensqualitäten, die die MigrantInnen in ihren Herkunftsländern vermissen und die sie andererseits in der Aufnahmegesellschaft (wieder) zu entdecken erhoffen.

Aus dem Geschriebenen sollte deutlich hervorgehen, daß für die Schaffung einer neuen, konstruktiven Sicht der Migration sowohl von der Seite der Person als auch der Gesellschaft Veränderungen notwendig sind, damit das objektorientierte, opfer- und pathologische Deutungs- und Erlebensmuster der Migration bzw. der MigrantInnen von einem subjekthaften und salutogenetischen abgelöst wird.

1.3 Frauen und Migration

Im folgenden soll ausführlich auf die frauenspezifischen Aspekte der Migration eingegangen werden.

Ausländische Frauen erleben wegen der geschlechtsspezifischen Bedingungen die Migration als noch widersprüchlicher und konflikthafter als Männer. Sie werden in ihrer Rolle als Frau von dem Migrationsprozeß sowohl von der Seite der eigenen Kultur als auch von den Anforderungen der neuen Gesellschaft häufiger doppelt belastet und in ihren Anpassungsmöglichkeiten stärker eingeengt. Besonders schwierig ist es in diesem Zusammenhang, wenn Frauen aus einem Land kommen, in dem kulturelle Werte und Einstellungen in großer Diskrepanz zu den Werten und Normen des neuen Landes stehen. Die jeweiligen Erwartungen und Anforderungen an die Frauen werden daher stark voneinander divergieren.

Das trifft insbesondere für Frauen aus südeuropäischen und asiatischen Regionen zu, da hier die Frauenrolle in familiären Werten und traditionell geprägtem Ehrenkodex verankert ist. Demgemäß verfügen diese ausländischen Frauen über ganz andere persönliche und gesellschaftliche Erfahrungen und über ein anderes Selbstverständnis. Ihre Eltern und die Verwandschaft befürchten in Kontakten mit den Einheimischen Kultur- und Ehrverlust und versuchen, diese durch Verbote auf ein Minimum zu reduzieren (vgl. Kennert, 1989; Hettlage-Varjas & Hettlage, 1995).

Frauen mit einer nach westlichen Normen unsicheren bzw. abhängigen Persönlichkeit, die jedoch in ihrer ursprünglichen Kultur als ganz normal und manchmal als notwendig bewertet wird, werden in einem europäischen Land, in dem solche Persönlichkeitseigenschaften, -züge entwertet sind, große Probleme haben, sich zu integrieren. Im Prozeß der Migration werden eigene Werte und Identitäten in Frage gestellt und damit auch eigene Heimatgewohnheiten und vertraute Lebensweisen. Die ausländischen Frauen versuchen, neue Erfahrungen zu verinnerlichen, die neue Welt sowohl emotional als auch kognitiv zu verstehen, ein neues Vertrauen aufzubauen, sie fühlen sich aber gleichzeitig dazu verpflichtet, ihre traditionellen Werte und ihr altes Selbstverständnis zu bewahren. Zur Bewältigung solcher Situation haben sie weniger Möglichkeiten und Ressourcen zur Verfügung. So fehlt ihnen z.B. Soziale Unterstützung, eine Ressource, die gerade für Frauen bzw. ausländische Frauen sehr wichtig ist.

Die Einstellungen und der Umgang der Institutionen der neuen Gesellschaft mit Ausländerinnen tragen entscheidend dazu bei, wie ausländische Frauen diese Rollen- und Wertekonflikte lösen werden und beeinflussen deshalb den Integrationsverlauf, das Wohlfühlen und letztlich die Gesundheit der Frauen.

In Deutschland hat eine pathologisierende Zugangsweise des Gesundheitssystems dazu geführt, daß die gesundheitlichen Einrichtungen, Versorgungen, sowie professionelle HelferInnen sich vornehmlich dem Pathologischen zugewendet haben. Die Ausländerinnen erscheinen hier häufig als hilfsbedürftige Personen, die fehlende Sprachkenntnisse und geringes Bildungsniveau haben und kaum bzw. gar nicht emanzipiert sind. Die Schwierigkeiten von professionellen HelferInnen im Gesundheitsbereich und von Therapieeinrichtungen im Umgang mit ausländischen Klientinnen werden zu Problemen der Ausländerinnen erklärt. Danach scheitern die Anpassungs- und Integrationsversuche der Ausländerinnen, weil sie passiv bzw. hilflose Opfer ihrer Familie oder Ehemänner sind. In psychologischen und psychiatrischen Einrichtungen wird nicht versucht, ausländische Klientinnen vor ihrem soziokulturellen Hintergrund zu verstehen, sondern sie werden entweder therapeutisch - hier aber nach westlichen Methoden - oder bei nicht abgeklärter Diagnose medikamentös behandelt. Auf Grund fehlender Erkenntnisse über kulturspezifische Sozialisationsbedingungen werden z.B. Schweigen bzw. Nicht-reden-wollen über intime und familiäre Beziehungen (in Beratung und Therapie oder in weiteren Gesundheitseinrichtungen) als Verschlossenheit, Passivität, Abhängigkeit gedeutet (vgl. auch Cindik-Jungermann,1993).

Der eingeengte Blick entlastet davon, sich mit eigenen Stereotypen und soziokulturellen Selbstverständlichkeiten auseinanderzusetzen, und verhindert eine ganzheitliche Betrachtungsweise, die der Komplexität der Erfahrungen dieser Frauen gerechter werden könnte.

Selten wird in diesem Gesundheitssystem nach Kenntnissen, Fähigkeiten und individuellen sowie sozialen Ressourcen und deren Auswirkungen auf das Wohlbefinden der Ausländerinnen gefragt. So werden spezifische kulturbezogene Ressourcen bzgl. der Gesundheit kaum wahrgenommen, und es wird auch selten der Versuch unternommen, gesundheitsfördernde Maßnahmen zu entwickeln, die auf diesen Kompetenzen aufbauen. Es wird kaum berücksichtigt, wie wichtig für die Gesundheit - besonderes bei Ausländerinnen - das Gefühl der Zugehörigkeit, An-

erkenung von der Gesellschaft und ein im Alltag unterstützendes soziales Netzwerk sind.
Solange Ausländerinnen nicht ganzheitlich als Subjekte mit ihren persönlichen Geschichten, spezifischen kulturellen und sozialen Hintergründen im Gesundheitssystem betrachtet werden, ist ein Zugang zu ihren Wahrnehmungen, Gefühlen, Bedürfnissen und ihrem Erleben sowie ihrem Verständnis von Gesundheit kaum möglich.

Obwohl fehlende soziale Ressourcen und vorhandene Konflikte innerhalb des Selbstkonzepts, zwischen eigenen und neuen Werten, sowie andere Anforderungen an die Frauenrolle die Anpassung an das neue Land für ausländische Frauen sehr erschweren, ist der entscheidende Punkt in solchen konflikthaften Situationen, wie ausländische Frauen die Situation persönlich wahrnehmen und bewerten. Darüber hinaus ist m.E. von Bedeutung, darauf zu achten, aus welchen Motiven oder Gründen eine Frau im Ausland lebt. Natürlich wird eine Frau, die, um sich selbst zu verwirklichen, freiwillig in der Fremde lebt, diese Situation anders bewerten als eine Frau, die aus politischen Gründen zwangsläufig das eigene Land verlassen mußte. Und beide Frauen werden sich wiederum in ihren Bewertungen von einer Frau unterscheiden, die auf Grund familiärer Bindungen dem Ehemann in die Fremde gefolgt ist.

Ich interessiere mich für das Gesundheitserleben von Frauen aus unterschiedlichen Kulturen, die entweder hauptsächlich aus politischen oder ökonomischen oder sozialen Gründen in Deutschland leben. Ich gehe davon aus, daß Kultur auch dem Gesundheitsverständnis einen jeweils spezifischen Inhalt verleiht und daß Frauen aufgrund ihrer jeweiligen unterschiedlichen kulturellen Hintergründe die Gesundheit anders erleben und definieren werden (s. Anfang).
Es ist sinnvoll zu beachten und zu überprüfen, in welchem Ausmaß sich diese Frauen als ganzheitliche Personen bezüglich ihrer Gesundheit wahrnehmen. Ob sie auch ähnliche Aspekte von Gesundheit betonen wie Frauen in den oben genannten Untersuchungen (siehe Kap. 3), trotz der vorhandenen Unterschiede in den sozialen Bedingungen, gesellschaftlichen Strukturen und Kulturen. Wie wirkt sich die spannungsvolle Begegnung mit dem Neuen auf ihr Gesundheitserleben aus? Welche kulturellen Werte bringen diese Frauen aus ihrer eigenen Sozialisation in das Gesundheitsverständnis mit? Unterscheiden sich die Frauen unter den neuen Bedingungen in ihrer Befindlichkeit und bzgl. eventuell vorhandener Beschwerden?

Zusammenfassung

Die pathologische Orientiertung in der Gesundheitsforschung hat sich auch auf den Bereich der Migrationsforschung ausgewirkt. In den meisten Arbeiten wurde Migration als ein stressvolles, konflikthaftes Ereignis behandelt, das psychische und körperliche Störungen und/oder Identitätskrisen zur Folge hat (Migration und psychische Gesundheit Fachtagung, 1985; Kürsat-Ahlers, 1985; Hettlage-Varjas

& Hettlage,1995; Koch, Özek & Pfeiffer, 1995). Diese Orientierung trug zur Entwicklung des Klischees von armen, ungebildeten, abhängigen, passiven, hilflosen und betreuungsbedürftigen MigrantInnen bei (Ministeriums für Arbeit, Gesundheit und Soziales des Landes Nordrhein-Westfalen, 1994; Ruddat, 1994; Baeza, 1993; Nestmann & Niepel, 1993). AusländerInnen wurden sodann sowohl in verschiedenen Gesundheitsdisziplinen als auch in der Praxis als „ausgelieferte Objekte und Opfer belastender Lebensumstände" (Nestmann & Niepel, 1993, S. 33) behandelt. Lange Zeit waren Migrantinnen ausschließlich für die gynäkologische Forschung und Praxis als spezifische Gruppe von Interesse. Später haben sich auch andere Disziplinen wie z.B. die Psychologie der Migrantinnen als Forschungsobjekt angenommen und diese Gruppe als „Problemfaktor" und Träger psychischer Störungen untersucht (Cindik-Jungermann, 1993; Baeza, 1993, Ruddat,1994).

Diese Sicht der Migration ist nicht gänzlich falsch, aber sie ist einseitig und in ihrem Menschenverständnis verkürzend. Sie vernachlässigt jene Perspektive, die im Wechsel der Lebensbedingungen, der Kultur bzw. des Landes auch eine Chance entdeckt. Zudem unterstellt sie bei den MigrantInnen, daß diese nicht in der Lage sind, die Konfrontation mit den neuen Lebensbedingungen als aktive Subjekte auf sich zu nehmen und sie selbst zu lenken. Obwohl fehlende soziale Ressourcen, vorhandene Konflikte zwischen eigenen und neuen Werten innerhalb des Selbstkonzepts, die Verunsicherung der eigenen Identität sowie neue Anforderungen an die Frauenrolle, das Leben der ausländischen Frauen im neuen Land sehr erschweren, machen sie es nicht von vornherein zu einer Krise. In solchen konflikthaften Situationen ist ebenfalls sehr wichtig, sich die Frage zu stellen - ob als Ausländerin oder Forscherin - wie die ausländischen Frauen als handelnde Subjekte die Situation erleben und bewerten; welche Handlungsressourcen ihnen zur Verfügung stehen und wie sie Einfluß auf die Ereignisse nehmen.

Die salutogenetische Denkweise kann hier eine neue Forschungsrichtung begründen, insofern sie von einem ganzheitlichen Menschenbild und positiven Gesundheitsverständnis ausgeht. Hier wird Migration nicht pathologisiert, sondern in erster Linie als Herausforderung verstanden. Die AusländerInnen werden hier als Subjekte angesprochen, die aktiv und selbstbewußt auf die neue Situation einwirken und sich an dem aktuellen Alltagsleben beteiligen. Die salutogenetische Orientierung schenkt auch besondere Aufmerksamkeit der Geschichte der Person bzw. ihrem kulturellen Hintergrund.

Vor diesem Hintergrund betrachte ich die Migrationsgründe als Ausgangspunkt und Ergebnis von gesellschaftlichen Prozessen und individuellen Lebenserfahrungen und -plänen. Die klassischen drei Migrationsgründe (vgl. Kap. 4): politische, soziale und ökonomische sagen nicht nur etwas über die Motivationen der MigrantInnen aus, sie stellen zugleich ein Stück ihrer persönlichen Geschichte dar und beleuchten auch den kulturellen und sozioökonomischen Hintergrund der Migration. Als solche beeinflussen sie sowohl die Begegnungen mit anderen und die

Integration als auch die Gefühle, Erlebnisse und Handlungen der MigrantInnen im Herkunftsland sowie im neuen Land. Denkt man in diesem Zusammenhang an das mehrdimensionale Verständnis der Gesundheit, so wird verständlich, daß die Migrationsgründe, indem sie die Erfahrungen im neuen Land vorstrukturieren, auch das Gesundheitserleben mitprägen.
Ich interessiere mich für das Gesundheitserleben von Frauen aus unterschiedlichen Kulturen. Es gibt sicherlich eine Reihe von brauchbaren Merkmalen, die eine Differenzierung innerhalb der Gruppe der ausländischen Frauen ermöglichen und die im Zusammenhang mit dem Gesundheitserlebnis sinnvoll erscheinen. Sie reichen von soziodemographischen Variablen, über Daten zum Gesundheitsstatus oder psychischen Eigenschaften bis hin zu Religion oder Kulturform (kollektiv vs. individualistisch).
Ich entschied mich für die drei Migrationsgründe, weil sie zum einen den spezifischen Erfahrungen der AusländerInnen Rechnung tragen (Migration). Zum anderen sind sie aus meiner Sicht leichter einzuschätzen und präziser in ihrer Aussagekraft als etwa die Kulturformen. Migrationsgründe berücksichtigen das Ausmaß an persönlichem Kontroll- und Entscheidungsspielraum, der der Migration vorausging und später die Fülle an möglichen Erfahrungen im neuen Land mehr oder weniger kanalisiert. Zuletzt läßt sich ihre Nützlichkeit für meine Fragestellung aus dem salutogenetischen Ansatz begründen, sie stellen nämlich Faktoren der eigenen Geschichte dar und drücken die aktive Rolle der Person bei der Gestaltung ihres Lebens aus. Ich gehe davon aus, daß die Migrationsgründe dem Gesundheitserleben einen jeweils spezifischen Inhalt verleihen und zu unterschiedlichem Verständnis und Zugang zur Gesundheit führen (s. Anfang).

Kapitel 5

1. Ziele der Untersuchung

Im theoretischen Teil der vorliegenden Arbeit zeigt sich, wie wichtig und notwendig es ist, Gesundheit als ein komplexes Phänomen in ihrer Ganzheit zu betrachten. In den Forschungsergebnissen wird immer wieder hervorgehoben, daß Gesundheit insbesondere bei Frauen mehrdimensional und durch subjektive Inhalte wie das Wohlbefinden (vgl. Franke, 1989; Dross, 1991; Helfferich, 1993; Maschewsky-Schneider et al., 1991; Schulze & Welters, 1991; Versteegen, 1988) charakterisiert ist. Darüber hinaus ist es notwendig, bei der Erfassung des Gesundheitserlebens bei Frauen auch allgemeine individuelle Aspekte im Sinne von kognitiven, emotionalen und körperlichen Merkmalen zu berücksichtigen. Stellvertretend für diese individuellen Aspekte sollen Konstrukte wie Kontrollüberzeugungen (vgl. Rotter, 1966; Krampen, 1981, 1987, 1989, 1991; Levenson, 1972, 1974; Wallston & Wallston, 1978, 1982; Greve & Krampen, 1991), Befindlichkeit, sowie der körperliche Zustand in die Arbeit einbezogen und um das soziale Merkmal der Sozialen Unterstützung ergänzt und in ihrer wechselseitigen Bedingtheit untersucht werden (vgl. Röhrle, 1994; Schwarzer & Leppin, 1989; Sommer & Fydrich, 1989; Schwarzer, 1990; Hurrelmann, 1988).

Trotz der aufgezeigten Relevanz eines neuen Zugangs zur Gesundheit, scheint die gegenwärtige Gesundheitsforschung noch auf dem Weg zur Realisierung dieser Forderungen zu sein.
Aus meiner Sicht wurde bisher - bis auf wenige Ausnahmen - versäumt, die Frauengesundheitsforschung mit der salutogenetischen Denkweise zu verbinden. Das hängt zum einen damit zusammen, daß es innerhalb der Frauengesundheitsforschung selbst an theoretischen und empirischen Arbeiten fehlt, die die Forschung zu Geschlechtsunterschieden mit dem Ziel fortführen würden, ein detaillierteres und differenzierteres Verständnis der Gesundheit bei Frauen und Männern zu gewinnen. Zum anderen haben die salutogenetischen Gesundheitsmodelle - obwohl seit 20 Jahren in der Wissenschaft bekannt - den geforderten Perspektivenwechsel doch nicht herbeiführen können. Wie Bengel, Strittmatter und Willman (1998) resümieren, sind die meisten gesundheitspsychologischen Studien immer noch bevorzugt an pathogenetische und an Defizit- bzw. Risikomodelle angelehnt. Es verwundert daher nicht, daß es auch kaum detaillierte Beschreibungen sowie genaue Erkenntnisse über das Gesundheitserleben ausländischer Frauen gibt. Es stehen insbesondere Erkenntnisse über den Zusammenhang zwischen dem Gesundheitserleben von ausländischen Frauen in Deutschland und ihren aktuellen Lebenssituationen, ihren Biographien sowie ihren Migrationsgründen aus. Gänzlich fehlen Untersuchungen zur Gesundheit bei ausländischen Frauen im Licht

salutogenetischer Fragestellungen. Wenn überhaupt nach potentiellen protektiven Faktoren oder Ressourcen gefragt wird, so geschieht es in einem atheoretischen Kontext oder aus einer pathogenetischen Orientierung heraus.

Mit meiner Arbeit möchte ich die Gesundheitsforschung für die salutogenetische Vorgehensweise beim Verständnis der Gesundheit von ausländischen Frauen öffnen. Es liegt nicht im Interesse meiner Untersuchung, spezifische, gerichtete Hypothesen zu überprüfen. Das Ziel meiner Untersuchung besteht vielmehr darin, das Gesundheitserleben von ausländischen Frauen, die aus politischen, sozialen oder ökonomischen Gründen in Deutschland leben, vor dem Hintergrund des salutogenetischen Modells von Antonovsky zu erfassen.
Vor diesem theoretischen Hintergrund und auf der Basis der ausgeführten Überlegungen interessieren mich folgende Fragestellungen:

2. Fragestellungen der Untersuchung

- **Fragestellung 1**

Unterscheiden sich ausländische Frauen, die aus a) sozialen, b) politischen oder c) ökonomischen Gründen in Deutschland leben hinsichtlich:

1) ihres „Gefühls in Deutschland",
2) des „Heimwehs",
3) ihrer „empfundenen Gesundheit",
4) des Kohärenzgefühls,
5) der Angstfreiheit/ Ängstlichkeit
6) ihres körperlichen Zustands,
7) der Kompetenz- und Kontrollüberzeugungen,
8) der Sozialen Unterstützung

- **Fragestellung 2**

Unterscheiden sich ausländische Frauen mit hohen oder niedrigen Werten im Kohärenzgefühl hinsichtlich:

1) ihres „Gefühls in Deutschland",
2) des „Heimwehs",
3) ihrer „empfundenen Gesundheit",
4) der Angstfreiheit/ Ängstlichkeit
5) ihres körperlichen Zustands,
6) der Kompetenz- und Kontrollüberzeugungen,
7) der Sozialen Unterstützung

- **Fragestellung 3**

Inwiefern unterscheiden sich ausländische Frauen, die aus a) sozialen, b) politischen oder c) ökonomischen Gründen in Deutschland leben, in Abhängigkeit von der Ausprägungsstärke des Kohärenzgefühls hinsichtlich:

1) ihres „Gefühls in Deutschland",
2) des „Heimwehs",
3) ihrer „empfundenen Gesundheit",
4) der Angstfreiheit/ Ängstlichkeit,
5) ihres körperlichen Zustands,
6) der Kompetenz- und Kontrollüberzeugungen,
7) der Sozialen Unterstützung

II. Empirischer Teil

Kapitel 6

Einleitung

Die vorliegende Arbeit zielt darauf ab, ein möglichst umfassendes Bild des Gesundheitserlebens bei ausländischen Frauen nachzuzeichnen. Es soll dabei von dem im theoretischen Teil der Arbeit herausgearbeiteten mehrdimensionalen und ganzheitlichen Verständnis der Gesundheit ausgegangen werden.
Das bedeutet, daß bei der Wahl der abhängigen Variablen subjektive und objektive, psychische (emotionale und kognitive) und physische sowie soziale Aspekte berücksichtigt werden sollen.

Die Wahl der Stichprobe der ausländischen Frauen für die empirische Klärung meiner Fragestellungen ergibt sich aus meinem Interesse für interkulturelle und Frauen-Gesundheitsforschung in der salutogenetischen Ausrichtung. Dieses Interesse gründet zum einen in eigenen Erfahrungen als ausländische Frau, zum anderen in der Tatsache, daß die Gesundheit bei MigrantInnen bisher in der Gesundheitsforschung hauptsächlich aus einer pathogenetischen Orientierung heraus untersucht wurde.
Die Beschäftigung mit der Gesundheit von Frauen aus der Perspektive des Gesundheitserlebens legt zunächst eine qualitative Methode (Interviews) nahe. Aus mehreren Gründen habe ich mich aber für ein quantitatives Vorgehen unter Einsatz von Fragebogen und selbstkonstruierten Skalen entschieden. Im folgenden sollen diese Gründe kurz dargestellt werden:

- Wegen Sprachschwierigkeiten vermutete ich, daß viele Frauen sich nicht trauen - u.U. auch nicht in der Lage sein würden - im freien Interview über ihr Gesundheitserleben zu erzählen. Ich fand, daß sie ihr Einverständnis zur Befragung eher geben würden, wenn ihnen vorformulierte Fragestellungen mit vorgegebenen Antwortkategorien vorgelegt werden.
- Des weiteren nahm ich an, daß diese Frauen evtl. aufgrund kulturspezifischer Wertvorstellungen und Verhaltensnormen Hemmungen haben könnten, mit einer mehr oder weniger fremden Person über z. T. intime Fragen frei sprechen zu können.
- Nicht zuletzt wollte ich nicht, daß insbesondere Frauen, die aus politischen Gründen (politische Aktivität, Verfolgung) in Deutschland leben, die Teilnahme an der Befragung verweigern, weil sie Mißbrauch der Daten befürchteten. Durch die Verwendung von anonymen Fragebogen hoffte ich, diesen Ängsten eher entgegenwirken zu können als wenn ich die Äußerungen mit Hilfe von Tonbandgeräten aufzeichnen würde.

Unabhängig von der Besonderheit der Zielgruppe war ich bemüht, eine möglichst große Stichprobe zu gewinnen.
Aus diesem Grund fand ich quantitative Verfahren für forschungsökonomisch, d.h. weniger zeitaufwendig und einfacher in der Handhabung sowohl in der Datenerhebungs- wie auch Datenauswertungsphase.

1. Operationalisierung der Fragestellungen; verwendete Meßinstrumente

Zur Beantwortung meiner Fragestellungen habe ich folgende Variablen in die Untersuchung aufgenommen:

1.1 Die Variable: Migrationsgrund

Migrationsgrund ist eine nominalskalierte Variable, mit der ein wichtiger Aspekt der Lebensgeschichte der Frauen erfaßt werden soll. In Anlehnung an die Ausführungen im Kapitel 4 sollen drei Ausprägungen dieser Variablen berücksichtigt werden: soziale, ökonomische und politische Migrationsgründe.

Unter die „*sozialen Migrationsgründe*" fallen solche Bedingungen wie Selbstverwirklichung, Möglichkeit zum Studieren oder die Suche nach mehr Freiheit als Frau u.ä.; unter die „*politischen Migrationsgründe*": Krieg, politische Instabilität oder Unruhe im Heimatland, politische Aktivität oder Verfolgung u.ä. Beispiele für die „*ökonomischen Migrationsgründe*" sind Arbeitssuche des Mannes oder der Wunsch, mehr Geld verdienen zu wollen.
Die Werte in dieser Variablen ergeben sich aus der Selbstzuordnung der Frauen zu einem der im oben genannten Sinne definierten Migrationsgründe.

1.2 Standardisierte Fragebogen und andere Gesundheitsindikatoren

Die Tabelle 6.1 gibt einen Überblick über die in meiner Arbeit verwendeten Meßinstrumente zur Erfassung des Gesundheitserlebens.
Sie wurden geordnet nach standardisierten Fragebogen und selbstkonstruierten Skalen. In der letzten Spalte der Tabelle ist erläutert, wie die einzelnen Meßwerte zustande kommen.

Tab. 6.1: Übersicht über die verwendeten Meßinstrumente

Einteilungs-gesichtspunkt	**Abk.**	**Bezeichnung der Meßinstrumente**	**Antwortmodus**
Standardisierte Fragebogen	SOC	Fragebogen zum Kohärenzgefühl (Noack et al. 1991)	7-stufige Likertskala
	STAI	Fragebogen zur Selbstbeschreibung (Das State-Trait-Angstinventor, Laux / Glanzmann / Schaffner / Spielberger, 1981)	5-stufige, bipolare Skala mit den Polen „fast immer / fast nie“
	BL	Beschwerdeliste (Franke, Möller; 1993)	5-stufige, bipolare Skala mit den Endpolen „fast nie / fast immer“
	FKK	Fragebogen zu Kompetenz- und Kontrollüberzeugungen (Krampen, 1991)	6-stufige bipolare Skala mit den Polen „sehr richtig / sehr falsch“
	SOZU	Fragebogen zur Sozialen Unterstützung (Sommer & Fydrich, 1989)	5-stufige bipolare Skala mit den Polen „trifft genau zu/ trifft nicht zu“
Selbst-konstruierte Skalen		Wie fühlen Sie sich in Deutschland?	5-stufige Skala mit den Polen „sehr schlecht / sehr gut“
		Ich habe Heimweh...	5-stufige Skala mit den Polen „immer / niemals“
		Leiden Sie unter einer chronischen Krankheit?	dichotome „ja / nein“ Skala + offene Antwort
		Nehmen Sie zur Zeit regelmäßig ein Medikament ein?	dichotome „ja / nein“ Skala
		Waren Sie in Ihrem Leben jemals lebensbedrohlich erkrankt (z.B. durch Unfälle, Operationen, usw.)?	dichotome „ja / nein“ Skala
		Wie gesund fühlen Sie sich im Moment?	5-stufige bipolare Skala mit den Polen „gar nicht / sehr“
		Den größten positiven/negativen Einfluß auf meine Gesundheit hat:	offene Antworten

Im folgenden soll auf die einzelnen Meßinstrumente näher eingegangen werden.

1.2.1 Fragebogen zum Kohärenzgefühl (SOC)

In meiner Arbeit soll das subjektive Gesundheitserleben in erster Linie mit Hilfe des im Rahmen des salutogenetischen Modells von Antonovsky entwickelten Fragebogens zum Kohärenzgefühl (Fragebogen zur Lebensorientierung „*Orientation to Life Questionaire*“ Antonovsky, 1983) erfaßt werden. Damit versucht der Autor, wie die Überschrift des Fragebogens schon andeutet - „Fragebogen zur Lebensorientierung“, eine globale Orientierung zu identifizieren, mit der die Menschen sich dem Leben mehr oder weniger vertrauensvoll zuwenden. Die erste Version des Fragebogens von 1983 wurde in Hebräisch und in Englisch verfaßt. Die deutsche Übersetzung, die auch ich verwende, stammt von Noack, Bachmann, Oliverie (1991).

Der Fragebogen stellt die Operationalisierung des Kohärenzgefühls dar. Er beinhaltet 29 Items, von denen 11 (Item 1,3,5,10,12,15,17,19,21,24,26) die *Verstehbarkeits*-, 10 (Item 2,6,9,13,18,20,23,25,27,29) die *Handhabbarkeits*- und 8 (Item 4,7,8,11,14,16,22,28) die *Bedeutsamkeitsdimension* erfassen. Eine siebenstufige Likert-Skala bildet das bipolare Antwortformat, wobei die entgegengesetzten Pole jeweils unterschiedlich formuliert sind.

Ausgangspunkt für die Itemauswahl waren Interviews mit 51 Personen (30 Männer, 21 Frauen), die zwei Teilnahmekriterien erfüllten:

(1) die Personen haben ein schweres Trauma erlebt und (2) sie wurden von anderen als „erstaunlich gut funktionierend“ eingeschätzt (vgl. Antonovsky, 1997).

In den Studien von Antonovsky (1993) und Frenz, Carey und Jorgensen (1993) wurden interne Konsistenzen (Cronbach Alpha) für die gesamte Skala von .84 bis .95 errechnet. Für die einzelnen Subskalen variierten die Werte von .71 bis .87. Diese Werte sprechen für eine zufriedenstellende Reliabilität im Sinne der internen Konsistenz. Reliabilitätsmaße - erfaßt über die Test-Retest-Reliabilitäten bei einwöchigen bis zweijährigen Intervallen - lagen bei Werten zwischen .92 und .54 (vgl. auch Lutz et al., 1998).

Von den Maßen der Gültigkeit soll hier auf die Kriteriums-, konvergente und inhaltliche (Augenschein-) Validität eingegangen werden. Antonovsky (1993) referiert Ergebnisse von acht Untersuchungen, in denen der SOC mit verschiedenen Gesundheitsmaßen in Verbindung gebracht wurde. Die ermittelten Korrelationskoeffizienten variierten von .12 bis .62. Obwohl alle Werte signifikant waren, deuten deren absolute Ausprägungen auf eine eher mäßige Beziehungsstärke des Kohärenzgefühls mit der Gesundheit hin. Höher fielen die Korrelationen bei der diskriminanten Validität aus und zwar insbesondere mit den Konstrukten Ängstlichkeit und Depressivität. So berichtet Antonovsky (1993) von Korrelationen zwischen SOC und der Trait-Skala der STAI, die bei -.69 bis -.72 lagen. Bengel u.a. (1998) zitieren Studien, in denen zwischen SOC und Ängstlichkeit sowie Depressivität Korrelationskoeffizienten bis -.85 nachgewiesen wurden. Den Nachweis für die inhaltliche Validität sah Antonovsky (1993) darin, daß alle zum SOC-Fragebogen gehörenden Items von drei verschiedenen Experten eindeutig einer der drei Subskalen zugeordnet wurden. Hohe Werte in diesem Fragebogen deuten auf ein stark ausgeprägtes Kohärenzgefühl hin. Diese Meßwerte ergeben sich bei der Gesamtskala Kohärenzgefühl aus der Summe der in allen Items erreichten Punktwerte und bei den Subskalen aus der Summe jener Items, die zu der jeweiligen Subskala gehören. Bei den negativ formulierten Items (d.h., wenn ein hoher Wert auf ein niedrig ausgeprägtes Kohärenzgefühl hinweist) wird vor der Berechnung des Gesamtskalenwerts bzw. Subskalenwerts das Vorzeichen gewechselt.

1.2.2 Fragebogen zur Selbstbeschreibung der Trait-Angst aus dem State-Trait-Angstinventar (STAI) von Laux, Glanzmann, Schaffner und Spielberger (1981)

Unter Berücksichtigung von Situationseinflüssen und verschiedenen intrapsychischen Prozessen unterscheidet Spielberger (1972) zwischen zwei Formen der Angst: Angst als Zustand (State-Angst) und Angst als Eigenschaft (Trait-Angst). Spielberger definiert State-Angst (Zustand-Angst) als einen emotionalen Zustand, der durch Anspannung, Nervosität und innere Unruhe gekennzeichnet ist. Angst als Eigenschaft (Ängstlichkeit) wird im Unterschied dazu als eine relativ stabile interindividuelle Neigung definiert, Situationen als bedrohlich zu bewerten und darauf mit einem Anstieg der Zustandsangst zu reagieren. So wird deutlich, daß der Prozess der Angstentstehung durch die subjektive Einschätzung oder das Erleben der Stress-Situation als bedrohlich eingeleitet wird (vgl. auch Laux, Glanzmann, Schaffner & Spielberger; 1981). Nach der Differenzierung der Angst als Zustand und Eigenschaft haben Spielberger et al. (1970) das State-Trait-Angstinventar (STAI) entwickelt. Die zwei Skalenformen des STAI setzen sich aus jeweils 20 Items zusammen.
Im Rahmen dieser Studie soll mit dem STAI die Intensität und Richtung des Zusammenhangs zwischen allgemeiner Befindlichkeit, emotionalen Bewertungen und der Gesundheit von ausländischen Frauen überprüft werden. Zu diesem Zweck habe ich nur die Trait-Angstskala des STAI von Laux, Glanzmann, Schaffner und Spielberger (1981) gewählt. Sie besteht aus 20 Feststellungen zur Selbstbeschreibung der Person, wie sie sich im allgemeinen fühlt. Die Feststellungen haben entweder Angstfreiheit zum Inhalt (Items 21, 26, 27, 30, 33, 36 und 39, z.B. „Ich bin ausgeglichen") oder sind in Richtung der Angst formuliert und beziehen sich hier entweder auf die kognitive Komponente der Angst (Items 25, 28, 29, 34, 37 und 40, z.B. „Ich mache mir zuviel Gedanken über unwichtige Dinge") oder stellen Indikatoren einer ängstlich-depressiven Stimmungslage dar (Items 22,23,24,31,32,35 und 38, z.B. „ich glaube, mir geht es schlechter als anderen Leuten").
In der Instruktion werden die Personen darum gebeten zu beschreiben, wie sie sich im allgemeinen fühlen. Den Personen stehen jeweils vier Antwortmöglichkeiten zur Verfügung (von „fast nie" bis „fast immer"), mit denen sie die Häufigkeiten des Auftretens der allgemeinen Gefühle schätzen können. An das Ausfül-

len des Fragebogens sind keine Zeitgrenzen gesetzt (durchschnittliche Bearbeitungsdauer liegt zwischen drei bis sechs Minuten).
Die Trait -Angst Skala des STAI wurde auf die üblichen Gütekriterien für Tests zur Messung von Persönlichkeitseigenschaften geprüft. Bei der Itemselektion wurde nicht nur die Trennschärfe berücksichtigt, sondern auch die zeitliche Stabilität der Items und deren Sensitivität gegenüber situativen Einflüssen.
Die Test-Retest-Reliabilitäten (Stabilitätskoeffizienten) innerhalb eines Zeitintervalls von 63 Tagen betrugen für Studenten .77 und für Studentinnen .90. Nach über dreimonatigem Test-Retest-Intervall ergab sich für die Bundeswehrsoldaten ein Koeffizient von .81. Diese Werte sprechen für eine angemessene Reliabilität der Traitskala, allerdings muß beachtet werden, daß die Werte an ganz spezifischen Stichproben gewonnen wurden (Vgl. Laux, Glanzmann, Schaffner & Spielberger; 1981).
Die Validität des STAI wurde hauptsächlich über die Ermittlung der diskriminanten und konvergenten Validitäten geprüft. So wurden Korrelationen zwischen der Trait-Skala und den 15 Skalen der Eigenschaftswörterliste (EWL) von Janke und Debus (1978) berechnet. Ich möchte nur auf einige dieser Befunde eingehen. Eine negative Beziehung bestand zwischen der Trait-Skala und den Skalen Selbstsicherheit (-.53) und gehobene Stimmung (-.39). Positive Korrelationen ergaben sich hingegen mit den Skalen Erregtheit (.52), Ängstlichkeit (.51) und Deprimiertheit (.53) (vgl. Laux, Glanzmann, Schaffner & Spielberger; 1981).
Ein weiteres Indiz für die konvergente Validität stellen die Korrelationen der Trait-Skala mit dem „Life Experience Survey" (LES) von Sarason, Johnson und Siegel (1978) dar. Die Kurzfassung des LES (39 Items) ergab für die Stichprobe von 120 Studentinnen eine positive Korrelation von .46 zwischen dem Negativen Veränderungswert (Summe aller negativ bewerteten Ereignisse der letzten 6 bzw. 12 Monate) und der Trait-Skala. Deutlich weniger prägnant fiel die Schätzung der diskriminanten Validität aus. Hier erreichte der Korrelationskoeffizient zwischen der Trait-Skala und dem Positiven Veränderungswert einen Wert von -.08 (vgl. Schlitt, 1981).
Die Trait-Skala beinhaltet auch Items die positiv (d.h. in Richtung der Angstfreiheit) formuliert sind. Als solche eignet sie sich deshalb für die Messung der positiven bzw. angstfreien Befindlichkeiten, wie z.B. der Zufriedenheit, des Ausgeglichen-Seins oder des Vergnügt-Seins. Da die Trait-Skala die Qualität der kognitiv-emotionalen Bewertungen (bedrohlich vs. angstfrei) bzgl. überdauernder Stimmungen und Selbsteinschätzungen zu erfassen versucht, ließe sie sich zudem als eine wichtige Ergänzung zum SOC-Fragebogen interpretieren. So wird mit dem Kohärenzgefühl intendiert, das Gesundheitserleben auf der Ebene einer globalen Lebensorientierung zu erfassen. In diesem Zusammenhang könnte man die Trait-Skala des STAI - vornehmlich deren angstfreie Items - als einen spezifischeren und feineren Indikator des Gesundheitserlebens auf der Ebene der Stimmungen auffassen.
Hohe Werte in diesem Fragebogen deuten auf eine stark ausgeprägte dispositionelle Ängstlichkeit hin. Diese Meßwerte ergeben sich bei der STAI-Trait (ge-

samt) aus der Summe der in allen Items erreichten Punktwerte. Bei den positiv formulierten Items (d.h., wenn ein hoher Wert auf eine niedrig ausgeprägte Ängstlichkeit hinweist) wird vor der Berechnung des Gesamtskalenwerts bzw. Subskalenwerts das Vorzeichen gewechselt.

1.2.3 Beschwerdeliste zur Erfassung des körperlichen Zustands bzw. der körperlichen Beschwerden (BL)

Mit der Beschwerdeliste soll die wahrgenommene physische/organische Gesundheit erfaßt werden. Dieses Meßinstrument stammt von Franke und Möller (1993), die es im Rahmen eines psychologischen Programms zur Gesundheitsförderung zum ersten Mal verwendet haben. Die Liste beinhaltet 40 Items, die sich auf unterschiedliche - hauptsächlich am Körper wahrnehmbare - Beschwerden beziehen. Sie umfaßt sowohl allgemeine körperliche Empfindungen, wie Reizbarkeit oder Aufgeregtsein, als auch Beschwerden des Herz-Kreislaufs-, des Atmungssystems, des Magen-Darm-Traktes, der Muskulatur, des Gleichgewichtssinns und Gedächtnisprobleme. Die Personen werden gebeten, auf einer 5stufigen Skala von (fast) nie über selten, manchmal, häufig bis (fast) immer die Häufigkeit der Beschwerden anzugeben, wobei sie sich in ihren Antworten auf ihren körperlichen Zustand in der vergangenen Woche beziehen sollen. Die einzelnen Meßwerte ergeben sich aus der Summe der in den einzelnen Items erreichten Punktwerte und deren anschließender Teilung durch 40 (Anzahl der Items).
Die Beschwerdeliste wurde weder hinsichtlich der Validität noch der Reliabilität geprüft und es liegen keine Normwerte vor.

1.2.4 Fragebogen zu Kompetenz- und Kontrollüberzeugungen (FKK) zur Erfassung generalisierter Kompetenzüberzeugungen und Kontrollüberzeugungen

Der FKK-Fragebogen erfaßt generalisierte, zeitlich und situativ relativ stabile selbstbezogene Kognitionen der Person. Mit diesem Meßinstrument soll der Einfluß subjektiver Faktoren auf das Gesundheitserleben berücksichtigt werden.
Der von Krampen 1991 entwickelte Fragebogen zu Kompetenz- und Kontrollüberzeugungen ist eine neuere Version des IPC-Fragebogens (Fragebogen zu Kontrollüberzeugungen) desselben Autors von 1981. Der Fragebogen zu Kompetenz- und Kontrollüberzeugungen (FKK) erfaßt neben drei Aspekten der generalisierten Kontrollüberzeugung auch noch Kompetenzüberzeugungen, worunter das Selbstkonzept eigener Fähigkeiten gemeint ist, die über unterschiedliche Handlungsklassen und Lebenssituationen generalisiert sind. Bei dem FKK lassen sich deshalb vier verschiedene Skalen unterscheiden (vgl. Krampen, 1991):

1) **Internalität (FKK-I):** Die subjektive Überzeugung der Person, Kontrolle über das eigene Leben und die Ereignisse in der personenspezifischen Umwelt zu haben.
2) **Sozial bedingte Externalität (FKK-P):** generalisierte Erwartung über die Beeinflußbarkeit wichtiger Ereignisse im Leben durch andere „mächtige" Personen.
3) **Fatalistische Externalität (FKK-C):** generalisierte Erwartung von der Abhängigkeit des Lebens und wichtiger Lebensereignisse von Schicksal, Glück, Pech oder Zufall.
4) **Generalisiertes Selbstkonzept eigener Fähigkeit (FKK-SK):** generalisierte Erwartungen, daß der Person in verschiedenen Situationen Handlungsmöglichkeiten zur Verfügung stehen.

Die vier o.g. primären Skalen sind voneinander unabhängig und sie enthalten jeweils acht Items. Durch eine Zusammenfassung dieser primären Skalen hat man die Möglichkeit, sekundäre und tertiäre Skalen zu bilden. So entstehen aus der Zusammenlegung der FKK-I und FKK-SK Skalen die sekundäre Selbstwirksamkeitsskala und aus den FKK-P und FKK-C die sekundäre Externalitätsskala. Die Tertiärskala besteht aus allen vier Skalen und stellt die bipolare Internalität vs. Externalitätsskala dar. Bei der Bearbeitung der Fragen geben die Personen auf einer sechsstufigen, bipolar verankerten Antwortskala („sehr falsch" versus „sehr richtig") ihre Antworten an. Pro Item können 1 bis 6 Rohpunktwerte erreicht werden. Durch die Summation dieser Rohpunktwerte innerhalb der einzelnen primären Skalen resultieren Teilsummenwerte. Beim Ausfüllen des Fragebogens gibt es keine Zeitbegrenzung.
Der Fragebogen ist für die Population der Erwachsenen und Jugendlichen normiert. Für die Normierungsstichprobe der Erwachsenen (N=2028 Vpn) ergaben sich folgende skalenbezogene Reliabilitätskoeffizienten (vgl, Krampen, 1991):

Tab. 6.2. Überblick über die Reliabilitätskennwerte der FKK-Skalen, die an der Normierungsstichprobe der Erwachsenen (N = 2028) gewonnen wurden

FKK-Skala	Cronbachs alpha	Testhalbierungs-rel. nach Spearman-Brown
FKK-SK	.76	.71
FKK-I	.70	.64
FKK-P	.73	.67
FKK-C	.75	.70
FKK-SKI	.83	.73
FKK-PC	.83	.73
FKK-SKI-PC	.89	.82

Diese Reliabilitätswerte und auch die Test-Retest-Reliabilitäten bei dreimonatigen Zeitintervall, die zwischen .68 bis .87 variieren, sind befriedigend.

Sehr viele Studien beschäftigten sich mit der Überprüfung der Validität des FKK. Es wurden unter anderem die inhaltliche, die Konstrukt- und die konvergente sowie diskriminante Validität überprüft. Die Darstellung der Befunde dieser Studien würde den Rahmen der Arbeit sprengen. Es sei daher nur darauf verwiesen, daß in vielen Studien die Validität des FKK belegt werden konnte (vgl. Krampen, 1991).

1.2.5 Fragebogen zur Sozialen Unterstützung (F-SOZU)

Zur Erfassung der sozialen Unterstützung im Sinne eines relevanten sozialen Faktors der Gesundheit habe ich den Fragebogen zur „Sozialen Unterstützung" (F-SOZU) von Sommer und Fydrich (1989) verwendet. Der Fragebogen besteht aus den Teilen A und B.

Teil A setzt sich aus vier Hauptskalen mit insgesamt 54 Items zusammen und erfaßt das individuelle Erleben von sozial unterstützendem bzw. sozial belastendem Verhalten sowie die erwartete Verfügbarkeit von Sozialer Unterstützung. Entsprechend der inhaltlichen Konzeption der Sozialen Unterstützung haben Sommer & Fydrich (1989) die Perspektive des Empfängers berücksichtigt und sein Erleben auf mehrere Haupt- und Nebendimensionen (Skalen) bezogen. Hauptskalen:

Skala 1: Emotionale Unterstützung (16 Items) Erleben von positiven Gefühlen; Erfahren von Nähe und des Akzeptiertwerdens sowie das Vorhandensein eines vertrauten Menschen, mit dem man positive und negativen Gefühle teilen kann.

Skala 2: Praktische Unterstützung (9 Items): Erhalten praktischer Hilfe (z.B. etwas ausleihen können, Tips bekommen oder von Aufgaben entlastet werden).

Skala 3: Soziale Integration (13 Items): Einen Freundeskreis haben; mit Freunden, die ähnliche Werte und Interessen haben, etwas gemeinsam unternehmen.

Skala 4: Soziale Belastung (12 Items): Sich als jemanden erleben, der/die von anderen kritisiert, abgelehnt, eingeengt oder überfordert wird.

Zusätzlich zu diesen vier Hauptskalen lassen sich folgende Zusatz-Skalen bilden:

- **Reziprozität** (4 Items): Von anderen um Soziale Unterstützung gebeten werden.
- **Zufriedenheit mit Sozialer Unterstützung** (5 Items): Keinen Wunsch haben nach mehr Sozialer Unterstützung.
- **Vertrauensperson** (4 Items): Das Vorhandensein eines sehr vertrauten, unterstützenden Menschen.

Aufgrund geringerer Itemzahl sind die Werte der Nebenskalen, wenn sie einzeln verwendet werden, mit Vorsicht zu interpretieren.

Die Items haben die Form von Aussagen. Die Antwortskala ist eine 5-stufige Ratingskala (von „trifft nicht zu" bis „trifft genau zu").

Im Teil B des F-SOZU werden eher quantitative Aspekte der Sozialen Unterstützung/ Belastung bzw. des sozialen Netzwerks erfasst. In 10 Items werden die Probanden nach Personen - in erster Linie Familienmitgliedern - gefragt, die sie als sozial unterstützend bzw. als sozial belastend erleben (vgl. Sommer & Fydrich, 1989).
In meiner Arbeit habe ich auf diesen Teil des Fragebogens verzichtet, weil ich dessen Interpretation aufgrund der Zusammensetzung meiner Stichprobe als problematisch betrachte. Ich bin der Meinung, daß die Struktur der sozialen Netzwerke von ausländischen Frauen anders und heterogener ist als bei den Einheimischen. Insbesondere dürften - speziell in dieser Stichprobe - die Familie und Verwandte häufig nicht anwesend sein, da ihr Aufenthaltsort das Ausland ist. Die Interpretation der Ergebnisse ist nicht eindeutig, da man nicht überprüfen kann, ob die in den einzelnen Items genannten Personen deshalb erwähnt werden, weil sie tatsächlich diese herausragende Bedeutung für die Befragten haben, oder nur deshalb, weil viel wichtigere Personen (z.B. die Eltern oder Geschwister) nicht anwesend sind. Ebensowenig kann übeprüft werden, ob die Größe des sozialen Netzwerks die tatsächliche Größe widerspiegelt oder auf die evtl. Abwesenheit der meisten Familienmitglieder zurückzuführen ist.

Die Gütekriterien des F-SOZU wurden bisher in 14 Untersuchungen mit insgesamt 864 Probanden (Gesamtstichprobe) getestet (vgl. Sommer & Fydrich, 1989). Die Reliabilitätskoeffizienten lagen bei allen Subskalen des Teils A mit Ausnahme der Skala „praktische Unterstützung“ bei .80. Ein Gesamtwert aus den drei Unterstützungs-Hauptskalen des Teils A besaß aufgrund der größeren Testlänge eine sehr hohe innere Konsistenz von >.90. Die Reliabilität im Sinne der inneren Konsistenz (Cronbach-Alpha) kann daher insgesamt als zufriedenstellend hoch beurteilt werden.
Die inhaltliche Validität der Items wurde anhand der Einschätzungen von 19 wissenschaftlich tätigen PsychologInnen in der Entwicklungsphase des Fragebogens als gegeben beurteilt.
Die signifikant positiven Interkorrelationen zwischen den drei Hauptskalen (emotionale Unterstützung, praktische Unterstützung und soziale Integration) lagen in der Gesamtstichprobe bei Werten .61 bis .72 und in den Einzeluntersuchungen zwischen .39 bis .73. Die drei Hauptskalen zur Sozialen Unterstützung korrelierten - wie erwartet - negativ mit der Skala „Soziale Belastung“, hier lagen die Werte in der Gesamtstichprobe im Bereich von -.40 bis -.64 und in den Einzeluntersuchungen von -.16 bis -.70. Diese Interkorrelationen können als Beleg für die konvergente und diskriminante Validität gewertet werden
Sommer und Fydrich (1981) berichten auch von negativen signifikanten Korrelationen zwischen den Skalen zur Sozialen Unterstützung und dem Ausmaß an psychopathologischen Symptomen, die mit Hilfe der Symptom Check List von Derogatis (1981) erfaßt wurden. Aufgrund der theoretischen Überlegungen, die einen Zusammenhang zwischen Sozialer Unterstützung und Wohlbefinden sowie der Streßbewältigung nahelegen, können auch diese Korrelationen als Beleg für die

Validität des Fragebogens interpretiert werden. Diese Befunde lassen auf eine befriedigende Konstruktvalidierung schließen.
Eine positiv wahrgenommene Soziale Unterstützung geht mit hohen Meßwerten einher. Die Skalensummenwerte ergeben sich aus der Summation der in allen Items erreichten Punktwerte und bei den Subskalen aus der Summe der Punktwerte jener Items, die zu der jeweiligen Subskala gehören. Bei den negativ formulierten Items (d.h., wenn ein hoher Wert auf eine negativ wahrgenommene Soziale Unterstützung hinweist) wird vor der Berechnung der Skalensummenwerte bzw. Subskalenwerte das Vorzeichen gewechselt.

1.3 Andere ausgewählte Gesundheitsindikatoren

Zur Erfassung des subjektiven Wohlbefindens und des körperlichen Zustands von ausländischen Frauen in Deutschland habe ich insgesamt sieben Fragen entworfen. Drei davon beziehen sich auf das subjektive Befinden. Aufgrund der Besonderheit meiner Stichprobe fand ich es sinnvoll, die ausländischen Frauen nach ihrem Wohlfühlen in Deutschland, nach ihrer aktuell empfundenen Gesundheit und nach ihrem Heimweh zu fragen. Diese drei Aspekte der Gesundheit habe ich mit Hilfe von 5stufigen Ratingskalen erfaßt. Drei andere Fragen erfassen einige Aspekte des objektiven - sowohl früheren als auch aktuellen - Gesundheitszustands der Befragten. Hier fragte ich nach möglichen chronischen Krankheiten, regelmäßiger Medikamenteneinnahme und lebensbedrohlichen Erkrankungen. Hier wählte ich als Antwortmodus die sehr globale Differenzierung der „ja" oder „nein" Antworten. In der letzten Frage interessierte ich mich dafür, welche positiven und negativen Bedingungen den größten Einfluß auf die Gesundheit haben. Nur diesen Gesundheitsindikator habe ich als eine offene Frage formuliert. Die anderen sechs Indikatoren, die ich auswählte, haben vorgegebene Antwortmöglichkeiten.
Mit diesen Gesundheitsindikatoren soll eine Annäherung an eine ganzheitliche Betrachtung der Gesundheit ermöglicht werden. Diese einfach formulierten und leicht verständlichen Fragen eignen sich meiner Meinung nach gut dafür, sich einen ersten, eher globalen Blick auf die Lebenssituation der ausländischen Frauen unter dem Blickwinkel ihres Wohlbefindens zu verschaffen. Die Ergebnisse, die ich mit Hilfe dieser Skalen gewinne, werde ich stets mit Vorsicht interpretieren, sie erhalten ihre Bedeutsamkeit vor allem im Zusammenhang mit den anderen (standardisierten) Instrumenten. Ihr Wert liegt vor allem in ihrer heuristischen Funktion und in dem Versuch, ein ganzheitliches Bild der Gesundheit von ausländischen Frauen zu dokumentieren. Der genaue Wortlaut der Fragen ist in der Tabelle 6.1 wiedergegeben (siehe auch Anhang).
In den geistes- und sozialwissenschaftlichen Fächern ist das Finden eines angemessenen Antwortmodus, der quantitative Urteile über Erlebnisphänomene ermöglicht, ein seit langem bekanntes Problem (vgl. Rohrmann, 1978)

Da ich mich entschied, die erhobenen Daten mit Hilfe parametrischer Verfahren insbesondere der Varianzanalyse statistisch auszuwerten, soll an dieser Stelle kurz auf diese Problematik eingegangen werden.
Wenn man die Signifikanz von Unterschieden mittels Varianzanalyse überprüfen möchte, wird die Erfüllung von vier Voraussetzungen gefordert (Normalverteilung, Varianzhomogenität und Unabhängigkeit der Fehlerkomponenten sowie das Intervallskalenniveau der eingesetzten Meßinstrumente). Diese Bedingungen werden in der Regel nur selten geprüft - man geht davon aus, daß sie gegeben sind. Ein solches Vorgehen betrifft vor allem die ersten drei Voraussetzungen und ist auch legitim, wenn man die Robustheit der Varianzanalyse gegenüber möglichen Verletzungen ihrer Annahmen berücksichtigt und kein Design mit Meßwiederholung anstrebt (Diehl, 1983; Bortz, 1993).
Auch die vierte Bedingung des Skalenniveaus wird empirisch nicht überprüft, wenn die Daten mit standardisierten Meßinstrumenten, deren Gütekriterien bekannt sind, erhoben werden. Da ich aber neben solchen standardisierten Meßinstrumenten auch Ratings aufgenommen habe, die ich selbst erstellte und zum ersten Mal einsetzte, stellt sich die Frage, inwiefern bei diesen Variablen parametrische Verfahren angewendet werden dürfen.
An dieser Stelle soll deshalb begründet werden, inwiefern die drei von mir entworfenen Ratingskalen zur Erfassung des Gesundheitserlebens: „Gefühl in Deutschland", „empfundene Gesundheit" und „Heimweh" den Kriterien einer Intervallskala genügen. Die Ratingskalen die ich entworfen habe, lassen sich eindeutig als hierarchisch geordnet auffassen. Bei der Wahl des 5stufigen Antwortsmodus strebte ich bewußt an, daß die Abstände zwischen den einzelnen Skalenwerten von den befragten Frauen als gleich wahrgenommen werden können. Für die bessere Verständlichkeit und Zuverlässigkeit der Antwortmöglichkeiten habe ich die Skalenwerte durch verbale Beschreibung und Aufteilung von Linien unterstützt (vgl. Rohrmann, 1978).
Für das Intervallskalenniveau der drei abhängigen Variablen kann daher gesagt werden, daß die quantitative Abstufung der jeweiligen Skalenwerte und ihre graphische Anordnung als Skalen mit gleicherscheinenden Intervallen aufgefaßt werden können. Deshalb können sie mit gewissen Vorbehalten als Intervallskalen behandelt werden.

1.4 Soziodemografische Variablen

Neben den standardisierten und selbstkonstruierten Meßinstrumenten wurden zusätzlich 10 soziodemografische Variablen erfaßt. Vor dem Hintergrund des ganzheitlichen salutogenetischen Modells von Antonovsky sollen mit diesen Variablen der lebensgeschichtliche Hintergrund und der aktuelle sozioökonomische Status grob abgebildet werden. Diese Fragen beziehen sich auf allgemeine Aspekte der Lebenssituation mit besonderer Berücksichtigung der Migrationserfahrungen. Einige der Fragen sind offen, andere enthalten vorgegebene Antwortalternativen (siehe Tabelle 6.3).

Tab. 6.3: Zehn Variablen zur Erfassung der soziodemografischen Charakteristika der Stichprobe

Soziodemografische Variablen	
Inhalt	**Antwortmodus**
(Herkunftsland) Aus welchem Land kommen Sie?	offene Antwort
(Alter) Wie alt sind Sie?	offene Antwort
(Aufenthaltsdauer im Herkunftsland) Wie lange haben Sie in Ihrem Heimatland gewohnt?	offene Antwort
(Aufenthaltsdauer in Deutschland) In welchem Alter sind Sie nach Deutschland gekommen?	offene Antwort
(Familienstand) Welchen Familienstand haben Sie?	4 Stufen
(Wohnsituation) Wie ist ihre derzeitige Wohnsituation? Leben Sie...	8 Stufen
(Schulabschluß)Welchen Schulabschluß haben Sie?	6 Stufen
(aktueller Beruf)Welchen Beruf haben Sie zur Zeit?	offene Antwort
(Quelle des Lebensunterhalts) Wovon leben Sie hauptsächlich?	6 Stufen
(Religion) Welcher Religion gehören Sie an?	offene Antwort

2. Design

Der Untersuchungsplan beabsichtigte eine vergleichende Querschnittsstudie mit einem Meßzeitpunkt. Die Dauer der Datenerhebung, die in verschiedenen deutschen Städten stattfinden sollte, war anfänglich auf sechs Monate geplant, wurde aber auf insgesamt zwölf Monate ausgedehnt. Es sollten erwachsene ausländische Frauen (ab 18 Jahre alt) befragt werden. Hinsichtlich der Aufenthaltsdauer, des rechtlichen Status und der Nationalität sollten keine Einschränkungen gemacht werden. Die interessierenden Variablen sollten im Rahmen einer quantitativen Methode mit Hilfe von Fragebogen bzw. Ratingskalen gemessen werden. Es wurde angestrebt, eine Stichprobe von max. 300 Vpn zu gewinnen. Zu diesem Zweck konnten die Fragebogen den Vpn entweder persönlich ausgehändigt oder per Post zugeschickt werden. Es sollte keine Zeiteinschränkung zur Ausfüllung der Fragebogen gegeben werden. Es war nicht erforderlich und deshalb auch nicht geplant, daß die Verfasserin bei der Bearbeitung der Fragebogen anwesend war. Ich verwendete standardisierte Fragebogen und selbstkonstruierte Skalen, die ich zur Überprüfung der Fragestellung als geeignet eingeschätzt habe. Die einzelnen Stufen der unabhängigen Variable Migrationsgrund sind die drei Migrationsgründe: soziale, politische und ökonomische. Die Stufen der zweiten unabhängigen Variable Kohärenzgefühl (niedrig vs. hoch) wurden nach der Methode des Mediansplits gewonnen.

Die Untersuchungsdesigns sind in den Tabellen 6.4, 6.5 und 6.6 dargestellt.

Tab. 6.4: Untersuchungsdesign mit dem Migrationsgrund als unabhängige Variable (u.V.)[1]

		abhängige Variablen							
u.V.	Migrations-gründe	SOC	STAI	BL	FKK	SOZU	Gefühl in Deutschl.	Heim-weh	empfundene Gesundheit
	soziale								
	politische								
	ökonomische								

Tab. 6.5: Untersuchungsdesign mit dem Kohärenzgefühl (SOC) als unabhängige Variable

		abhängige Variablen						
u. V.	Kohärenzgefühl (SOC)	STAI	BL	FKK	SOZU	Gefühl in Deutschl.	Heimweh	empfundene Gesundheit
	hoch							
	niedrig							

Tab. 6.6: Untersuchungsdesign mit Migrationsgrund und Kohärenzgefühl als unabhängigen Variablen

			abhängige Variable						
u.V.	Migrations-gründe	SOC	STAI	BL	FKK	SOZU	Gefühl in Deutschl.	Heim-weh	empfundene Gesundheit
	soziale	hoch							
		niedrig							
	politische	hoch							
		niedrig							
	ökonomische	hoch							
		niedrig							

[1] Die Bedeutung der Abkürzungen sind in der Tabelle 6.1 erläutert (S. 50)

3. Ablauf der Untersuchung

Die Datenerhebung fand von Februar 1998 bis Dezember 1998 in verschiedenen deutschen Städten statt. Einen Teil der Fragebogen habe ich den Frauen persönlich übergeben. Ich bin in neun verschiedene Städte (Bochum, Essen, Berlin, Hamburg, Hagen, Köln, Bonn, Dortmund, Münster) gefahren. Hier war ich in verschiedenen Institutionen (Universitäten, Beratungsstellen für ausländische Frauen, verschiedenen Kurse siehe unten) und habe nach Frauen gesucht, die die Aufnahmekriterien (Ausländerinnen, die erst nach dem 18 Lebensjahr in die BRD eingereist sind) für meine Untersuchung erfüllten. Wenn die angesprochenen Frauen diesen Kriterien genügten und bereit waren, an der Untersuchung mitzuwirken, habe ich ihnen nach kurzer Erklärung den Fragebogen ausgehändigt.
Einige der Frauen füllten den Fragebogen sofort aus, andere nahmen ihn mit nach Hause und schickten mir ihn gegebenenfalls per Post zu. Einen Teil der Fragebogen habe ich auch meinen Bekannten und Freunden gegeben, die sie an ihnen bekannte ausländische Frauen weitergaben. Einen anderen Teil der Fragebogen habe ich Mitarbeitern verschiedener Einrichtungen gegeben, die diese ihren Klientinnen/Besucherinnen zukommen ließen. Jenen Fragebogen, die die Frauen nicht sofort ausfüllten, legte ich immer einen frankierten Briefumschlag bei. Die Fragebogen, die ich per Post verschickt habe, erreichten Frauen in Essen, Köln, Bonn, Frankfurt am Main, Hamburg, Magdeburg, Göttingen, Berlin, Dortmund und Herne.
Im einzelnen handelte es sich um folgende Institutionen, die ich entweder persönlich besucht oder per Post erreicht habe:

* AKARSU e.V. Berlin
* Evangelische Studentinnen und Studenten-Gemeinde (ESG) an den Fachhochschulen Köln
* an den Universitäten Frankfurt/Main, Bonn, Hamburg, Magdeburg, Göttingen, Stuttgart
* Friedrich-Naumann-Stiftung
* Mona - Internationale Frauenkontakt- und Beratungsstelle e.v. Bochum
* NEGAH, iranischer Kultur e.V. Essen
* TIO, Treff- und Informationsort für Frauen aus der Türkei e.V. Berlin
* KOTTI - Interkulturelle Kita, e.V. Berlin
* Verein iranischer Flüchtlinge e.V. Berlin
* BTBTM - Türkisches Wissenschafts- und Technologiezentrum e.V. Berlin
* Hinbun: Internationales Beratungs- und Bildungszentrum für Frauen und ihre Familien.
* Universitäten in Bochum, Berlin und Dortmund
* Innovation, Existenzgründung für Migrantinnen in Hagen
* Persische Bibliothek „AGAH“ in Bochum

4. Stichprobe

4.1 Beschreibung der Stichprobe

In die Stichprobe wurden in Deutschland lebende ausländische Frauen aufgenommen, die aus unterschiedlichen Kulturen/Herkunftsländern stammen. Die Auswahl dieser Frauen erfolgte gemäß den Zielen der Untersuchung:

- Die Frauen waren in ihrer Heimat geboren und dort aufgewachsen. Sie durften nicht vor ihrem 18. Lebensjahr in Deutschland gelebt haben. Diese Einschränkung resultiert daraus, daß Umwelteinflüsse sowie Erziehungs- und Sozialisationsbedingungen die Persönlichkeit nachhaltig in der Kindheit- und Jugendzeit prägen. Daher war es wesentlich, daß die Frauen, die an meiner Untersuchung teilnahmen, in ihren jeweiligen Herkunftsländern unter den dortigen kulturellen Bedingungen aufgewachsen waren und erst im Erwachsenenalter nach Deutschland kamen.
- Außerdem haben nur Frauen an der Untersuchung teilgenommen, die die deutsche Sprache soweit beherrschten, daß sie die Fragebogen allein und selbständig verstehen und ausfüllen konnten. Diese Bedingung für die Teilnahme an der Untersuchung wurde auf einem extra Blatt schriftlich erläutert.
- Es wurden ausländische Frauen in Bochum, Berlin, Hamburg, Hagen, Herne, Köln, Bonn, Dortmund, Münster, Berlin, Essen, Frankfurt am Main, Magdeburg und Göttingen befragt.

Von den insgesamt 976 verteilten Fragebogen, kamen 442 zurück (45,3%). Die Verweigerungsrate betrug somit 54,7 %. Von den erhaltenen Fragebogen waren 54 leider unvollständig ausgefüllt und konnten aus diesem Grund in die Auswertung nicht aufgenommen werden. Nach dieser ersten Durchsicht der Daten bestand die Stichprobe aus 388 Personen. Von diesen 388 Datensätzen mußten weitere 22 aus der Auswertung ausgeschlossen werden, da die Befragten eine der wichtigsten Variablen der Untersuchung - die Frage nach dem Migrationsgrund - entweder mehrfach beantworteten oder hier die Restkategorie „Sonstiger“ ankreuzten. Die endgültige Stichprobe setzte sich aus 366 ausländischen Frauen zusammen.

Bei der statistischen Überprüfung der Daten bestand die Ausgangsdatei daher aus 366 Personen. Die tatsächliche Stichprobengröße variierte jedoch von Test zu Test, weil es bei den einzelnen Variablen jeweils unterschiedliche Anzahl an Missingwerten gab.

Im folgenden werden die Stichprobencharakteristika anhand der erhobenen soziodemographischen Variablen dargestellt.
Diese Befunde werden gegebenfalls zu statistischen Daten über die weibliche Bevölkerung der Bundesrepublik Deutschland in Beziehung gesetzt. Damit soll die Stellung der von mir befragten ausländischen Frauen im Kontext der bundesrepublikanischen Frauen und ihre evtl. besonderen Lebensumstände besser eingeschätzt werden können.

4.2 Herkunftsland

Die ausländischen Frauen waren aus insgesamt 47 Ländern, wobei sich 49,8 % der Frauen auf die drei Länder Iran (30,6%), Polen (12,8%) und Süd-Korea (6,0%) verteilten.
Die genauen absoluten und prozentualen Angaben zu den restlichen 44 Ländern finden sich im Anhang A2.

4.3 Migrationsgrund

Wie Abbildung 6.1 zeigt, nannten 213 (58,2%) der untersuchten Frauen soziale, 77 (21%) ökonomische und 76 (20,8%) politische Bedingungen als den jeweils wichtigsten Migrationsgrund.

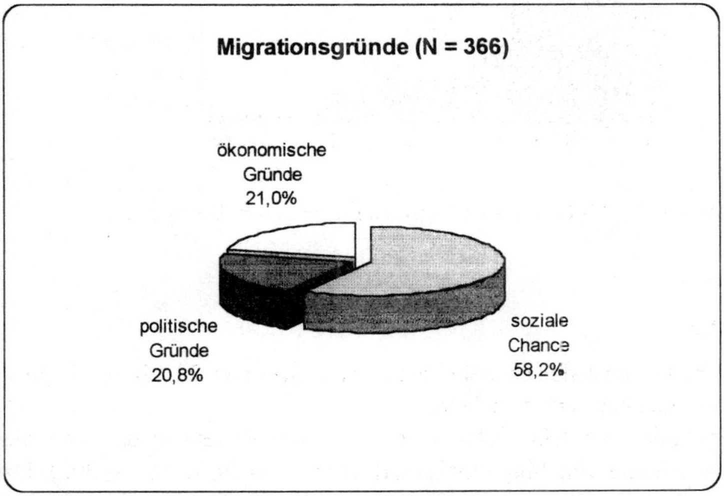

Abb. 6.1: Die Verteilung der Stichprobe auf die drei Stufen des Faktors Migrationsgrund

4.4 Aufenthaltsdauer in Deutschland

Die Aufenthaltsdauer in Deutschland der hier befragten Frauen variierte zwischen 1 und 44 Jahren.

Im Durchschnitt lebten die ausländischen Frauen dieser Stichprobe neun Jahre in Deutschland (Mittelwert 9; Median 8).

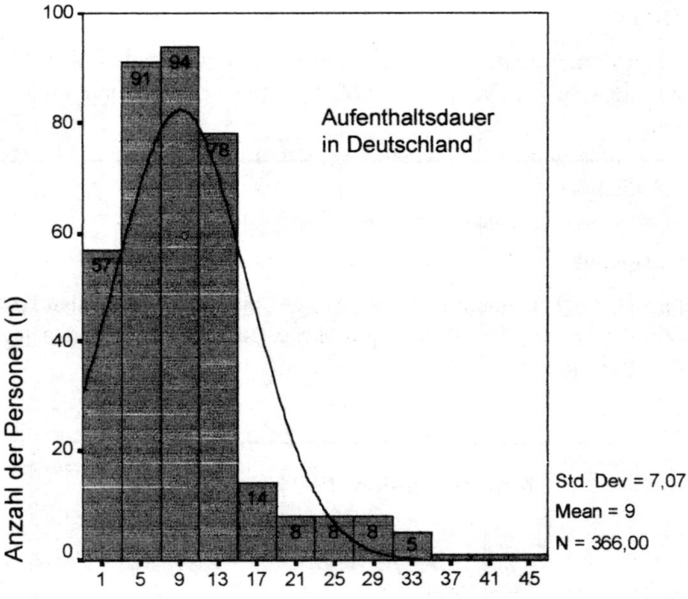

Abb. 6.2: Mittlere Aufenthaltsdauer in Jahren in Deutschland

4.5 Alter

Die befragten ausländischen Frauen waren zwischen 20 bis 63 Jahre alt. Das Durchschnittsalter betrug 34 Jahre.

Die Ergebnisse des Chi^2-Tests zeigten, daß die Verteilung der Variablen Alter nicht unabhängig von Migrationsgrund ist (χ^2 =50.29, df=2, p=.000). Dabei befanden sich in der Gruppe der Frauen, die aus sozialen Gründen in Deutschland leben, deutlich mehr jüngere Frauen als in den anderen zwei Gruppen.

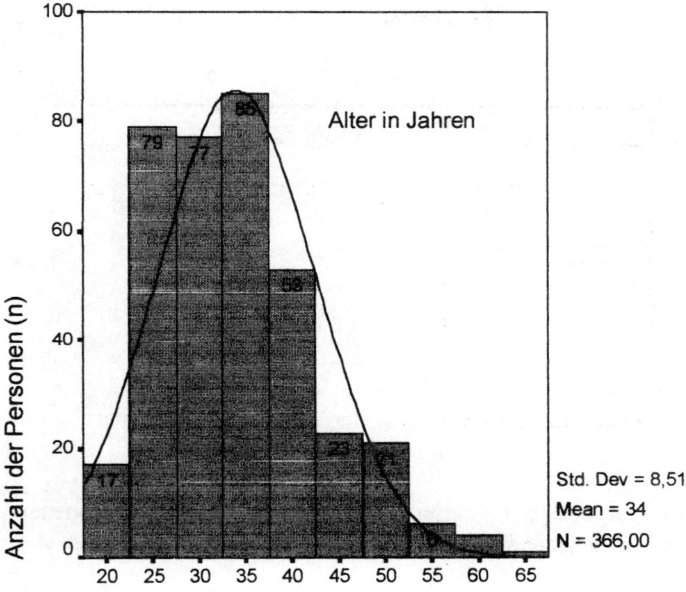

Abb. 6.3: Alter in Jahren

4.6 Familienstand

Wie die Abbildung 6.4 zeigt, war die Mehrzahl - 49% - der befragten Frauen verheiratet, 39% ledig, 10% geschieden/getrennt und 0,5% verwitwet.

Im Vergleich dazu waren 1997 in der bundesrepublikanischen Bevölkerung 62,2% der 20-65jährigen Frauen verheiratet, 25,6% ledig, 7,5% geschieden/getrennt und 4,6% verwitwet (Statistisches Jahrbuch 1999 des Statistischen-Bundesamtes).

Die hier untersuchte Stichprobe zeichnete sich insofern durch einen höheren Prozentsatz an ledigen und geschiedenen Frauen und einen niedrigeren Prozentsatz an verheirateten und verwitweten Frauen aus.

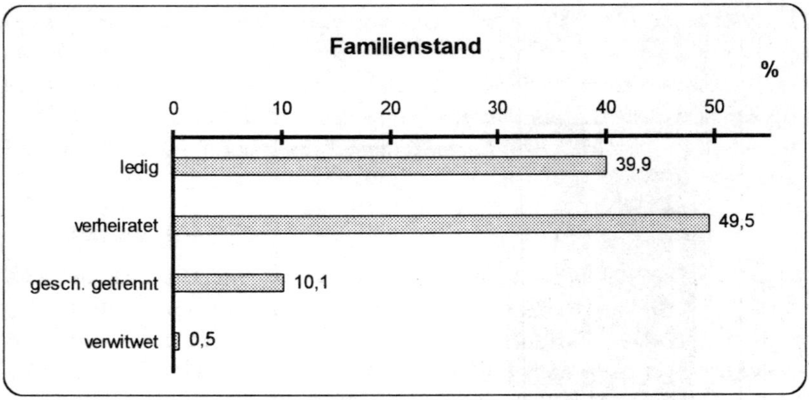

Abb. 6.4: Prozentuale Häufigkeitsverteilung der Variable Familienstand

Interessant erscheint auch der Vergleich zwischen den drei Migrantinnengruppen bezüglich ihres Familienstandes.

Um diese Frage beantworten zu können, wurde ein Chi^2-Test durchgeführt. Da nur sehr wenige Frauen meiner Stichprobe verwitwet waren, wurde diese Kategorie - um die Ergebnisse nicht zu verfälschen - aus der Berechnung rausgenommen.

Die Ergebnisse des Chi^2-Tests zeigen, daß die Verteilung der Variablen Familienstand nicht unabhängig vom Migrationsgrund ist ($\chi^2 = 78.4$, df=4, p=.000).
Nach dem Chi^2-Test würde man z.B. erwarten, daß die meisten Frauen, ob sie aus sozialen, politischen oder ökonomischen Gründen in Deutschland leben, verheiratet sind.
Anhand der Werte in der Tabelle 6.7 läßt sich deskriptiv festhalten, daß die beobachteten Häufigkeiten von den erwarteten Häufigkeiten in allen Zellen abweichen.
Die beobachteten Werte in der Tabelle 6.7 zeigen z.B., daß die verheirateten Frauen nur in den Gruppen der politisch und ökonomisch Motivierten einen großen Anteil ausmachten. In der Gruppe der Frauen, die aus sozialen Gründen in Deutschland leben, war dagegen ein großer Teil der Frauen ledig.

Tab. 6.7: Ergebnisse des Chi^2-Tests mit den Variablen Migrationsgrund und Familienstand. In der Tabelle sind die beobachteten und die erwarteten absoluten Häufigkeiten angegeben

	Familienstand			
	Ledig	Verheiratet	Gesch./ Getrennt.	Zeilenhäufigkeiten
Migrationsgrund	Beobachtete (Erwartete)	Beobachtete (Erwartete)	Beobachtete (Erwartete)	Beobachtete (Beobachtete in %)
Sozialer	125 (86,8)	69 (105,4)	18 (19,8)	212 58,2%
Politischer	17 (31,1)	48 (37,8)	11 (7,1)	76 20,9%
Ökonomischer	7 (31,1)	64 (37,8)	5 (7,1)	76 20,9%
Spaltenhäufigkeiten	149 40,9%	181 49,7%	34 9,3%	364 100,0%

4.7 Wohnsituation

Wie aus der Abbildung 6.5 hervorgeht, lebten 35,8% der befragten ausländischen Frauen mit ihren Partnern und Kindern zusammen, 27,6% allein, 18,3% nur mit dem Partner und 10,6% in Wohngemeinschaften. Von den befragten ausländischen Frauen gaben nur wenige an, entweder bei den Eltern (0,3%) oder anderen Familienangehörigen zu wohnen (1,3%).

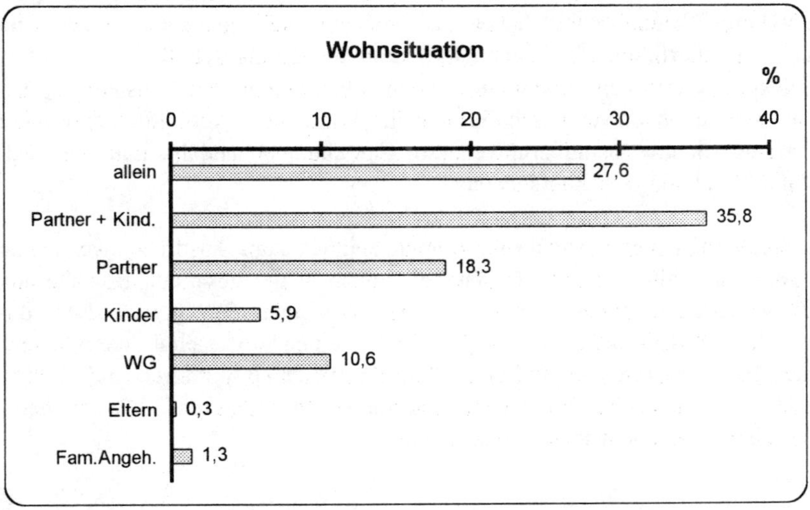

Abb. 6.5: Prozentuale Häufigkeitsverteilung der Variable Wohnsituation

In der Bundesrepublik Deutschland gab es 1996 insgesamt 21,1% allein lebende Frauen, wobei unter den Frauen zwischen 20-64 nur 7,6% allein lebten. 28,4% der Bevölkerung stellten Ehepaare und nichteheliche Lebensgemeinschaften mit Kindern dar. 28,1% waren Frauen, die mit (Ehe)Partnern und ohne Kinder lebten. 5,3% der deutschen Bevölkerung waren Alleinerziehende (Bundesministerium für Familie, Senioren, Frauen und Jugend; Hrsg., 1998).

4.8 Schulabschluß

Mehr als die Hälfte der hier untersuchten Frauen - 50,5% - hatten einen höheren Schulabschluß, der mit dem deutschen Abitur vergleichbar ist. 40,7% studierten noch oder erreichten bereits einen Universitätsabschluß. 6,4% der Befragten hatten mittleren Schulabschluß und jeweils 0,8% gaben einen niedrigeren oder gar keinen Schulabschluß an (Sieh Abbildung 6.6).
Wie die Abb. 6.6 verdeutlicht, hatten insgesamt über 90% der Befragten mindestens einen höheren Schulabschluß (Abitur/Universitätsabschluß).

Bedingt durch die Teilnahmebedingungen insbesondere die Beherrschung der deutschen Sprache ist meine Stichprobe vor allem bzgl. der obigen Variablen selektiv. So durften an der Befragung nur ausländische Frauen teilnehmen, die in der deutschen Sprache soweit kompetent waren, daß sie die Fragen allein beantworten konnten.

Die Daten legen die Interpretation nahe, daß das Bildungsniveau und der Besuch eines Deutsch-Sprachkurses zusammenhängen, insofern ausländische Frauen, die einen höheren Schulabschluß haben, die Teilnahmebedingungen zu einem viel größeren Anteil erfüllten als Frauen mit niedrigerem Schulabschluß.
Die Selektivität der Stichprobe in diesem Punkt hängt nicht damit zusammen, daß ich vorwiegend im universitären Bereich die Fragebogen verteilte. Ich wandte mich genauso häufig an außeruniversitäre Einrichtungen und Institutionen (vgl. Abschnitt. 3; Ablauf der Untersuchung).

Die Besonderheit dieser Stichprobe kommt deutlich zum Ausdruck, wenn man die Bildungsabschlüsse der 20-65jährigen Frauen in der gesamten Bevölkerung der BRD betrachtet. Nach dem Statistischen Jahrbuch 1999 gab es 2,4% der Frauen ohne Abschluß (keiner), 40,5% hatten einen Volksschul- oder Hauptschulabschluß (niedriger), 30,4% einen Realschulabschluß (mittlerer) und 18,05% einen Hochschulabschluß. Im Wintersemester 98/99 studierten 2,8% der deutschen Frauen an den deutschen Hochschulen.

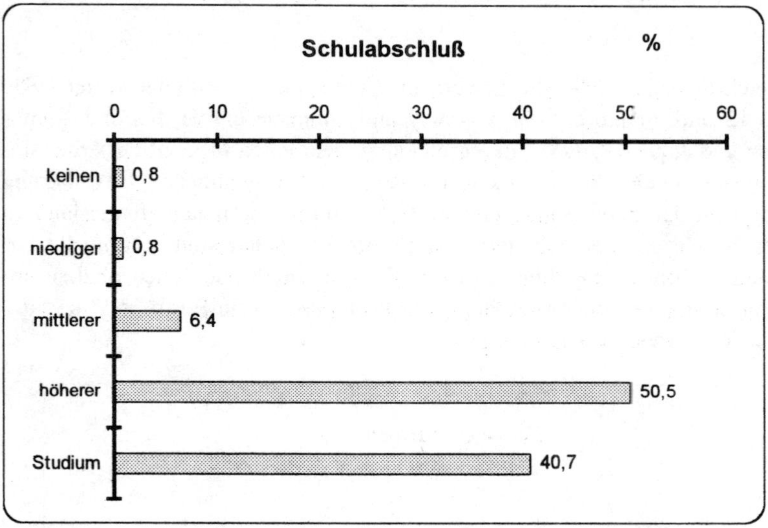

Abb. 6.6: Prozentuale Häufigkeitsverteilung der Variable Schulabschluß

4.9 Beruf (Tätigkeit) zur Zeit

Die folgende Abbildung 6.7 faßt die aktuelle berufliche Situation der befragten ausländischen Frauen zusammen.

29,9% der untersuchten Frauen befanden sich noch im Studium. Von der gesamten Stichprobe fielen 11,6% in die Gruppe der Hausfrauen. Als andere Akademikerinnen bezeichneten sich 9,8% der befragten Frauen; darunter waren Doktorandinnen oder Frauen mit einem Universitätsabschluß. 8,8% der ausländischen Frauen gaben an, aktuell keinen Beruf zu haben. 7,2% der Frauen waren im sozialen (Pädagogin) oder medizinischen Bereich (Physiotherapeutin) tätig. Der Anteil der befragten Ausländerinnen in gewerblichen Berufen (Programmiererin, Chemotechnikerin, Elektronikerin) betrug 7%. 4,9% waren Lehrerinnen und 4,6% im Büro- oder Verwaltungsbereich als Angestellte tätig. 3,1% befanden sich zum Zeitpunkt der Untersuchung in einer Berufsausbildung oder machten eine Umschulung. 3,1% gaben an, einer ungelernten Tätigkeit als Kellnerin oder Raumpflegerin nachzugehen. 1,5% waren Ärztinnen. Der Anteil der Arbeitlosen betrug 1,0%. 7,5% der befragten ausländischen Frauen machten zu dieser Frage keine Angaben.

Faßt man die Prozentwerte der Frauen aus der Tabelle, die in anerkannten Berufen (einschließlich der „anderen Akademikerinnen“) und in ungelernten Tätigkeiten beschäftigt waren, zusammen, ergibt sich ein Summenwert von 38,1%, d.h.

mehr als ein Drittel der hier untersuchten ausländischen Frauen waren erwerbstätig.

Im Vergleich dazu lag 1996 die Erwerbstätigkeitsquote der Frauen in der BRD (zwischen 15 und 60 Jahren) bei 55,1% (Bundesministerium für Familie, Senioren, Frauen und Jugend, 1998). Im Vergleich zu dem einen Prozent der arbeitslosen Frauen aus meiner Stichprobe waren 1996 in der weiblichen Bevölkerung Deutschlands in den alten Bundesländern 9,9% und in den neuen Bundesländern 22,5% der Frauen von der Arbeitslosigkeit betroffen (Bundesministerium für Familie, Senioren, Frauen und Jugend, 1998, S. 3). Es muß aber offen bleiben, inwiefern sich in meiner Stichprobe hinter der Kategorie „kein Beruf" u.U. zusätzliche arbeitslose Frauen verbergen.

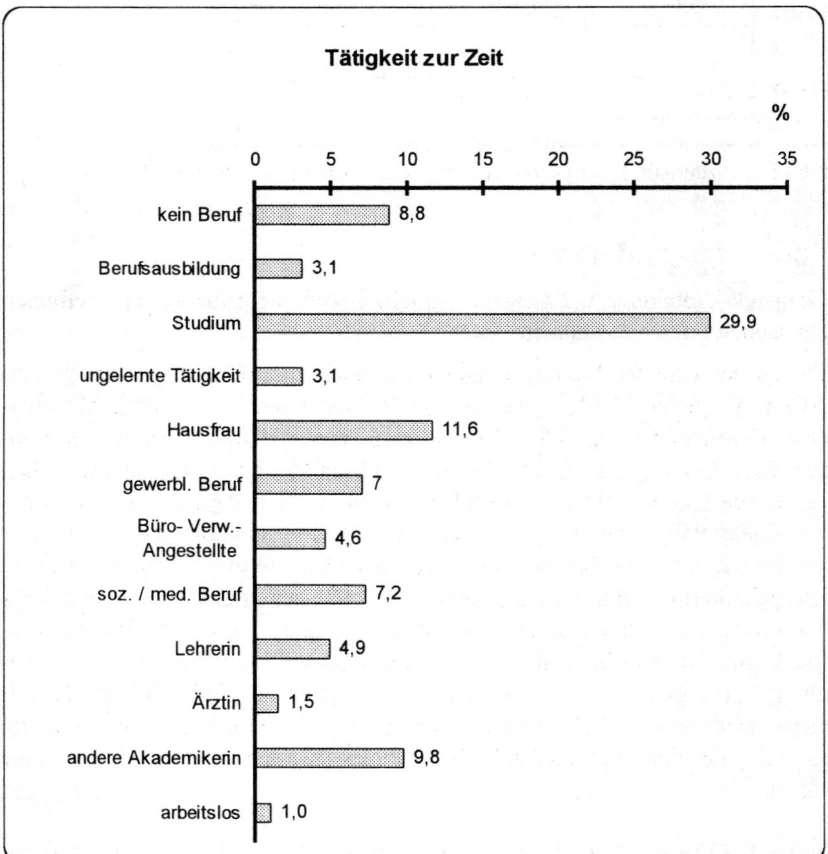

Abb. 6.7: Prozentuale Häufigkeitsverteilung der Variable Beruf/Tätigkeit zur Zeit

4.10 Einkommen

Nach Angaben der ausländischen Frauen (Siehe Abbildung 6.8), die an der Untersuchung teilgenommen haben, lebten 37,9% der Frauen vom eigenen Gehalt. 28,1% der ausländischen Frauen lebten vom Einkommen ihres Mannes. Die Anzahl der befragten Frauen, die durch Eltern, Familie oder andere Verwandte finanziell unterstützt wurden, betrug 13,1%.
Ebenfalls 13,1% lebten hauptsächlich vom Bafög oder Stipendium. Der Anteil der befragten Ausländerinnen, die von sozialen Organisationen oder Institutionen finanziell unterstützt wurden, betrug 7,0%.

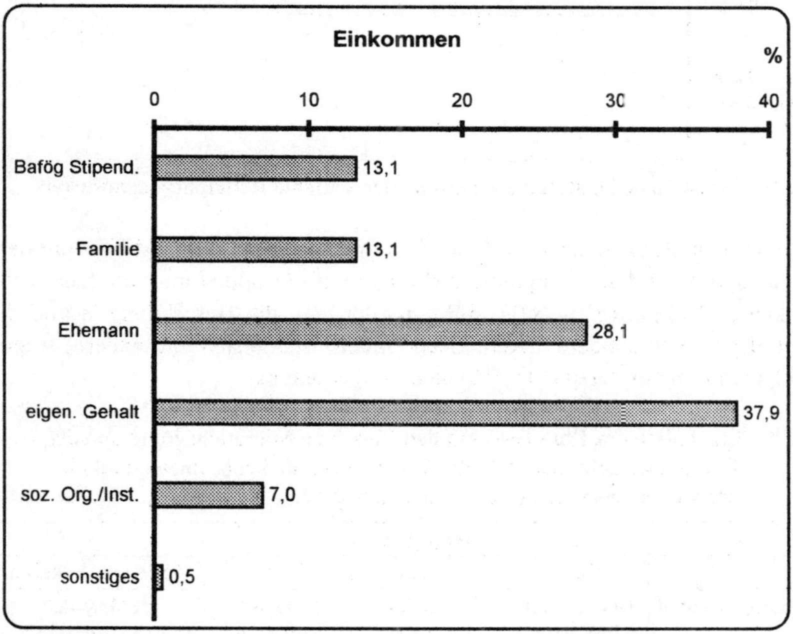

Abb. 6.8: Prozentuale Häufigkeitsverteilung der Variable Einkommen

4.11 Religion

Wie die Abbildung 6.9 zeigt, gehörte die Mehrzahl der untersuchten Frauen dem Christentum an. Islam als Religion gaben 24,1% der befragten Frauen an. 19,8% der Frauen fühlten sich keiner Religion zugehörig, und 3,7% waren Gläubige des Judentums, Buddhismus oder anderer Religionen. Leider gibt es keine neuen Angaben zur Religionszugehörigkeit der deutschen Bevölkerung (die Angaben im statistischen Jahrbuch 1999 stammen aus dem Jahr 1987).

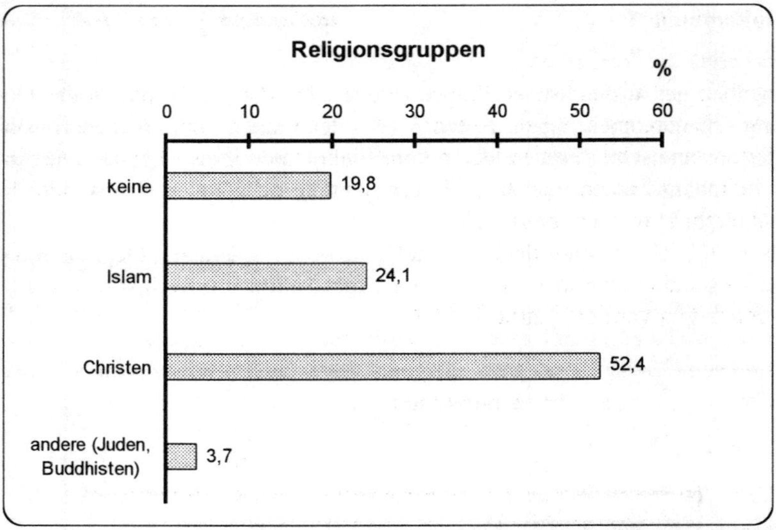

Abb. 6.9: Prozentuale Häufigkeitsverteilung der Variable Religionszugehörigkeit

Betrachtet man die ausländischen Frauen für sich, so ergibt der Chi^2-Test mit dem Migrationsgrund und der Religionszugehörigkeit als Gruppierungsvariablen einen signifikanten Befund (χ^2 =35.02, df=4, p=.000). In die Berechnung wurde die Gruppe der Frauen „anderer" Religionen (Juden, Buddhisten und andere) wegen ihrer kleinen Zellenbesetzung (3,7%) nicht aufgenommen.

Tab. 6.8: Ergebnisse des Chi^2-Tests mit den Variablen Migrationsgrund und der Religionszugehörigkeit. In der Tabelle sind die beobachteten und die erwarteten absoluten Häufigkeiten angegeben

	Religion			
	Keine	Islam	Christen	Zeilenhäufigkeiten
Migrationsgrund	Beobachtete (Erwartete)	Beobachtete (Erwartete)	Beobachtete (Erwartete)	Beobachtete (Beobachtete in %)
Sozialer	33 (41,2)	48 (49,9)	117 (106,8)	198 58,1%
Politischer	28 (15,0)	26 (18,2)	18 (38,9)	72 21,1%
Ökonomischer	10 (14,8)	12 (17,9)	49 (38,3)	71 20,8%
Spaltenhäufigkeiten	71 20,8%	86 25,2%	184 54,0%	341 100,0%

Anhand der Befunde in der Tabelle 6.8 kann man deskriptiv festhalten, daß die beobachteten Werte mehr oder weniger stark in allen Zellen von den erwarteten Werten abweichen. So würde man z.B. erwarten, daß die meisten Frauen - unab-

hängig von ihrem Migrationsgrund - Christen sind. Die beobachteten Werte zeigen jedoch, daß nur in den Gruppen mit sozialen und ökonomischen Migrationsgründen die meisten Frauen christlicher Religion angehörten. In der Gruppe der Frauen, die aus politischen Gründen in Deutschland leben, stellten dagegen die Atheistinnen den größten Anteil dar.
Nach dem signifikanten Ergebnis des Chi^2-Test, läßt sich sagen, daß die Verteilung der Variablen Religionszugehörigkeit nicht vom Migrationsgrund unabhängig ist.

Neben den bereits dargestellten soziodemografischen Daten wurden weitere Variablen erhoben, die sich auf die Gesundheit beziehen. Im folgenden sollen diese Daten statistisch beschrieben werden.

4.12 Chronische Krankheiten

Auf die Frage nach einer chronischen Krankheit antworteten 316 (86,3%) Frauen mit „Nein“ und 50 (13%) mit „Ja“. Die am häufigsten genannten Krankheiten waren Asthma, Allergien, Kopfschmerzen bzw. Migräne, Rückenschmerzen und Erkrankungen der Schilddrüse.
Der Chi^2-Test zeigt, daß die Variable chronische Krankheit nicht unabhängig von der Variablen Migrationsgrund ist ($\chi^2 = 8.15$, df=2, p=.017). So z.B. gaben Frauen, die aus politischen oder ökonomischen Gründen in Deutschland leben, das Vorhandensein einer chronischen Krankheit häufiger an als zu erwarten wäre. Demgegenüber berichteten Frauen, die aus sozialen Gründen in Deutschland leben, seltener als zu erwarten gewesen wäre, chronisch erkrankt gewesen zu sein (vgl. Tab. 6.9).

Tab. 6.9: Ergebnisse des Chi^2-Tests mit den Variablen Migrationsgrund und chronischer Krankheit. In der Tabelle sind die beobachteten und die erwarteten absoluten Häufigkeiten angegeben

	chronische Krankheiten		
Migrationsgrund	Nein	Ja	Zeilenhäufigkeiten
	Beobachtete (Erwartete)	Beobachtete (Erwartete)	Beobachtete (Beobachtete in %)
Sozialer	193 (183,9)	20 (29,1)	213 58,2%
Politischer	60 (65,6)	16 (10,4)	76 20,8%
Ökonomischer	63 (66,5)	14 (10,5)	77 21,0%
Spaltenhäufigkeiten	316 86,3%	50 13,7%	366 100,0%

4.13 Medikamenteneinnahme

Die ausländischen Frauen wurden auch nach der aktuellen Einnahme von Medikamenten gefragt. 315 (86,1%) der Frauen gaben an, daß sie zur Zeit keine Medikamente regelmäßig einnehmen. 51 Frauen (13,9%) haben diese Frage mit „Ja“ beantwortet. Es gab keinen signifikanten Unterschied zwischen den ausländischen Frauen aus den drei Gruppen bzgl. der Medikamenteneinnahme.

4.14 Lebensbedrohliche Erfahrungen

Die ausländischen Frauen wurden nach den gegebenfalls erlittenen lebensbedrohlichen Erkrankungen oder Erfahrungen gefragt. Während 322 (88,0%) Personen diese Frage mit „Nein“ beantworteten, bejahten sie 43 (11,2%) Personen. Der Chi^2-Test ergab hier einen tendenziell signifikanten Befund (χ^2 =4.98, df=2, p=.083).

Tab. 6.10: Ergebnisse des Chi^2-Tests mit den Variablen Migrationsgrund und lebensbedrohliche Erkrankungen. In der Tabelle sind die beobachteten und die erwarteten absoluten Häufigkeiten angegeben

Lebensbedrohliche Erkrankungen			
	Nein	Ja	Zeilenhäufigkeiten
Migrationsgrund	Beobachtete (Erwartete)	Beobachtete (Erwartete)	Beobachtete (Beobachtete in %)
Sozialer	189 (187,9)	24 (25,1)	213 58,4%
Politischer	70 (66,2)	5 (8,8)	75 20,5%
Ökonomischer	63 (67,9)	14 (9,1)	77 21,1%
Spaltenhäufigkeiten	322 88,2%	43 11,8%	365 100,0%

Anhand der Werte in Tabelle 6.10 kann deskriptiv festgehalten werden, daß die beobachteten Häufigkeiten in allen Zellen von den erwarteten Häufigkeiten abweichen. So z.B. gab es in der Gruppe der Frauen, die ökonomische Migrationsgründe nennen, mehr „Ja“ Antworten auf diese Frage als zu erwarten gewesen wäre.

4.15 Positive / negative Einflüsse auf die Gesundheit

Auf die Frage nach den negativen und positiven Einflußfaktoren auf die Gesundheit nannten die ausländischen Frauen sehr verschiedene Bedingungen. Aus diesen Antworten wurden jeweils acht Kategorien für positive und negative Ereignisse gebildet.

Die Abbildung 6.10 stellt die Prozentwerte der positiven Nennungen innerhalb der acht Kategorien dar, die für die ausländischen Frauen in Abhängigkeit von ihrem Migrationsgrund ausgerechnet wurden.

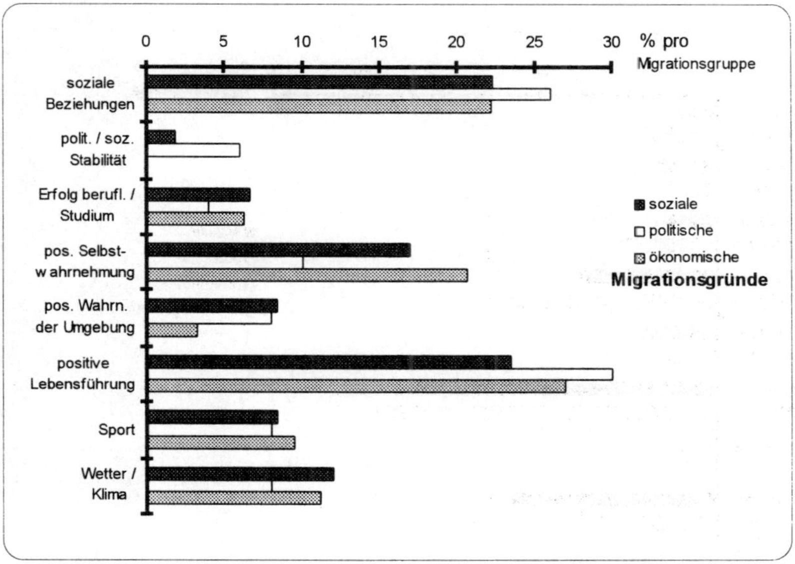

Abb. 6.10: Prozentuale Häufigkeiten der in der Stichprobe genannten **positiven** Einflußfaktoren auf die Gesundheit in Abhängigkeit vom Migrationsgrund

Die meisten positiven Nennungen fielen in die Kategorien positive Lebensführung (z.B. gutes Essen, Erholung, nicht Rauchen) und soziale Beziehungen (Familie, Kontakt mit anderen, etc.). Bezüglich der acht Kategorien gab es auf der deskriptiven Ebene keine großen Unterschiede zwischen den Gruppen mit den unterschiedlichen Migrationsgründen.

Einzig fällt auf, daß ausländische Frauen, die ökonomische Migrationsgründe angeben, in der Kategorie politische/soziale Stabilität (finanzielle Absicherung, Arbeit, stabile soziale Situation) keine Nennungen aufweisen (siehe Abbildung 6.10).

In der Abbildung 6.11 sind die Prozentwerte der negativen Nennungen - ebenfalls aufgeschlüsselt nach den drei Migrationsgründen - angegeben.

Wie die Abbildung zeigt, stellt die negative Lebensführung (Essen, Streß, Schlafmangel, Rauchen) einen der wichtigsten Faktoren dar, der die Gesundheit der ausländischen Frauen negativ beeinflußt. Während ausländische Frauen, die soziale Migrationsgründe angeben, in jeder der acht Kategorien Nennungen haben, lassen sich die Antworten der ökonomisch als auch der politisch motivierten Frauen nur sieben Kategorien zuordnen. So sehen die politische Gruppe in der

Umgebung (z.B. Alltagsstreß, schlechte Nachrichten) und die ökonomische Gruppe in „wenig Sport" keine Faktoren, die ihre Gesundheit negativ beeinflussen können (siehe Abbildung 6.11).

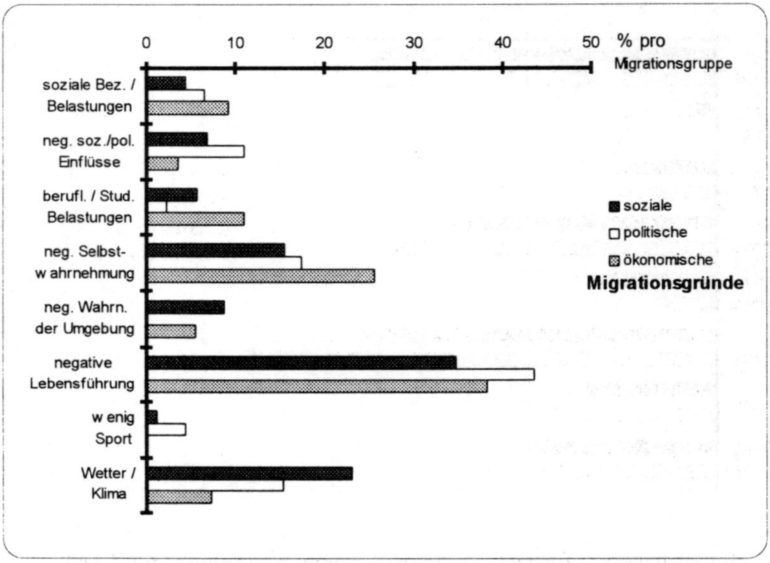

Abb. 6.11: Prozentuale Häufigkeiten der in der Stichprobe genannten **negativen** Einflußfaktoren auf die Gesundheit in Abhängigkeit vom Migrationsgrund

Zum Schluß sollen die wichtigsten soziodemografischen Daten und Gesundheitsindikatoren aus der Stichprobe tabellarisch zusammengefaßt werden, wobei vor allem die Verteilung der Werte auf die drei Migrationsgründe (sozialer, politischer und ökonomischer) interessiert.

Aus Übersichtlichkeitsgründen wurden bei einigen Variablen, mehrere Ausprägungsstufen gebündelt (siehe Tab. 6.11).

Die bei einigen Variablen auftretende Differenz zwischen der in der Tabelle oben aufgeführten Untergruppengröße (n) und der Summe der absoluten Häufigkeiten der Ausprägungsstufen einzelner Variablen weist auf Missingwerte hin.

Tab. 6.11: Statistiken (absolute und relative Häufigkeiten bzw. Mittelwerte) der soziodemografischen Variablen in Abhängigkeit vom Migrationsgrund

soziodemografische Variablen	**Ausprägungsstufen**	**Migrationsgrund**		
		sozialer n= 213	politischer n= 76	ökonomischer n= 77
Alter in Jahren (Mittelwert)		31,10	37,80	38,24
Aufenthaltsdauer in Deutschland (Mittelwert)		7,76	10,26	11,6
Familienstand	ledig	125(58,7)	17 (22,4)	7 (9,1)
	verheiratet	69 (32,4)	48 (63,2)	64 (83,1)
	geschieden/getrennt	18 (8,5)	11 (14,5)	5 (6,5)
	verwitwet	1 (0,5)	---	1 (1,3)
Wohnsituation	allein lebend	83 (39,2)	15 (19,7)	5 (6,5)
	mit Partner und Kind	44 (20,8)	43 (56,6)	47 (61,0)
	mit Partner	40 (18,9)	6 (7,9)	20 (26.0)
	mit Kind	7 (3,3)	8 (10,5)	3 (3,9)
	in Wohngemeinschaft	37 (17,5)	1 (1,3)	1 (1,3)
Schulabschluß	keiner/niedriger Abschluß	---	---	5 (6,5)
	mittlerer Abschluß	6 (2,8)	4 (5,3)	13 (17,1)
	Abitur	126(59,7)	34 (44,7)	25 (32,9)
	Studium/ Universitätsabschluß	76(37,4)	38 (50,0)	33 (43,4)
Beruf (zur Zeit)	kein Beruf	17 (8,5)	9 (13,0)	7 (10,3)
	Hausfrau	12 (6.0)	7 (10,1)	22 (32,4)
	in (Uni) Ausbildung	95 (47,5)	17 (24,6)	8 (11,7)
	berufstätig	50 (25,0)	28 (40,4)	26 (38,1)
	andere Akademikerinnen	24 (12,0)	6 (8.6)	5 (7,4)
hauptsächliche finanzielle Einkommensquelle	Bafög/Stipendium	42 (19,8)	5 (6,6)	1 (1,3)
	Unterstützung durch Eltern	41 (19,3)	3 (3,9)	4 (5,2)
	Gehalt des Ehemannes	37 (17,5)	19 (25,0)	47 (61,0)
	Ich verdiene selbst	85(40,1)	36 (47,4)	20 (26,0)
	Unterstützung durch Org./Inst.	7 (3,3)	12 (15,8)	4 (5,2)
Religionsangehörigkeiten	keine	33 (16,7)	28 (38,9)	10 (14,1)
	Islam	48 (24,2)	26 (36,1)	12 (16,9)
	Christen	117(59,1)	18 (25,0)	49 (69,0)
chronische Krankheit	Ja	20 (9,4)	16 (21,1)	14 (18,2)
	Nein	193(90,6)	60 (78,9)	63 (81,8)
regelmäßige Medikamenten- Einnahme	Ja	26 (12,2)	13 (17,1)	12 (15,6)
	Nein	187(87,8)	63 (82,9)	65 (84,4)
lebensbedrohliche Erfahrungen	Ja	24 (11,3)	5 (6,7)	14 (18,2)
	Nein	189(88,7)	70 (93,3)	63 (81,8)

Kapitel 7

Einleitung

Die Daten wurden mit Hilfe des Statistiksoftwareprogramms SPSS ausgewertet. Es wurden ein- und zweifaktorielle Varianzanalysen und Faktorenanalysen durchgeführt. Die Darstellung der empirischen Ergebnisse gliedert sich in folgende Abschnitte: Zunächst beschreibe ich die Ergebnisse bzgl. der Wirkung des Migrationsgrundes auf die acht abhängigen Variablen (erste Fragestellung). Dann folgt die Darstellung der Ergebnisse zur Wirkung des Kohärenzgefühls auf die sieben abhängigen Variablen (zweite Fragestellung). Danach stelle ich die Ergebnisse zur Wirkung des Migrationsgrundes und des Kohärenzgefühls auf die sieben abhängigen Variablen dar (dritte Fragestellung).
Bei der Beschreibung der Ergebnisse werden Haupt- sowie Wechselwirkungseffekte bis zu einem Signifikanzniveau von fünf Prozent als statistisch bedeutsam und Effekte zwischen fünf und zehn Prozent als tendenziell statistisch bedeutsam bezeichnet. Auf Unterschiede, die über dem zehn Prozent Niveau liegen, wird nicht eingegangen.

1. Darstellung der Ergebnisse der ersten Fragestellung

In diesem Abschnitt werden die Ergebnisse der einfaktoriellen Varianzanalysen mit dem dreistufigen unabhängigen Faktor Migrationsgrund (sozial, politisch, ökonomisch) und den abhängigen Variablen:

- „Gefühl in Deutschland",
- „Heimweh" ,
- „empfundene Gesundheit",
- Kohärenzgefühl,
- Angstfreiheit / Ängstlichkeit
- körperlicher Zustand,
- Kompetenz- und Kontrollüberzeugungen und
- Soziale Unterstützung

dargestellt.

1.1 Befunde zum „Gefühl in Deutschland"

Die einfaktorielle Varianzanalyse mit dem unabhängigen Faktor Migrationsgrund und der abhängigen Variablen „Gefühl in Deutschland" erbrachte ein signifikantes Ergebnis ($F(2/362) = 7{,}589$; $p=.001$). Frauen, die verschiedene Migrationsgründe angeben, fühlen sich auch unterschiedlich (un)wohl in Deutschland.
Zur Klärung der Frage, zwischen welchen der drei Gruppen signifikante Unterschiede bestehen, wurden multiple Mittelwertsvergleiche nach Duncan auf einem

α-Niveau von 0.05 durchgeführt. Dabei stellte sich heraus, daß ausländische Frauen, die aus politischen Gründen in Deutschland leben, sich signifikant weniger wohl in Deutschland fühlen als Frauen, die aus sozialen oder ökonomischen Gründen immigrieren (siehe auch Tab. 7.1 und Abb. 7.1).

1.2 Befunde zum „Heimweh"

Um die Heimwehgefühle bei den ausländischen Frauen in den drei Gruppen zu evaluieren, wurde eine einfaktorielle Varianzanalyse durchgeführt, bei der die Migrationsgründe (soziale, politische und ökonomische) als unabhängige Variable und die Ausprägung des Heimwehs als abhängige Variable aufgenommen wurden. Sie erbrachte keinen signifikanten Haupteffekt für die Migrationsgründe, d.h., daß sich die ausländischen Frauen, die aus sozialen, politischen oder ökonomischen Gründen in Deutschland leben, hinsichtlich ihrer Heimwehgefühle nicht unterscheiden ($F(2/361)= 1,485$; $p=.227$, siehe auch Tab. 7.1 und Abb. 7.1).

1.3 Befunde zur „empfundenen Gesundheit"

Die einfaktorielle Varianzanalyse mit dem unabhängigen Faktor Migrationsgrund und der abhängigen Variable „empfundene Gesundheit" erbrachte ein signifikantes Ergebnis ($F(2/358) = 4,342$; $p=.014$, siehe auch Tab. 7.1 und Abb. 7.1). Ein Vergleich der gruppenspezifischen Mittelwerte in der „empfundenen Gesundheit" mit Hilfe des Duncan-Verfahrens auf einem $\alpha = 0.05$ zeigt auf, daß die ausländischen Frauen, die aus politischen Gründen in Deutschland leben, ihre Gesundheit signifikant schlechter empfinden als die anderen beiden Gruppen.

Tab. 7.1: Mittelwerte und Standardabweichungen von „Gefühl in Deutschland", „Heimweh", und „empfundener Gesundheit" in Abhängigkeit vom Migrationsgrund

Migrationsgründe	Gefühl in Deutschland (n = 365)	Heimweh (n = 364)	empfundene Gesundheit (n = 361)
	Mittelwert (Std.abw.)	Mittelwert (Std.abw.)	Mittelwert (Std.abw.)
soziale	3,68 (0,77)	2,97 (0,93)	3,82 (0,82)
politische	3,29 (0,69)	2,82 (0,96)	3,59 (0,84)
ökonomische	3,67 (0,82)	3,08 (1,01)	3,99 (0,81)
sig.	**		*

* = .01< p >.05; ** = p < .01

Die Abbildung 7.1 zeigt die Mittelwerte in den Variablen „Gefühl in Deutschland“, „Heimweh“ und „empfundener Gesundheit“ in Abhängigkeit von den drei Faktorstufen des Migrationsgrundes (sozialer, politischer und ökonomischer).

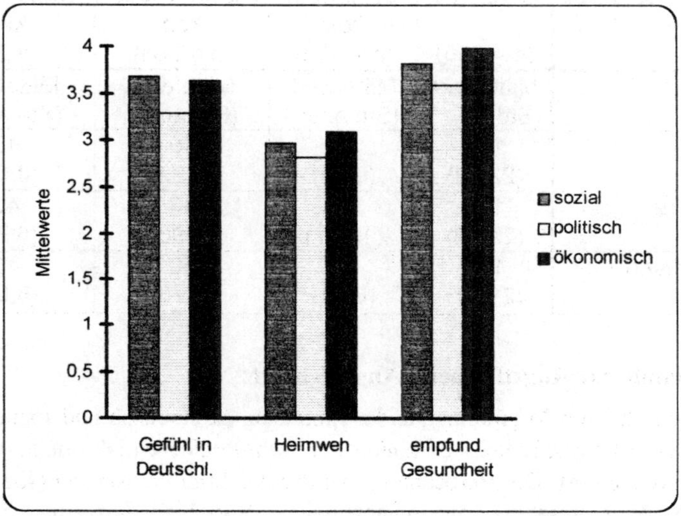

Abb 7.1: Mittelwerte in den Variablen „Gefühl in Deutschland“, „Heimweh“ [1]„ und „empfundener Gesundheit“ in Abhängigkeit vom Migrationsgrund (sozialer, politischer oder ökonomischer)

1.4 Befunde zum Kohärenzgefühl (SOC)

Die Varianzanalyse, bei der das Kohärenzgefühl als abhängige Variable und der Aufenthaltsgrund von ausländischen Frauen als unabhängiger Faktor fungierten, erbrachte keinen signifikanten Effekt für den Migrationsgrund.
Ausländische Frauen, die aus sozialen, politischen oder ökonomischen Gründen in Deutschland leben, unterscheiden sich nicht signifikant in der Ausprägung ihres Kohärenzgefühls (F(2/357)= 1,08; p=.340, siehe auch Tab. 7.2).

Des weiteren weisen auch die entsprechenden Varianzanalysen mit den Subskalen des Kohärenzgefühls als abhängige Variablen keine überzufälligen Resultate auf. Es zeigt sich, daß zwischen ausländischen Frauen, die aus sozialen, politischen oder ökonomischen Gründen in Deutschland leben, keine signifikanten Unterschiede in bezug auf die Werte in den Subskalen „Verstehbarkeit“ (F(2/360)= 0,630; p=.533), „Handhabbarkeit“ (F(2/360) =1,626; p=.198) und „Bedeutsamkeit“ (F(2/363)=1,057; p=.349) bestehen (siehe Tab. 7.2).

[1] Hohe Werte im „Heimweh“ weisen auf seltenes Erleben dieses Gefühls hin

Tab. 7.2: Mittelwerte und Standardabweichungen für das Kohärenzgefühl (SOC-ges) und dessen Subskalen in Abhängigkeit vom Migrationsgrund

Migrationsgründe	SOC-ges (n = 360)	Verstehbarkeit (n = 363)	Handhabbarkeit (n = 363)	Bedeutsamkeit (n = 366)
	Mittelwert (Std.abw.)	Mittelwert (Std.abw.)	Mittelwert (Std.abw.)	Mittelwert (Std.abw.)
soziale	138 (22,98)	47 (9,97)	49 (8,22)	42 (8,04)
politische	134 (22,92)	46 (10,97)	48 (7,98)	40 (6,73)
ökonomische	139 (21,21)	48 (8,98)	50 (7,78)	42 (8,04)

1.5 Befunde zur Angstfreiheit / Ängstlichkeit

Um den Einfluß des Migrationsgrundes (politisch, ökonomisch und sozial) auf die Ängstlichkeit (Angstfreiheit) zu überprüfen, wurde eine einfaktorielle Varianzanalyse durchgeführt. Die Berechnung, bei der der Migrationsgrund (sozialer, politischer, ökonomischer) als unabhängige Variable und die Ängstlichkeit/Angstfreiheit (STAI-Trait) als abhängige Variable fungierten, erbrachte keinen signifikanten Haupteffekt ($F(2/353)= 0,553$; $p=.576$, siehe auch Tab. 7.3). Das heißt, ausländische Frauen, die aus sozialen, politischen oder ökonomischen Gründen in Deutschland leben, unterscheiden sich nicht signifikant in ihrer dispositionellen Ängstlichkeit, wie sie im STAI-Trait erfaßt wird.

Der STAI-Trait beinhaltet Items, die sich sowohl auf positive als auch negative Gedanken und Befindlichkeiten beziehen. Aufgrund der unterschiedlichen Inhalte und Richtungen der Items könnten die positiv formulierten Items als Ausdruck von Angstfreiheit und somit als Indikator eines positiven Gesundheitserlebens angesehen werden. Um diese positiv formulierten Items des Fragebogens zu isolieren und um überprüfen zu können, ob bzw. inwiefern sie miteinander zusammenhängen, wurde eine Faktorenanalyse (Hauptkomponentenanalyse mit orthogonaler Rotation) durchgeführt.

In der Tat zeigt eine drei Faktoren-Lösung (Eigenwerte > 1), in der insgesamt 51,5% der Gesamtvarianz aufgeklärt wird, daß die meisten positiv formulierten Items auf einem Faktor hoch laden und von den anderen Items klar unterschieden werden können. Die extrahierten Faktoren können folgendermaßen interpretiert werden (Ladungen > 0,5 in Klammern):

FAKTOR 1: *positive Items (aufgeklärte Varianz = 35,2%)*

Items: 21. Ich bin vergnügt (0,61)
26. Ich fühle mich ausgeruht (0,76)
27. Ich bin ruhig und gelassen (0,77)
30. Ich bin glücklich (0,62)
33. Ich fühle mich geborgen (0,56)
36. Ich bin zufrieden (0,57)
39. Ich bin ausgeglichen (0,72)

FAKTOR 2: *Befindlichkeiten (aufgeklärte Varianz = 10,1%)*

Items: 24. Ich glaube, mir geht es schlechter als anderen Leuten (0,74)
28. Ich glaube, daß mir meine Schwierigkeiten über den Kopf wachsen (0,69)
30. Ich bin glücklich (-0,50)
35. Ich fühle mich niedergeschlagen (0,65)
36. Ich bin zufrieden (-0,56)

FAKTOR 3: *negative Gedanken (aufgeklärte Varianz = 6,2%)*

Items: 29. Ich mache mir zuviel Gedanken über unwichtige Dinge (0,81)
31. Ich neige dazu, alles schwer zu nehmen (0,62)
34. Ich mache mir Sorge über mögliches Mißgeschick (0,69)
37. unwichtige Gedanken gehen mir durch den Kopf und bedrücken mich (0,77)

Die Werte in den einzelnen Faktoren ergeben sich, indem die Rohwerte der hochladenden Items mit der jeweiligen Faktorladung multipliziert und die so entstandenen Produkte aufsummiert und abschließend gemittelt werden. Die hochladenden Items sind solche, deren Faktorladungen größer 0,5 sind. Gegenüber der üblichen Verfahrensweise, bei der alle Items, also auch solche mit geringeren Ladungen, berücksichtigt werden (siehe z.B. „Faktor Analysis"; in: SPSS, 1992), erscheint dieses Vorgehen als konservativer, da nur wirklich relevante Items Einfluß auf die Faktorenwerte nehmen. Damit entspricht die Berechnung der Faktorenwerte auch eher der Art und Weise, wie Faktoren letztendlich interpretiert, d.h. „benannt" werden.

Die transformierten Werte im Faktor „positive Items" variieren von 0,65 bis 2,6. Da bei den positiven Items vor der Summenbildung die Antwortskala umgepolt wird, bedeutet ein niedriger, transformierter Wert, daß die Person selten ängstlich bzw. oft vergnügt, ausgeruht, gelassen oder glücklich ist. Im Faktor „Befindlichkeiten" variieren die Werte von 0,204 bis 0,816. Auch hier stehen niedrige Werte für niedrige Ängstlichkeit. Im Faktor „negative Gedanken" reicht die Spannweite von 0,72 bis 2,88. Hohe Werte in diesem Faktor weisen auf hohe dispositionelle Ängstlichkeit hin.

Die drei einfaktoriellen Varianzanalysen mit dem Migrationsgrund als unabhängiger Variable und den drei gebildeten Faktoren des STAI-Trait als abhängigen Variablen zeigten lediglich bei dem Faktor „positive Items" ein signifikantes Resultat (F(2/312)= 4,754; p=.009, siehe auch Tab. 7.3).

Tab. 7.3: Mittelwerte und Standardabweichungen in STAI-Trait (gesamt) und den drei Faktoren des STAI-Trait in Abhängigkeit vom Migrationsgrund

Migrationsgründe	**STAI-Trait (gesamt)** (n = 356)	**positive Items** (n = 315)	**Befindlichkeiten** (n = 341)	**negative Gedanken** (n = 350)
	Mittelwert (Std.abw.)	Mittelwert (Std.abw.)	Mittelwert (Std.abw.)	Mittelwert (Std.abw.)
soziale	43,14 (9,72)	1,59 (0,4)	0,28 (0,22)	1,59 (0,48)
politische	44,82 (8,97)	1,74 (0,32)	0,22 (0,21)	1,53 (0,51)
ökonomische	42,38 (8,93)	1,56 (0,37)	0,26 (0,2)	1,53 (0,46)
sig.		**		

* = .01< p >.05; ** = p < .01

Aus der Tabelle 7.3 geht hervor, daß ausländische Frauen, die aus politischen Motiven in Deutschland leben, bei den positiv formulierten Items im Durchschnitt einen höheren Wert erreichen als Frauen, die aus sozialen oder ökonomischen Gründen immigrieren.

Im Duncan-Test konnte dieser Mittelwertsunterschied statistisch abgesichert werden. Demnach stimmen Frauen, die aus politischen Gründen in Deutschland leben, seltener den positiven Items zu als die anderen beiden Gruppen.

Zur Veranschaulichung dieser Befunde sind in der Abbildung 7.2 die Mittelwerte in der STAI-Trait Gesamtskala und in den drei Faktoren des STAI-Trait dargestellt.

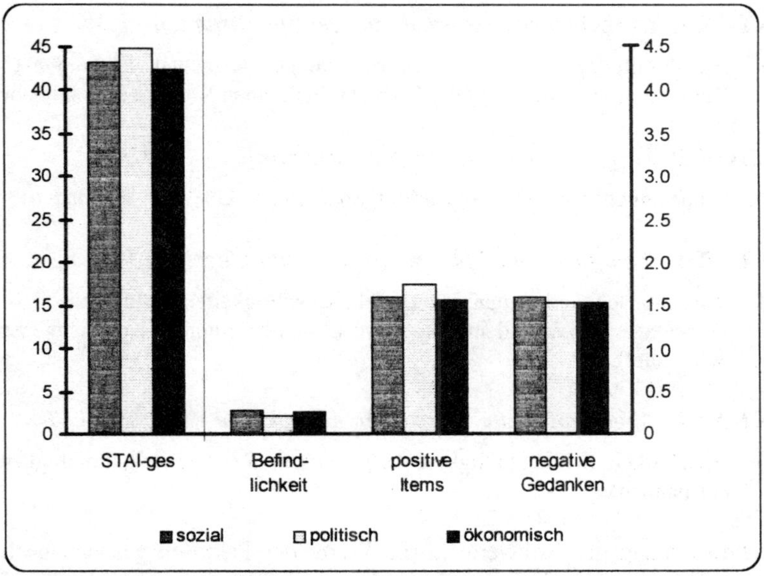

Abb. 7.2: Mittelwerte in der STAI-Trait Gesamtskala und in den drei extrahierten Faktoren des STAI-Trait-Fragebogens in Abhängigkeit vom Migrationsgrund

1.6 Befunde zum körperlichen Zustand

Die einfaktorielle Varianzanalyse mit dem unabhängigen Faktor Migrationsgrund und der abhängigen Variablen körperlicher Zustand erbrachte ein signifikantes Ergebnis.

Ausländische Frauen, die aus politischen Gründen in Deutschland leben, weisen hier die höchsten Beschwerde-Werte auf ($F(2/273)=3{,}954$; $p=.020$, siehe auch Tab. 7.4 und Abb. 7.3). Im Einzelvergleich zeigte der Duncan-Test auf dem α-Niveau 0.05, daß ausländische Frauen, die aus politischen Gründen hier sind, sich sowohl von der Gruppe der ökonomisch als auch der sozial motivierten ausländischen Frauen in ihren körperlichen Beschwerden signifikant unterscheiden.

Aufgrund dieser signifikanten Unterschiede wurde eine weitere Varianzanalyse durchgeführt. Da die Items der Beschwerdeliste sehr heterogene Beschwerden erfassen, hielt ich es für sinnvoll, durch die Durchführung einer Faktorenanalyse Gruppen von homogenen Items herauszufinden und diese anschließend als abhängige Variablen in die Varianzanalyse aufzunehmen.

In der Faktorenanalyse (Hauptkomponentenanalyse mit orthogonaler Rotation) mit einer vier Faktoren-Lösung (Eigenwerte > 1), in der insgesamt 41,6% der Gesamtvarianz aufgeklärt wird, lassen sich die Items der jeweiligen Faktoren unter folgende Oberbegriffe zusammenfassen:

FAKTOR 1: *Herz/Atembeschwerden (aufgeklärte Varianz = 27,2%)*

Items: (Herzklopfen; Herzschmerzen; unregelmäßiger Herzschlag; Blutandrang zum Kopf; Atemnot; Druck auf der Brust; Gefühl, einen Kloß im Hals zu haben)

FAKTOR 2: *Magenbeschwerden (aufgeklärte Varianz = 5,3%)*

Items: (empfindlicher Magen; Völlegefühl; Sodbrennen; Übelkeit; Blähungen)

FAKTOR 3: *Schlafprobleme/Müdigkeit/Kopfweh (aufgeklärte Varianz = 4,9%)*

Items: (Einschlafschwierigkeiten; Durchschlafschwierigkeiten; Müdigkeit, Zerschlagensein nach dem Aufstehen; schnelles Ermüden; Kopfschmerzen; Schwindel)

FAKTOR 4: *Angespanntsein/ Reizbarkeit (aufgeklärte Varianz = 4,3%)*

Items: (Reizbarkeit; Schreckhaftigkeit; Aufgeregtsein; Rastlosigkeit; Unfähigkeit zu entspannen)

Die Umwandlung der Rohwerte in die Werte der Faktoren geschah nach dem gleichen Prinzip, wie bei den extrahierten Faktoren aus dem STAI-Trait-Fragebogen (vgl. Abschnitt 1.5).
In den einfaktoriellen Varianzanalysen mit dem Migrationsgrund als unabhängige Variable und den jeweiligen Faktoren der Beschwerdeliste als abhängige Variablen ergaben sich für die Faktoren: Herz / Atembeschwerden ($F(2/337) = 5,252$; $p = .006$), Schlafprobleme / Müdigkeit / Kopfweh ($F(2/348) = 3,363$; $p = .036$) sowie Angespanntsein / Reizbarkeit ($F(2/334)=3,392$; $p=.035$) signifikante Unterschiede zwischen ausländischen Frauen, die aus politischen, ökonomischen und sozialen Gründen in Deutschland leben. Der Effekt des Migrationsgrunds auf die Magenbeschwerden (Faktor 2) war demgegenüber nicht signifikant ($F(2/329)=1,279$; $p=.28$).

Betrachtet man die Mittelwerte der signifikant gewordenen Faktoren (vgl. Tab. 7.4), so scheinen ausländische Frauen, die aus politischen Gründen in Deutschland leben, häufiger an Herz- und Atembeschwerden zu leiden, häufiger Schlafprobleme und Kopfschmerzen zu haben und häufiger müde, angespannt oder reizbar zu sein als ausländische Frauen, die entweder aus sozialen oder ökonomischen Gründen in Deutschland leben.
Eine Überprüfung dieser Mittelwerte mit Hilfe des Duncan-Tests konnte die augenscheinlichen Unterschiede zum größten Teil statistisch bestätigen. So gab es bzgl. der Gesamtskala körperliche Beschwerden sowie in den Faktoren Herz/Atembeschwerden und angespannt/reizbar sein signifikante Unterschiede in den Werten der Frauen, die aus politischem Grund in Deutschland leben im Vergleich zu den Werten der anderen beiden Gruppen. Im Faktor 3 (Schlafprobleme / Kopfschmerzen) erbrachte der gleiche Duncan-Test einen signifikanten Unter-

schied nur zwischen Frauen, die aus politischem Grund in Deutschland leben und ausländischen Frauen, die aus sozialem Grund in Deutschland leben.

Tab. 7.4: Mittelwerte und Standardabweichungen in Beschwerdeliste (gesamt) und den vier Faktoren der Beschwerdeliste in Abhängigkeit vom Migrationsgrund

Migrations-gründe	**BL gesamt** (n = 276)	**Herz / Atemb.** (n = 340)	**Magen-beschw.** (n = 332)	**Schlaf., Kopfschm.** (n = 351)	**angesp./ reizbar** (n = 337)
	Mittelwert (Std.abw.)	Mittelwert (Std.abw.)	Mittelwert (Std.abw.)	Mittelwert (Std.abw.)	Mittelwert (Std.abw.)
soziale	1,78 (0,48)	0,87 (0,32)	1,16 (0,46)	1,16 (0,43)	1,38 (0,48)
politische	1,99 (0,55)	1,02 (0,46)	1,25 (0,43)	1,32 (0,41)	1,53 (0,49)
ökonomische	1,75 (0,52)	0,88 (0,31)	1,14 (0,45)	1,21 (0,47)	1,31 (0,55)
sig.	*	**		*	*

* = .01< p >.05; ** = p < .01

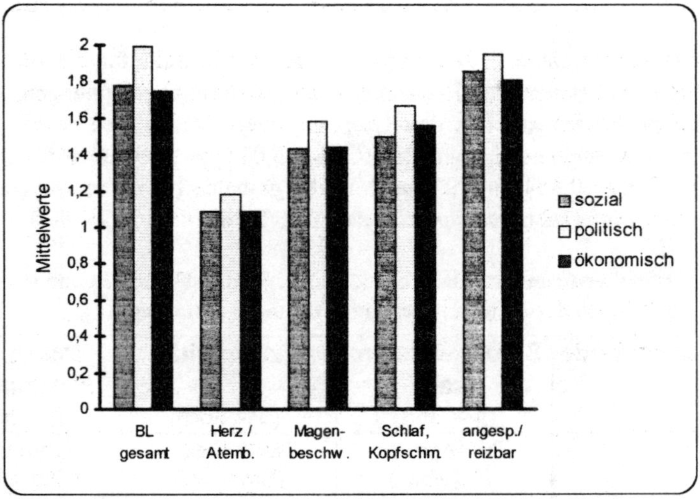

Abb. 7.3: Mittelwerte in der Gesamtskala Beschwerdeliste und den vier extrahierten Faktoren der Beschwerdeliste in Abhängigkeit vom Migrationsgrund

1.7 Befunde zur Kompetenz- und Kontrollüberzeugung

Die einfaktoriellen Varianzanalysen mit dem Aufenthaltsgrund (sozial, politisch oder ökonomisch) als unabhängige Variable und den jeweiligen primären Skalen des Fragebogens zu Kontrollüberzeugung als abhängige Variablen erbrachten keine signifikanten Effekte. Die ausländischen Frauen, die aus sozialen, politischen oder ökonomischen Gründen in Deutschland leben, unterscheiden sich nicht signifikant in ihrem generalisiertem Selbstkonzept eigener Fähigkeit (F(2/361)=0,261; p=.770), in der Internalität (F(2/360)=0,344; p=.709), in der sozial bedingten Externalität (F(2/360)= 0,080; p=.924) oder in der fatalistisch bedingten Externalität (F(2/361)= 1,586; p=.206).

Tab. 7.5: Mittelwerte und Standardabweichungen für die primären Skalen des FKK in Abhängigkeit vom Migrationsgrund

Migrationsgründe	**Selbstkonzept** (n = 364)	**Internalität** (n = 363)	**soz. Externalität** (n = 363)	**fatal. Externalität** (n = 364)
	Mittelwert (Std.abw.)	Mittelwert (Std.abw.)	Mittelwert (Std.abw.)	Mittelwert (Std.abw.)
soziale	31,0 (6,31)	32,0 (5,35)	24,1 (6,34)	25,2 (6,49)
politische	31,6 (5,94)	31,5 (5,58)	24,4 (6,82)	23,7 (7,86)
ökonomische	31,2 (6,25)	32,2 (5,30)	24,1 (6,38)	24,0 (6,97)

Diese nicht signifikanten Differenzierungen gelten ebenfalls für die sekundären- und tertiären Subskalen der Kompetenz- und Kontrollüberzeugungen, d.h. die ausländischen Frauen aus den drei Gruppen unterscheiden sich weder in ihren Selbstwirksamkeitsüberzeugungen (F(2/360)= 0,010; p=.989) noch in der Externalität (F(2/360)= 0,354; p=.702) noch in der globalen bipolaren Dimension der generalisierten Internalität versus Externalität (F(2/360)= 0,173; p=.841).

Tab. 7.6: Mittelwerte und Standardabweichungen für die sekundären und tertiären Subskalen des FKK in Abhängigkeit vom Migrationsgrund

Migrationsgründe	**Selbstwirksamkeit** (n = 363)	**Externalität** (n = 363)	**Intern. vs. Externalität** (n = 363)
	Mittelwert (Std.abw.)	Mittelwert (Std.abw.)	Mittelwert (Std.abw.)
soziale	63,1 (10,24)	49,2 (11,22)	13,9 (18,15)
politische	63,2 (9,98)	48,1 (12,76)	15,0 (20,86)
ökonomische	63,3 (9,42)	48,2 (11,31)	15,0 (18,14)

Die hier referierten Ergebnisse machen deutlich, daß der Migrationsgrund keinen signifikanten Einfluß auf die Kompetenz- und Kontrollüberzeugungen hat.

1. 8 Befunde zur Sozialen Unterstützung

Bei der Überprüfung der Effekte des Migrationsgrundes auf die Soziale Unterstützung wurden mehrere Varianzanalysen durchgeführt, in denen die einzelnen Sub- und Zusatzskalen des SOZU-Fragebogens als abhängige Variablen eingingen.

Um einen groben Überblick zu bekommen, wurde zunächst überprüft, ob sich die ausländischen Frauen hinsichtlich der Gesamtskala wahrgenommene soziale Unterstützung (bestehend aus emotionale Unterstützung, praktische Unterstützung und soziale Integration) unterscheiden. Die Varianzanalyse erbrachte einen signifikanten Effekt des Migrationsgrunds auf die wahrgenommene soziale Unterstützung (F(2/353)= 3,220; p=.041). Wie die Abbildung 7.4 zeigt, haben ausländische Frauen, die aus politischen Gründen in Deutschland leben, niedrigere Werte in der Gesamtskala als die beiden anderen Gruppen, wobei nach dem Duncan-Test sich allein der Unterschied zwischen den politisch und sozial motivierten Frauen als signifikant erwies.

Da die Skala wahrgenommene soziale Unterstützung den Gesamtwert aus den drei Unterstützungsskalen darstellt, wurde in weiteren Analysen überprüft, ob der gefundene signifikante Unterschied durch alle drei Komponenten gestützt wird oder nur auf ein oder zwei bestimmten Subskalen basiert.

Die drei einfaktoriellen Varianzanalysen mit dem unabhängigen Faktor Migrationsgrund und den Subskalen emotionale Unterstützung, praktische Unterstützung und soziale Integration als abhängigen Variablen zeigen, daß sich ein signifikanter Unterschied nur in der Skala emotionale Unterstützung ergibt (F(2/357)= 4,073; p=.018).

Man kann davon ausgehen, daß die signifikante Differenz bei der Gesamtskala wahrgenommene soziale Unterstützung hauptsächlich auf die Subskala emotionale Unterstützung zurückzuführen ist. In dieser Subskala liegen die höchsten Werte in der Gruppe der ausländischen Frauen, die aus sozialen Gründen in Deutschland leben, und die niedrigsten bei ausländischen Frauen, die politische Migrationsgründe angeben.

Dieser Unterschied konnte auch mit Hilfe des Duncan-Tests statistisch abgesichert werden, d.h. Frauen, die aus politischen Gründen in Deutschland sind, erfahren signifikant weniger emotionale Unterstützung, sie erleben sich weniger akzeptiert und gemocht und sie können weniger ihre negativen und positiven Gefühle mit anderen teilen als die Frauen, die aus sozialen Gründen in Deutschland leben.

Tab. 7.7: Mittelwerte und Standardabweichungen für die SOZU-Gesamtskala und die Subskalen in Abhängigkeit vom Migrationsgrund

Migrations-gründe	**emotionale Unterstützung** (n = 360)	**praktische Unterstützung** (n = 364)	**soziale Integration** (n = 359)	**wahr. soziale Unterstützung** (n = 356)
	Mittelwert (Std.abw.)	Mittelwert (Std.abw.)	Mittelwert (Std.abw.)	Mittelwert (Std.abw.)
soziale	68,3 (10,45)	36,7 (6,99)	48,1 (8,52)	153,2 (23,61)
politische	64,4 (10,49)	35,6 (5,91)	45,9 (7,92)	145,9 (21,54)
ökonomische	65,7 (13,03)	35,1 (7,39)	47,1 (8,77)	147,7 (26,81)
sig.	*			*

* = .01< p >.05; ** = p < .01

Die Abb. 7.4 stellt die Mittelwerte in den einzelnen Skalen der wahrgenommenen sozialen Unterstützung dar in Abhängigkeit vom Migrationsgrund der ausländischen Frauen.

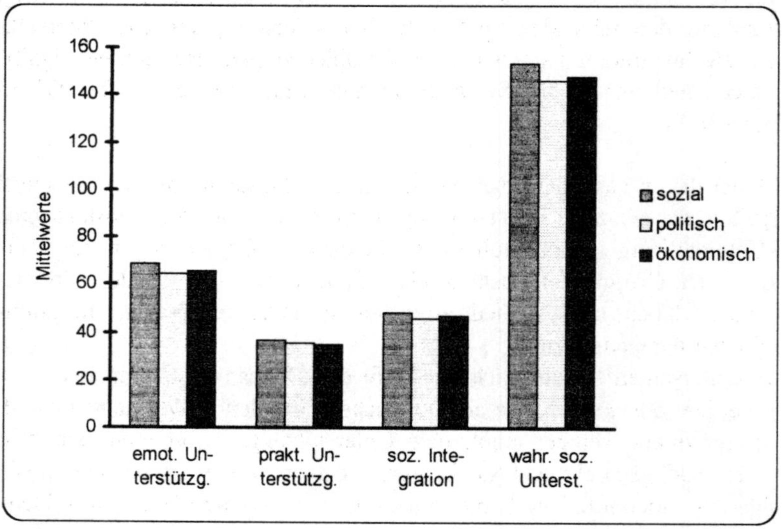

Abb. 7.4: Mittelwerte und Standardabweichungen von den drei Subskalen der sozialen Unterstützung sowie der Gesamtskala (WASU: emotionale Unterstützung + praktische Unterstützung + soziale Integration) in Abhängigkeit vom Migrationsgrund

In einer weiteren Varianzanalyse mit dem Migrationsgrund als unabhängige Variable und der Skala soziale Belastung als abhängige Variable ergab sich ein signifikanter Befund (F(2/355)= 3,481; p=.032, siehe auch Tab. 7.8 und Abb. 7.5).

Ein Einzelvergleich der Mittelwerte mit Hilfe des Duncan-Tests zeigt auf, daß ausländische Frauen, die aus politischen Gründen in Deutschland leben, signifikant mehr soziale Belastungen wahrnehmen als Frauen, die aus sozialen Gründen in Deutschland leben.

In den Varianzanalysen mit den Zusatzskalen Vertrauensperson, Zufriedenheit und Reziprozität als die jeweiligen abhängigen Variablen und dem Migrationsgrund als unabhängige Variablen ergaben sich unterschiedliche Ergebnismuster.

In bezug auf die Zusatz-Skala Vertrauensperson weist die Varianzanalyse einen signifikanten Effekt (F(2/360)= 3,762; p=.024) auf. Nach den Einzelvergleichen haben Frauen, die sich aus politischen Gründen in Deutschland aufhalten, signifikant weniger vertraute und unterstützende Menschen um sich als Frauen, die aus sozialen Gründen hier sind.

Auch in der Zusatz-Skala Zufriedenheit erbrachte die Varianzanalyse mit dem unabhängigen Faktor Migrationsgrund einen signifikanten Effekt F(2/360)= 3,283; p=.039). Nach den Ergebnissen der Duncan-Tests haben ausländische Frauen, die politische Migrationsgründe angeben, signifikant niedrigere Werte in der Zufriedenheitsskala als die sozial wie auch ökonomisch motivierten Frauen.

Weiterhin zeigen die Ergebnisse mit der Skala Reziprozität als abhängige Variable (Ausgeglichenheit im Geben und Nehmen innerhalb einer Beziehung) einen tendenziell signifikanten Unterschied zwischen den drei Frauengruppen (F(2/356)= 2,591; p=.08). Hier erreichen Frauen, die aus sozialem Grund in Deutschland leben, einen etwas höheren Mittelwert als ausländische Frauen, die aus ökonomischen oder politischen Gründen immigrieren.

Im Einzelvergleich zeigte der Duncan-Test auf dem α-Niveau 0.05, daß ausländische Frauen, die aus ökonomischen Gründen hier sind, sich nur von der Gruppe der sozial motivierten ausländischen Frauen bzgl. der Reziprozität unterscheiden.

Es scheint, daß den ausländischen Frauen, die aus ökonomischen Gründen in Deutschland leben, ein Ausgleich zwischem Geben und Nehmen in sozialen Beziehungen etwas weniger gut gelingt als ausländischen Frauen, die aus sozialen Gründen in Deutschland leben.

Tab. 7.8: Mittelwerte und Standardabweichungen für die Variablen soziale Belastungen sowie SOZU-Zusatzskalen: Reziprozität, Zufriedenheit und Vertrauensperson in Abhängigkeit vom Migrationsgrund

Migrations-gründe	**soziale Belastung** (n = 358)	**Reziprozität** (n = 359)	**Zufriedenheit** (n = 363)	**Vertrauens-person** (n = 363)
	Mittelwert (Std.abw.)	Mittelwert (Std.abw.)	Mittelwert (Std.abw.)	Mittelwert (Std.abw.)
soziale	26,3 (8,48)	16,2 (2,84)	16,5 (4,81)	17,6 (3,44)
politische	29,3 (8,39)	15,7 (2,77)	14,9 (4,83)	16,3 (3,76)
ökonomische	26,9 (7,95)	15,4 (2,76)	16,5 (4,36)	16,7 (4,22)
sig.	*		*	*

* = .01< p >.05; ** = p < .01

Abb. 7.5 stellt die Differenzen in den Mittelwerten zwischen den ausländischen Frauen, die aus sozialen, politischen und ökonomischen Gründe in Deutschlend leben, in der Skala soziale Belastungen sowie in den SOZU-Zusatzskalen Reziprozität, Zufriedenheit und Vertrauensperson dar.

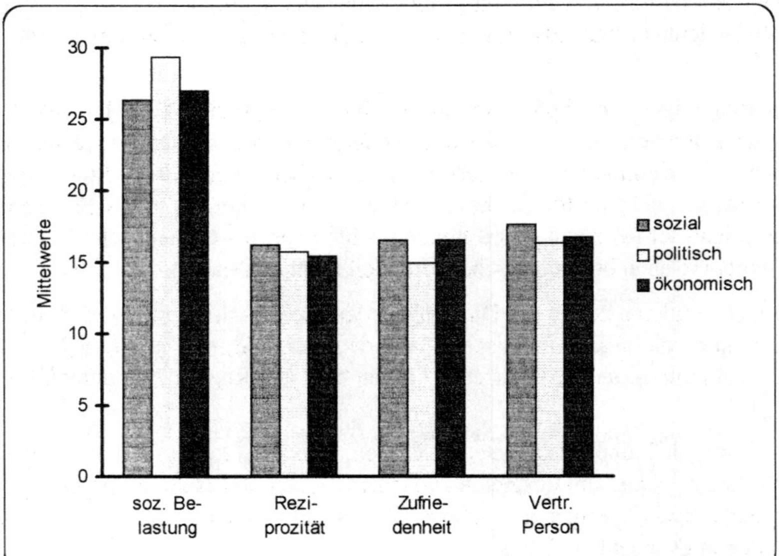

Abb. 7.5: Mittelwerte in der Soziale Belastung, Reziprozität, Zufriedenheit und Vertrauensperson in Abhängigkeit vom Migrationsgrund (N=366)

2. Darstellung der Ergebnisse der zweiten Fragestellung

Im folgenden Abschnitt werden die Ergebnisse der einfaktoriellen Varianzanalysen mit dem zweistufigen unabhängigen Faktor Kohärenzgefühl (SOC, niedrig vs. hoch) und den abhängigen Variablen:

- „Gefühl in Deutschland",
- „Heimweh" ,
- „empfundene Gesundheit" ,
- Angstfreiheit / Änsgtlichkeit
- körperlicher Zustand,
- Kompetenz- und Kontrollüberzeugungen und
- Soziale Unterstützung

dargestellt.

Zur Einteilung der ausländischen Frauen in Personen mit hohem und niedrigem Kohärenzgefühl wurde diese kontinuierliche Variable am Median gesplittet. Ausländische Frauen, die einen Kohärenzgefühl-Wert <=138 hatten, wurden der Gruppe der Frauen mit niedrigem Kohärenzgefühl, jene Frauen mit einem Wert >=139 der Gruppe der Frauen mit hohem Kohärenzgefühl zugeordnet.
Die Haupteffekte des Kohärenzgefühls (SOC) auf die o.g. abhängigen Variablen wurden durch die einfaktorielle Varianzanalyse überprüft. Im folgenden werden die Ergebnisse bzgl. einzelner abhängigen Variablen ausführlich dargestellt.

2. 1 Befunde zum „Gefühl in Deutschland"

Die Varianzanalyse mit dem zweistufigen Faktor Kohärenzgefühl (niedrig vs. hoch) als unabhängige Variable und dem „Gefühl in Deutschland" als abhängige Variable erbrachte einen signifikanten Effekt. Ausländische Frauen mit höherer Ausprägung im Kohärenzgefühl fühlen sich in Deutschland deutlich wohler als ausländische Frauen mit niedriger ausgeprägtem Kohärenzgefühl ($F(1/357)= 31{,}132$; $p=.000$, siehe auch Tab. 7.9 und Abbildung 7.6).

2. 2 Befunde zum „Heimweh"

Die einfaktorielle Varianzanalyse mit dem unabhängigen Faktor Kohärenzgefühl und der abhängigen Variablen „Heimweh" erbrachte ein signifikantes Ergebnis. Dabei haben ausländischen Frauen mit hoher Ausprägung des Kohärenzgefühls weniger „Heimweh" als Frauen mit niedrigen Werten im Kohärenzgefühl ($F(1/356)= 16{,}289$; $p=.000$, siehe auch Tab. 7.9 und Abbildung 7.6).

2. 3 Befunde zur „empfundenen Gesundheit"

Ebenfalls signifikant ist der Unterschied zwischen ausländischen Frauen mit niedrigen und hohen Werten im Kohärenzgefühl hinsichtlich der empfundenen Gesundheit. Hier zeigen die Ergebnisse der Varianzanalyse signifikant höhere Mittelwerte bei der Gruppe mit hohem Kohärenzgefühl als bei der Gruppe mit niedrigem Kohärenzgefühl (F(1/353)= 35,688; p=.000, siehe auch Tab. 7.9 und Abbildung 7.6).

Tab. 7.9: Mittelwerte und Standardabweichungen für „Gefühl in Deutschland", „Heimweh", sowie „empfundene Gesundheit" in Abhängigkeit vom Kohärenzgefühl (hoch vs. niedrig)

	Gefühl in Deutschland (n = 359)	**Heimweh** (n = 358)	**empfundene Gesundheit** (n = 355)
	Mittelwert (Std.abw.)	Mittelwert (Std.abw.)	Mittelwert (Std.abw.)
SOC >= 139	3,83 (0,76)	3,17 (0,92)	4,06 (0,79)
SOC <= 138	3,39 (0,72)	2,77 (0,94)	3,55 (0,8)
sig.	**	**	**

* = .01< p >.05; ** = p < .01

Die Abbildung 7.6 stellt die Mittelwerte der ausländischen Frauen mit niedrigem und hohem Kohärenzgefühl in den Variablen „Gefühl in Deutschland", „Heimweh" sowie „empfundene Gesundheit" dar.

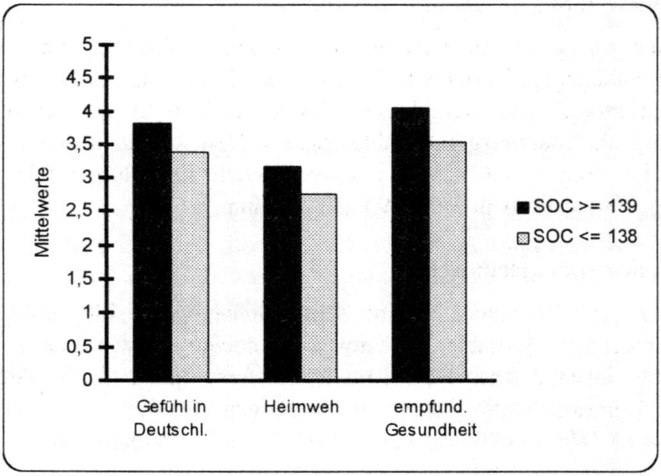

Abb. 7.6: Mittelwerte in „Gefühl in Deutschland", „Heimweh" sowie „empfundene Gesundheit" in Abhängigkeit vom Kohärenzgefühl

2. 4 Befunde zum körperlichen Zustand

Die einfaktorielle Varianzanalyse mit dem unabhängigen Faktor Kohärenzgefühl und der abhängigen Variablen körperlicher Zustand erbrachte ebenfalls ein signifikantes Ergebnis. Dabei geben ausländische Frauen mit höherer Ausprägung des Kohärenzgefühls insgesamt signifikant weniger körperliche Beschwerden an als die ausländischen Frauen mit niedriger Ausprägung des Kohärenzgefühls (F(1/272)= 49,425; p=.000, siehe Tab. 7.10 und Abb. 7.7).
Wie bereits erwähnt wurde (siehe Abschnitt. 1.6), sind die Items der Beschwerdeliste sehr heterogen. Um eine nuancierte Erfassung der körperlichen Beschwerden bei ausländischen Frauen zu erhalten, wurden - nach den bereits vorgestellten Ergebnissen der Faktorenanalyse - mit den einzelnen Faktoren der Beschwerdeliste als abhängige Variablen mehrere Varianzanalysen durchgeführt.
Die Stärke des Kohärenzgefühls hatte auf alle vier Faktoren der Beschwerdeliste einen signifikanten Effekt. Gemäß diesen Befunden leiden ausländische Frauen mit gering ausgeprägtem Kohärenzgefühl statistisch gesehen häufiger an Herz-, Atembeschwerden (F(1/333)= 37,391; p=.000) und Magenbeschwerden (F(1/326)= 22,406; p=.000) und sie haben häufiger Schlafprobleme und Kopfschmerzen (F(1/343)= 37,826; p=.000) oder sind häufiger müde, angespannt oder reizbar (F(1/329)= 43,762; p=.000) als ausländische Frauen, die höhere Werte im Kohärenzgefühl aufweisen (siehe auch Tab. 7.10 und Abb. 7.7)

Tab. 7.10: Mittelwerte und Standardabweichungen für „Beschwerdeliste" (BL gesamt) und ihre Faktoren (Herz- / Atembeschwerden, Magenbeschwerden, Schlafprobleme/Kopfschmerzen und Angespanntsein /Reizbarkeit) in Abhängigkeit vom Kohärenzgefühl

	BL gesamt (n = 274)	**Herz / Atemb.** (n = 335)	**Magen-beschw.** (n = 328)	**Schlafpr., Kopfschm.** (n = 345)	**Angesp./ Reizbar.** (n = 331)
	Mittelwert (Std.abw.)	Mittelwert (Std.abw.)	Mittelwert (Std.abw.)	Mittelwert (Std.abw.)	Mittelwert (Std.abw.)
SOC >= 139	1,61 (0,39)	0,79 (0,25)	1,06 (0,39)	1,07 (0,37)	1,23 (0,40)
SOC <= 138	2,01 (0,54)	1,01 (0,40)	1,29 (0,48)	1,35 (0,47)	1,57 (0,53)
sig.	**	**	**	**	**

* = .01< p >.05; ** = p < .01

Die Abbildung 7.7 stellt die Mittelwerte der ausländischen Frauen mit niedrigem und hohem Kohärenzgefühl in den Variablen Beschwerdeliste (gesamt), Herz-/Atembeschwerden, Magenbeschwerden, Schlafprobleme/Kopfschmerzen und Angespanntsein/Reizbarkeit dar.

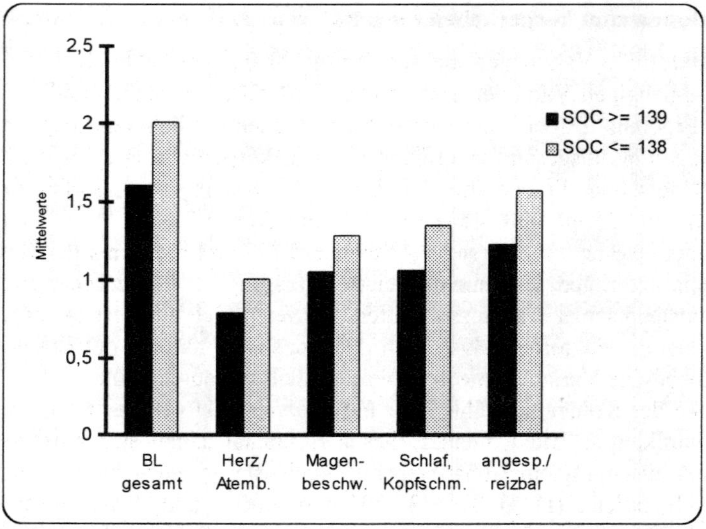

Abb. 7.7: Mittelwerte in Beschwerdeliste (BL gesamt), Herz- / Atembeschwerden, Magenbeschwerden, Schlafprobleme/Kopfschmerzen und Angespanntsein/Reizbarkeit in Abhängigkeit vom Kohärenzgefühl.

2. 5 Befunde zur Angstfreiheit /Ängstlichkeit

In der Varianzanalyse mit der unabhängigen Variable Kohärenzgefühl (hoch vs. niedrig) und der Ängstlichkeit/Angstfreiheit als abhängige Variable ergibt sich ebenfalls ein signifikanter Unterschied. Die Ergebnisse weisen darauf hin, daß die ausländischen Frauen mit höherem Kohärenzgefühl deutlich niedrigere Werte in Ängstlichkeit haben als ausländische Frauen mit niedrigem Kohärenzgefühl (F(1/348)= 203,128; p=000).
Aufgrund dieses signifikanten Ergebnisses wurden weitere Varianzanalysen mit den drei STAI-Trait Faktoren (siehe Abschnitt 1.5) als abhängige Variablen und dem Kohärenzgefühl als unabhängige Variable durchgeführt. Auch hier zeigten sich durchgehend signifikante Unterschiede.

Ein Vergleich der jeweiligen Mittelwerte verdeutlicht, daß ausländische Frauen, die hohe Werte im Kohärenzgefühl haben, insgesamt seltener ängstlicher (STAI-Trait insgesamt) reagieren, häufiger dem positiv formulierten Items zustimmen (F(1/311)= 88,847; p=.000), seltener negative Befindlichkeiten angeben (F(1/334)= 18,680; p=.000), und weniger negativ denken (F(1/344)= 68,836; p=.000) als ausländische Frauen mit niedrigem Kohärenzgefühl (siehe Tabelle 7.11 und Abb. 7.8).

Tab. 7.11: Mittelwerte und Standardabweichungen von STAI-Trait (gesamt) sowie den drei STAI-Trait Faktoren: Befindlichkeiten, positive Items und negative Gedanken in Abhängigkeit vom Kohärenzgefühl

	STAI-Trait (gesamt) (n=350)	**positive Items** (n = 313)	**Befindlichkeiten** (n = 336)	**negative Gedanken** (n = 346)
	Mittelwert (Std.abw.)	Mittelwert (Std.abw.)	Mittelwert (Std.abw.)	Mittelwert (Std.abw.)
SOC >= 139	37,9 (6,41)	1,44 (0,34)	0,22 (0,19)	1,37 (0,39)
SOC <= 138	49,3 (8,39)	1,80 (0,33)	0,32 (0,23)	1,77 (0,48)
sig.	**	**	**	**

* = .01< p >.05; ** = p < .01

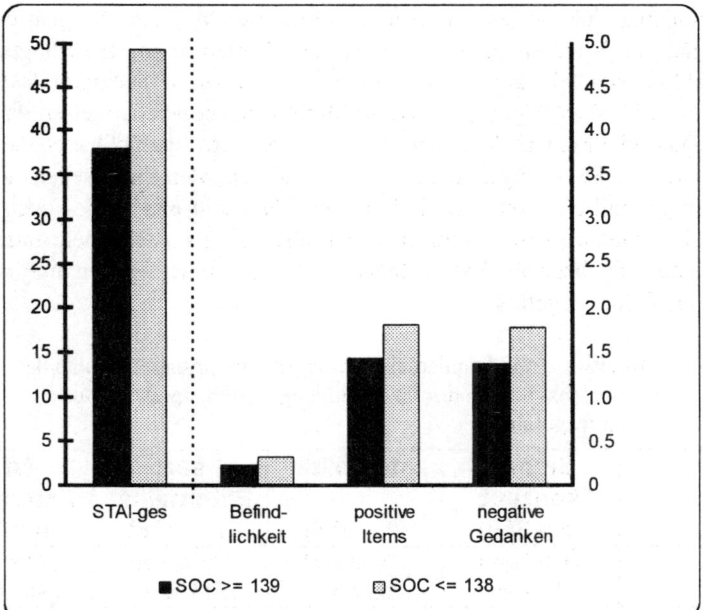

Abb. 7.8: Mittelwerte in STAI-Trait Gesamtskala und den Faktoren Befindlichkeit, positive Items und negative Gedanken in Abhängigkeit vom Kohärenzgefühl

2. 6 Befunde zur Kompetenz- und Kontrollüberzeugung

Die einfaktorielle Varianzanalyse mit dem Kohärenzgefühl als unabhängige Variable und der Kompetenz- und Kontrollüberzeugung als abhängige Variable erbrachte hoch signifikante Ergebnisse.

Ausländische Frauen mit niedrigem Kohärenzgefühl zeigen in primären Skalen der Kompetenz- und Kontrollüberzeugung hoch signifikante Unterschiede zu ausländischen Frauen mit hohem Kohärenzgefühl. Ein Vergleich der Mittelwerte verdeutlicht, daß ausländische Frauen mit niedrigem Kohärenzgefühl kleinere Werte in ihrem generalisierten Selbstkonzept eigener Fähigkeit ($F(1/357)= 93,818$; $p=.000$) und in der Internalität ($F(1/356)= 35,398$; $p=.000$) haben als ausländische Frauen mit hohem Kohärenzgefühl (Abb. 7.9)
In bezug auf die Skala Selbstkonzept eigener Fähigkeiten deuten die Ergebnisse darauf hin, daß Frauen mit hoher Ausprägung im Kohärenzgefühl u.a. selbstsicherer und aktiver sind sowie mehr Selbstvertrauen und Handlungsmöglichkeiten in Problemsituation haben. Bzgl. der Skala Internalität weisen die Befunde darauf hin, daß Frauen mit hohem Kohärenzgefühl im Vergleich zu Frauen mit niedrigen Werten im Kohärenzgefühl u.U. das Gewünschte oder Geplante häufiger erreichen, ihre eigenen Handlungen als wirksam und effektiv erleben sowie ihre Erfolge von eigener Anstrengung und persönlichem Einsatz abhängig sehen.
Weitere Unterschiede zwischen den ausländischen Frauen mit hohem und niedrigem Kohärenzgefühl bestehen in den zwei Externalitätsskalen. So geht eine hohe Ausprägung im Kohärenzgefühl mit niedrigen Werten in sozial bedingter Externalität ($F(1/356)= 61,712$; $p=.000$) sowie in fatalistisch bedingter Externalität einher ($F(1/357)= 67,904$; $p=.000$). Die Mittelwertsvergleiche weisen darauf hin, daß ausländische Frauen, die höhere Werte im Kohärenzgefühl haben, sich selbst und das Leben als weniger abhängig von anderen Menschen sehen, durchsetzungsfähiger sind oder seltener Gefühle der Ohnmacht und Hilflosigkeit erleben (soziale Externalität) sowie weniger schicksalsgläubig sondern mehr rational orientiert sind, (fatalistische Externalität) im Vergleich zu Frauen mit niedrigen Werten im Kohärenzgefühl.

Tab. 7.12: Mittelwerte und Standardabweichungen von primären Skalen der Kompetenz- und Kontrollüberzeugung in Abhängigkeit vom Kohärenzgefühl

	Selbst-konzept (n = 359)	**Internalität** (n = 358)	**soz. Externalität** (n = 358)	**fatal. Externalität** (n = 359)
	Mittelwert (Std.abw.)	Mittelwert (Std.abw.)	Mittelwert (Std.abw.)	Mittelwert (Std.abw.)
SOC >= 139	34,0 (5,69)	33,6 (5,11)	21,7 (6,14)	22,0 (6,72)
SOC <= 138	28,3 (5,37)	30,3 (5,22)	26,7 (5,79)	27,5 (5,88)
sig.	**	**	**	**

* = .01< p >.05; ** = p < .01

Die Abbildung 7.9 zeigt die signifikanten Unterschiede zwischen den ausländischen Frauen mit hohem und niedrigem SOC hinsichtlich primärer Skalen der Kompetenz- und Kontrollüberzeugung.

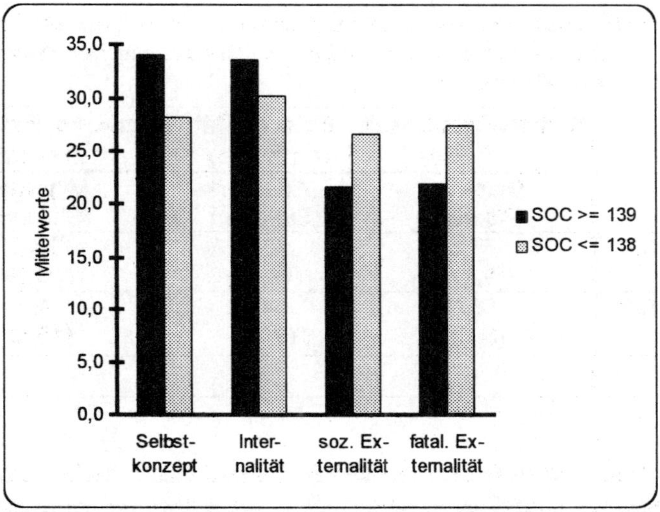

Abb. 7.9: Mittelwerte in den primären Skalen des Fragebogens zu Kompetenz- und Kontrollüberzeugung in Abhängigkeit vom Kohärenzgefühl

Des weiteren weisen auch die entsprechenden Varianzanalysen mit den sekundären Skalen als abhängige Variablen hoch signifikante Resultate auf. Es zeigen sich deutliche Unterschiede zwischen ausländischen Frauen mit hohem und niedrigem Kohärenzgefühl in ihren generalisierten Selbstwirksamkeitsüberzeugungen (F(1/356)= 86,764; p=.000) und ihrer generalisierten Externalität in Kontrollüberzeugungen (F(1/456)= 90,716; p=.000), wobei in der Skala Selbstwirksamkeit die Mittelwerte von ausländischen Frauen mit stärker ausgeprägtem Kohärenzgefühl höher und in der Skala Externalität niedriger sind.
Diese Resultate weisen darauf hin, daß ein höheres Kohärenzgefühl zu mehr selbstbewußtem und flexiblem Verhalten sowie Handlungsorientierung und Sicherheit bzgl. der Handlungsplanung führt. Ausländische Frauen mit hoher Ausprägung im Kohärenzgefühl zeigen auch ein geringeres Gefühl der Abhängigkeit von äußeren Einflüssen und sie sind weniger fatalistisch, hilflos bzw. abhängig von mächtigen anderen.
Auch in der tertiären Subskala (generalisierte Internalität versus Externalität in Kontrollüberzeugungen) als abhängige Variable erbrachte die varianzanalytische Berechnung einen hoch signifikanten Effekt für das Kohärenzgefühl (F(1/356)= 128,601; p=.000). Der Mittelwert ist bei ausländischen Frauen mit hohem Kohärenzgefühl deutlich kleiner als bei ausländischen Frauen mit niedrigem Kohärenzgefühl. Ausländische Frauen mit höherem Kohärenzgefühl scheinen demnach

größere Autonomie zu erleben, aktiver und handlungsorientierter zu sein als ausländische Frauen mit niedrigerem Kohärenzgefühl (siehe auch Tab. 7.13 und Abb. 7.10).

Tab. 7.13: Mittelwerte und Standardabweichungen von sekundären- sowie tertiären Subskalen der Kompetenz- und Kontrollüberzeugung in Abhängigkeit vom Kohärenzgefühl

	Selbstwirksamkeit (n = 358)	Externalität (n = 358)	Intern. vs. Externalität (n = 358)
	Mittelwert (Std.abw.)	Mittelwert (Std.abw.)	Mittelwert (Std.abw.)
SOC >= 139	67,5 (9,27)	43,8 (10,83)	23,7 (16,29)
SOC <= 138	58,6 (8,73)	54,2 (9,77)	4,5 (15,82)
sig.	**	**	**

* = .01< p >.05; ** = p < .01

Die Abbildung 7.10 stellt die signifikanten Unterschiede zwischen den ausländischen Frauen mit hohem und niedrigem SOC hinsichtlich der sekundären- sowie tertiären Subskalen der Kompetenz- und Kontrollüberzeugung dar.

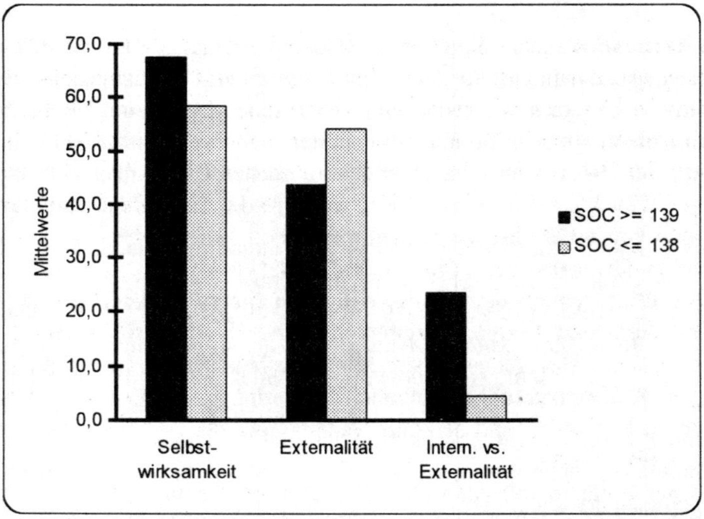

Abb. 7.10: Mittelwerte in den sekundären und in der tertiären Skala des Fragebogens zu Kontroll- und Kompetenzüberzeugungen in Abhängigkeit vom Kohärenzgefühl

2. 7 Befunde zur Sozialen Unterstützung

Die einfaktoriellen Varianzanalysen mit dem unabhängigen Faktor Kohärenzgefühl (niedrig vs. hoch) und der Sozialen Unterstützung als abhängigen Variablen erbrachten in allen Sub- und Zusatzskalen signifikante Ergebnisse.

Zuerst wurde der Unterschied bezüglich des Gesamtwerts der wahrgenommenen sozialen Unterstützung (WASU; bestehend aus emotionale Unterstützung, praktische Unterstützung und soziale Integration) überprüft. Die einfaktorielle Varianzanalyse zeigt ein hoch signifikantes Ergebnis, bei dem die ausländischen Frauen mit hohem Kohärenzgefühl höhere Ausprägung in der wahrgenomenen sozialen Unterstützung aufweisen als ausländische Frauen mit niedrigerem Kohärenzgefühl (F(1/349)= 94,158; p=.000).

In einer weiteren Varianzanalyse wurde überprüft, ob dieser signifikante Unterschied sich in allen drei Subskalen wiederfindet oder nur auf ein oder zwei Subskalen zurückgeht.
Es zeigte sich, daß in allen drei Skalen d.h.: emotionale Unterstützung (F(1/353)= 71,115; p=.000); praktische Unterstützung (F(1/356)= 42,085; p=. 000) und soziale Integration (F(1/352)= 112,767; p=.000) signifikante Unterschiede zwischen Frauen mit hohem und niederigem Kohärenzgefühl bestehen.

Ein Vergleich der Mittelwerte deutet darauf hin, daß ausländische Frauen mit höherem Kohärenzgefühl mehr emotionale Unterstützung wahrnehmen d.h. sich mehr akzeptiert und gemocht erleben, mehr praktische Unterstützung bekommen und besser sozial integriert sind als ausländische Frauen mit niedrigem Kohärenzgefühl (siehe auch Tab. 7.14 und Abb. 7.11).

Tab. 7.14: Mittelwerte und Standardabweichungen von den drei Subskalen der sozialen Unterstützung sowie der Gesamtskala (WASU: emotionale Unterstützung + praktische Unterstützung + soziale Integration) in Abhängigkeit vom Kohärenzgefühl

	emotionale Unterstützung (n = 355)	**praktische Unterstützung** (n = 358)	**soziale Integration** (n = 354)	**wahr. soziale Unterstützung** (n = 351)
	Mittelwert (Std.abw.)	Mittelwert (Std.abw.)	Mittelwert (Std.abw.)	Mittelwert (Std.abw.)
SOC >= 139	71,5 (8,62)	38,4 (5,80)	51,6 (6,78)	161,5 (18,80)
SOC <= 138	62,4 (11,60)	33,9 (7,17)	43,2 (8,01)	139,3 (23,85)
sig.	**	**	**	**

* = .01< p >.05; ** = p < .01

Die Abbildung 7.11 zeigt die signifikanten Unterschiede zwischen den ausländischen Frauen mit hohem und niedrigem SOC hinsichtlich der Gesamtskala der wahrgenommenen sozialen Unterstützung (WASU) und der einzelnen Subskalen.

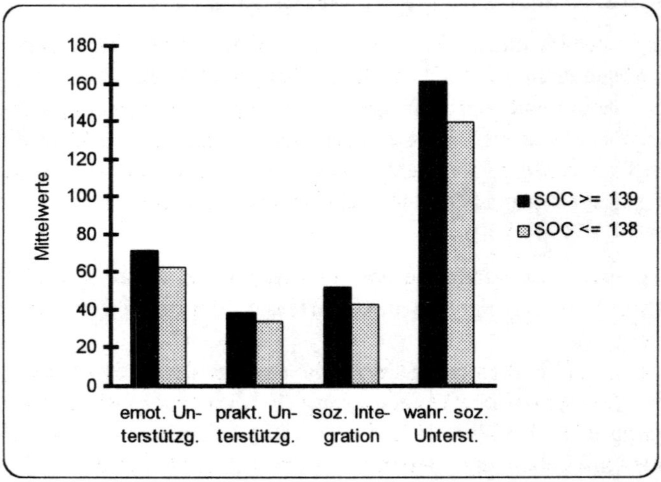

Abb. 7.11: Mittelwerte in den Subskalen und in der Gesamtskala der wahrgenommenen sozialen Unterstützung in Abhängigkeit vom Kohärenzgefühl

Wie die Tabelle 7.15 zeigt, besteht auch in der Skala soziale Belastungen zwischen den ausländischen Frauen mit hohem und niedrigem Kohärenzgefühl ein Mittelwertsunterschied, der statistisch abgesichert werden kann (F(1/351)= 93,594; p=.000). Danach erleben sich ausländische Frauen mit niedrigem Kohärenzgefühl eher kritisiert, abgelehnt, eingeengt und von anderen überfordert als Frauen mit höherem Kohärenzgefühl.

Ebenfalls gibt es hoch signifikante Unterschiede in den Zusatzskalen Reziprozität (F(1/351)= 24,051; p=.000), Vertrauensperson (F(1/355)= 39,263; p=.000) und Zufriedenheit (F(1/356)= 91,706; p=.000). Hier liegen die Mittelwerte der ausländischen Frauen mit stärker ausgeprägtem Kohärenzgefühl deutlich höher als bei ausländischen Frauen mit schwächerem Kohärenzgefühl.

Diese Ergebnisse weisen darauf hin, daß ausländische Frauen mit höherem Kohärenzgefühl mit der Sozialen Unterstützung deutlich zufriedener sind, mehr vertraute und unterstützende Personen um sich haben und mehr Gegenseitigkeit beim Geben und Nehmen innerhalb der sozialen Beziehungen erleben als ausländische Frauen mit niedrigem Kohärenzgefühl (siehe auch Tab. 7.15 und Abb. 7.12).

Tab. 7.15 Mittelwerte und Standardabweichungen von sozialen Belastungen, Reziprozität, Zufriedenheit und Vertrauensperson in Abhängigkeit vom Kohärenzgefühl

	soziale Belastung (n = 353)	Reziprozität (n = 353)	Zufriedenheit (n = 358)	Vertrauens-person (n = 357)
	Mittelwert (Std.abw.)	Mittelwert (Std.abw.)	Mittelwert (Std.abw.)	Mittelwert (Std.abw.)
SOC >= 139	23,2 (6,81)	16,6 (2,57)	18,3 (4,17)	18,3 (3,02)
SOC <= 138	30,9 (8,14)	15,2 (2,91)	14,0 (4,36)	15,9 (4,00)
sig.	**	**	**	**

* = .01< p >.05; ** = p < .01

Die Abbildung 7.12 zeigt die signifikanten Unterschiede zwischen ausländischen Frauen mit hoch und niedrig ausgeprägtem SOC hinsichtlich der Skalen soziale Belastungen sowie Zusatzskalen Reziprozität, Zufriedenheit und Vertrauensperson.

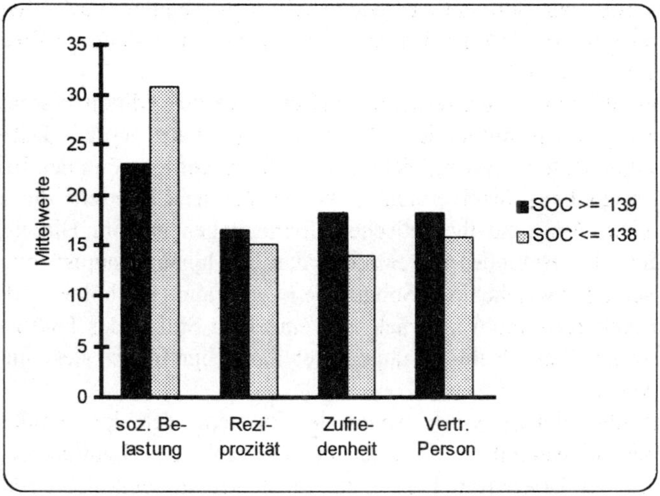

Abb. 7.12: Mittelwerte in den Skalen Soziale Belastungen, Reziprozität, Zufriedenheit und Vertrauensperson des Fragebogens zur Sozialen Unterstützung in Abhängigkeit vom Kohärenzgefühl

3. Darstellung der Ergebnisse der dritten Fragestellung

Im letzten Abschnitt werden die Ergebnisse der zweifaktoriellen Varianzanalysen mit den unabhängigen Faktoren Migrationsgrund (sozial, politisch, ökonomisch) und Kohärenzgefühl (SOC>=139 hoch vs. SOC<=138 niedrig) und den abhängigen Variablen:

- „Gefühl in Deutschland",
- „Heimweh",
- „empfundene Gesundheit",
- Angstfreiheit / Ängstlichkeit,
- körperlicher Zustand,
- Kompetenz- und Kontrollüberzeugungen und
- Soziale Unterstützung

referiert.

Mit Hilfe zweifaktorieller Designs soll überprüft werden, inwieweit die verschiedenen Gesundheitsindikatoren sowohl vom Migrationsgrund als auch vom Kohärenzgefühl abhängen. Dadurch soll untersucht werden, ob die bereits oben beschriebenen Haupteffekte der beiden unabhängigen Faktoren in einer Wechselwirkung zueinander stehen und gemeinsam die abhängigen Maße beeinflussen. Referiert werden nur Befunde zu (tendenziell) signifikanten Wechselwirkungseffekten dieser Faktoren (zu den Haupteffekten siehe Darstellung der Ereignisse in den Abschnitten 1 und 2).
Im Falle signifikanter Wechselwirkungseffekte werden Mittelwertsunterschiede zwischen Subgruppen mittels des t-Tests auf Signifikanz geprüft. Dabei können insgesamt neun Mittelwertsvergleiche durchgeführt werden. Von den Ergebnissen der neuen möglichen Einzelvergleiche werden nur jene referiert, die signifikant geworden sind. Aufgrund theoretischer Überlegungen und im Hinblick auf die Interpretation der Befunde interessieren darüber hinaus hauptsächlich Mittelwertsunterschiede zwischen den Subgruppen von Frauen mit hohen und niedrigen Werten im Kohärenzgefühl innerhalb der einzelnen Stufen des Faktors Migrationsgrund, sodaß diese Befunde ungeachtet ihrer Signifikanz stets im Text beschrieben werden.
Für die Einzelvergleiche wurde wegen des Problems der alpha-Fehler Inflation das Signifikanzniveau auf p=.005 reduziert. Die Höhe des Signifikanzniveaus ergibt sich aus der Bonferroni Formel für die Korrektur des alpha-Fehlers beim wiederholten Testen.

3. 1 Befunde zum „Gefühl in Deutschland"

In der zweifaktoriellen Varianzanalyse mit dem Migrationsgrund (sozialer, politischer, ökonomischer) und Kohärenzgefühl (hoch vs. niedrig) als unabhängige Variablen und dem „Gefühl in Deutschland" als abhängige Variable ergab sich eine signifikante Wechselwirkung zwischen den beiden Faktoren (F(2/353)= 5,222; p= 0.006, sieh auch Tab.7.16).

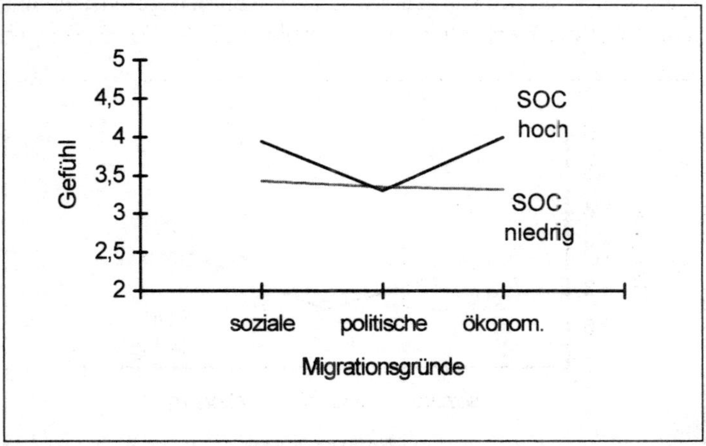

Abb. 7.13: Mittelwerte in „Gefühl in Deutschland" in Abhängigkeit vom Kohärenzgefühl und Migrationsgrund

Wie die Abbildung 7.13 veranschaulicht, scheint es innerhalb der Subgruppe der Frauen mit einem gering ausgeprägtem Kohärenzgefühl keine sichtbaren Unterschiede zwischen Frauen aus sozialen, politischen oder ökonomischen Migrationsgründen hinsichtlich ihres Befindens in Deutschland zu geben (siehe 7.16; Abb. 7.13). Anders verhält es sich bei Frauen mit hoch ausgeprägtem Kohärenzgefühl: Hier scheinen Frauen, die aus politischen Gründen immigrieren, deutlich geringere Werte im „Gefühl in Deutschland" aufzuweisen als die beiden anderen Frauengruppen. Anders betrachtet, zeigt die Abbildung 7.13 ebenfalls, daß der Unterschied zwischen Frauen mit niedrigen und hohen Werten im Kohärenzgefühl scheinbar ausgeprägter ist bei Frauen, die aus sozialen oder ökonomischen Gründen immigrieren als bei Frauen, die aus politischen Gründen das Land verlassen.
Die statistiche Prüfung der augenscheinlichen Unterschiede zwischen den einzelnen Subgruppen ergab folgende Ergebnisse:
In der Subgruppe der Frauen mit hoch ausgeprägtem Kohärenzgefühl hatten Frauen, die aus politischen Gründen immigierten, signifikant niedrigere Werte im „Gefühl in Deutschland" als Frauen die aus sozialen (t(138)= 4,20; p=.000) oder ökonomischen Gründen immigierten (t(71)= - 4,81; p=.000).
Außerdem hatten Unterschiede in der Stärke des Kohärenzgefühls nur in den Subgruppen der Frauen mit sozialen und ökonomischen Migrationsgründen einen differenzierenden Effekt auf das Befinden in Deutschland (t(210)= - 4,93; p=.000) und (t(59,33)= - 3,73; p=.000). Bei den Frauen, die aus politischen Gründen immigrieren, blieb dieser Effekt dagegen aus.

3. 2 Befunde zum „Heimweh"

Auch in der zweifaktoriellen Varianzanalyse mit dem „Heimweh" als abhängige Variable und dem Migrationsgrund sowie dem Kohärenzgefühl als unabhängigen Variablen war die Wechselwirkung signifikant (F(2/352)= 3,691; p=.026).

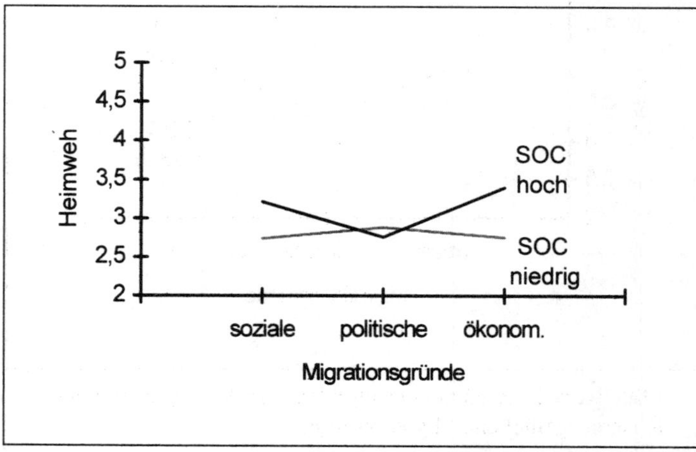

Abb. 7.14: Mittelwerte im „Heimweh" in Abhängigkeit vom Kohärenzgefühl und Migrationsgrund

In der Abbildung 7.14 ist zu sehen, wie die Mittelwerte im „Heimweh" in den Subgruppen der Frauen mit hohem und niedrigem Kohärenzgefühl ein gewissermaßen spiegelbildliches Muster ergeben; während in der Subgruppe mit hohem Kohärenzgefühl Frauen die aus politischem Grund nach Deutschland kommen einen scheinbar niedrigeren Wert im „Heimweh" erreichen im Vergleich zu Frauen die aus sozialen oder ökonomischen Gründen immigrierten, scheinen in der Subgruppe der Frauen mit gering ausgeprägtem Kohärenzgefühl die politisch motivierten Frauen einen etwas höheren Mittelwert im „Heimweh" zu haben als Frauen, die aus sozialen oder ökonomischen Gründen in Deutschland leben.

Andersherum betrachtet, scheint das Kohärenzgefühl stärker die Heimwehwerte der Frauen aus den Subgruppem mit sozialen und ökonomischen Migrationsgründen zu beeinflussen, wobei hier ein hohes Kohärenzgefühl mit jeweils höheren Werten im „Heimweh" einhergeht. Der Effekt des Kohärenzgefühls auf das „Heimweh" scheint dagegen in der Subgruppe der Frauen, die aus politischen Gründen in Deutschland leben, viel geringer ausgeprägt zu sein.

Prüft man diese augenscheinlichen Unterschiede auf Signifikanz, so ergab sich folgendes Befundmuster: In der Subgruppe der Frauen mit hohem Kohärenzgefühl war nur ein Einzelvergleich signifikant - Frauen die aus politischem Grund in Deutschland leben, unterschieden sich signifikant in der Intensität ihrer

Heimwehgefühle von Frauen, die aus ökonomischem Grund in Deutschland sind (t(72)= - 3,08; p=.003). Zudem ergaben weitere t-Tests, daß Unterschiede im Kohärenzgefühl die Intensität des Heimwehs nur bei Frauen, die aus sozialen (t(210)= - 3,75; p=.000) oder ökonomischen Gründen in Deutschland leben (t(71)= - 3,02; p=.004), signifikant beeinflussen. Die Ausprägungsstärke des Kohärenzgefühls hatte dagegen in der Subgruppe der Frauen, die aus politischen Gründen immigrierten keinen signifikanten Effekt auf die Intensität des Heimwehs.

3. 3 Befund zur „empfundenen Gesundheit"

In der zweifaktoriellen Varianzanalyse mit denselben unabhängigen Faktoren wie zuvor und der „empfundenen Gesundheit" als abhängige Variable war die Wechselwirkung nur tendenziell signifikant (F(2/349)= 2,405; p=.092, siehe Tab. 7.16 und Abb. 7.15).

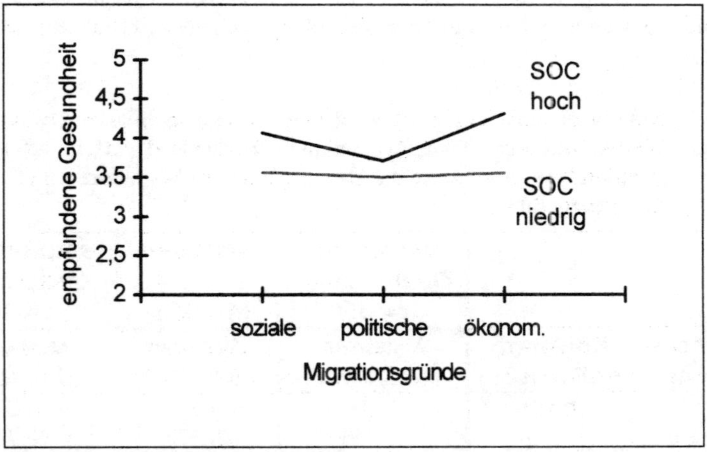

Abb. 7.15: Mittelwerte in „empfundener Gesundheit" in Abhängigkeit von Migrationsgrund und Kohärenzgefühl

Wie die Abbildung 7.15 zeigt, ist der Mittelwertsverlauf ähnlich wie in den oben beschriebenen Wechselwirkungseffekten auf „Gefühl in Deutschland" und „Heimweh".

In der Subgruppe der Frauen, die ein niedrig ausgeprägtes Kohärenzgefühl haben, scheint der Migrationsgrund keinen differenzierenden Einfluß auf die Werte in der empfundenen Gesundheit zu haben. Anders in der Subgruppe der Frauen, die ein hoch ausgeprägtes Kohärenzgefühl aufweisen. Hier scheint wieder die Subgruppe der Frauen, die aus politischen Gründen in Deutschland leben, ihre Gesundheit schlechter zu empfinden im Vergleich zu den Subgruppen der Frauen, die aus sozialen oder ökonomischen Gründen immigrieren. Andererseits sind wiederum die Unterschiede in der „empfundenen Gesundheit" zwi-

sozialen und ökonomischen Gründen in Deutschland leben, stärker ausgeprägt als in der Subgruppe der Frauen, die aus politischen Gründen immigrieren.

Bei der statistischen Überprüfung dieser augenscheinlichen Unterschiede zeigen die t-Tests, daß in der Subgruppe der Frauen, die ein hoch ausgeprägtes Kohärenzgefühl haben, nur ein Mittelwertsunterschied signifikant war; Frauen, die aus politischen Gründen immigrierten, empfinden ihrer Gesundheit signifikant schlechter als Frauen, die aus ökonomischen Gründen immigrierten (t(72)= -3.66; p=.000).

Weiterhin konnte mit dem t-Test statistisch belegt werden, daß in den Subgruppen der Frauen, die aus sozialen oder ökonomischen Gründen in Deutschland leben, Frauen mit hoch ausgeprägtem Kohärenzgefühl ihre Gesundheit signifikant positiver empfinden als Frauen, die ein geringeres Kohärenzgefühl haben (sozialer Migrationsgrund: (t(208)= - 4,55; p=.000) und ökonomischer Migrationsgrund t(72)= - 4,60; p=.000). Erneut hatte die Stärke im Kohärenzgefühl bei Frauen, die aus politischen Gründen immigrierten keinen signifikanten Einfluß auf das abhängige Maß.

Tab 7.16: Mittelwerte und Standardabweichungen sowie Signifikanzniveaus der Wechselwirkungseffekte für „Gefühl in Deutschland", „Heimweh" und „empfundene Gesundheit" in Abhängigkeit vom Migrationsgrund und Kohärenzgefühl

		Gefühl in Deutschland (n = 359)	**Heimweh** (n = 358)	**empfundene Gesundheit** (n = 355)
Migrations-gründe	**Kohärenz-gefühl (soc)**	Mittelwert (Std.abw.)	Mittelwert (Std.abw.)	Mittelwert (Std.abw.)
soziale	hoch	3,93 (0,79)	3,21 (0,90)	4,07 (0,79)
	niedrig	3,43 (0.68)	2,74 (0,90)	3,57 (0,77)
politische	hoch	3,30 (0,59)	2,76 (1,03)	3,70 (0,81)
	niedrig	3,35 (0,70)	2,88 (0,94)	3,50 (0,89)
ökonomische	hoch	4,00 (0,64)	3,41 (0,81)	4,32 (0,65)
	niedrig	3,32 (0,88)	2,75 (1,08)	3,55 (0,79)
Signifikanzniveau der Wechselwirkungseffekte		p=.006	p=.026	p=.092

3. 4 Befunde zur Angstfreiheit / Ängstlichkeit

Die Ergebnisse der zweifaktoriellen Varianzanalyse mit der abhängigen Variablen STAI-Trait Gesamtskala erbrachten keinen signifikanten Wechselwirkungseffekt zwischen dem Migrationsgrund und dem Kohärenzgefühl (F(2/344)= 1,077; p=.342, siehe auch Tab. 7.17).
In weiteren Analysen wurden die einzelnen Faktoren des STAI-Trait (positive Items, Befindlichkeiten, negative Gedanken, siehe auch Abschnitt 1.5) als abhängige Variablen in die zweifaktoriellen Varianzanalysen mit dem Migrationsgrund (sozialer, politischer, ökonomischer) und Kohärenzgefühl (hoch, niedrig) als unabhängigen Variablen aufgenommen. In keiner der drei Varianzanalysen war der Wechselwirkungseffekt signifikant. Die Mittelwerte der einzelnen STAI-Trait Faktoren und der Gesamtskala sind in Tabelle 7.17 zu sehen.

Tab. 7.17: Mittelwerte und Standardabweichungen sowie Signifikanzniveaus der Wechselwirkungseffekte von den einzelnen Skalen der STAI-Trait in Abhängigkeit von Kohärenzgefühl und Migrationsgrund

		STAI-Trait (gesamt) (n = 350)	**positive Items** (n = 313)	**Befindlich-keit** (n = 336)	**negative Gedanken** (n = 346)
Migrations-gründe	**Kohärenz-gefühl (SOC)**	Mittelwert (Std.abw.)	Mittelwert (Std.abw.)	Mittelwert (Std.abw.)	Mittelwert (Std.abw.)
soziale	hoch	37,27 (6.45)	1,39 (0,34)	0,24 (0,17)	1,39 (0,40)
	niedrig	49,44 (8,59)	1,79 (0,34)	0,33 (0,25)	1,79 (0,49)
politische	hoch	39,75 (5,46)	1,64 (0,29)	0,16 (0,19)	1,33 (0,40)
	niedrig	48,92 (8,98)	1,83 (0,32)	0,29 (0,2)	1,71 (0,51)
ökonomische	hoch	38,20 (6.83)	1,41 (0,34)	0,21 (0,21)	1,36 (0,38)
	niedrig	49,19 (7,14)	1,76 (0,31)	0,31 (0,18)	1,76 (0,44)
Signifikanzniveau der Wechselwirkungseffekte		p=.342	P=.100	p=.827	p=.986

3. 5 Befunde zum körperlichen Zustand

Zur Überprüfung der Wechselwirkung zwischen den beiden unabhängigen Faktoren Kohärenzgefühl und Migrationsgrund auf den körperlichen Zustand (Beschwerdeliste) als abhängige Variable wurde eine weitere zweifaktorielle Varianzanalyse durchgeführt. Die Ergebnisse für die Wechselwirkung waren nicht signifikant.

Varianzanalyse durchgeführt. Die Ergebnisse für die Wechselwirkung waren nicht signifikant.
In den getrennten Varianzanalysen mit den jeweiligen Faktoren der Beschwerdeliste als abhängige Variablen ließ sich nur der Wechselwirkungseffekt der beiden unabhängigen Variablen auf den (Faktor 3) Schlafprobleme/Müdigkeit/Kopfweh (F(2/339)= 2,547; p= .08, siehe Abb. 7.17) (tendenziell) statistisch absichern.

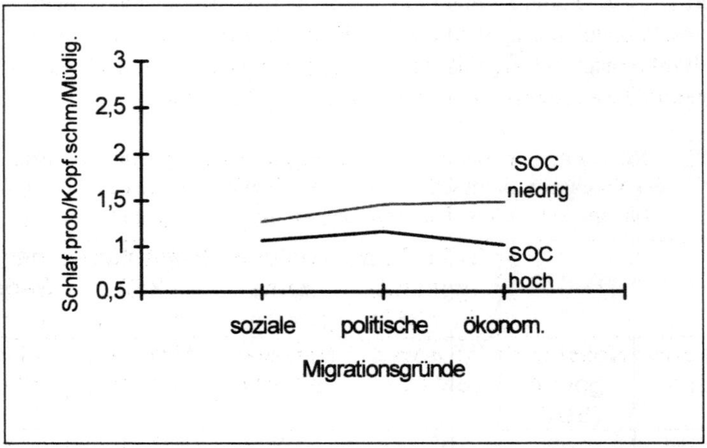

Abb. 7.16: Mittelwerte in Schlafprobleme/Kopfschmerzen/Müdigkeit in Abhängigkeit von Kohärenzgefühl und Migrationsgrund

Betrachtet man zunächst die Faktorstufen des Kohärenzgefühls getrennt, so scheinen sich Frauen, die ein hohes Kohärenzgefühl haben, in Abhängigkeit von dem jeweiligen Migrationsgrund etwas prägnanter voneinander zu unterscheiden. In der Subgruppe der Frauen mit weniger stark ausgeprägtem Kohärenzgefühl sind diese Unterschiede geringer.

Betrachtet man nun die Faktorstufen des Migrationsgrundes getrennt, wird erkennbar, daß das Kohärenzgefühl in der Subgruppe der Frauen, die aus ökonomischen Gründen in Deutschland leben, die Werte in der abhängigen Variablen scheinbar stärker differenziert sind als in den Subgruppen der Frauen mit politischen oder sozialen Migrationsgründen.

Diese augenschaulichen Unterschiede konnten mit Hilfe der t-Tests nur teilweise bestätigt werden.
Signifikante Unterschiede wurden nur unter den drei Stufen des Migrationsgrundes festgestellt, wobei Frauen, die ein hoch ausgeprägtes Kohärenzgefühl haben - unabhängig von ihrem Migrationsgrund - seltener von Schlafproblemen, Kopfschmerzen oder Müdigkeit berichteten im Vergleich zu Frauen deren

p=.001; politische Migrationsgründe: t(67)=3,07; p=.003 und ökonomische Migrationsgründe: t(69)= 4,68; p=.000).

Tab. 7.18: Mittelwerte und Standardabweichungen sowie Signifikanzniveaus der Wechselwirkungseffekte von den einzelnen Skalen der Beschwerdeliste in Abhängigkeit von Kohärenzgefühl und Migrationsgrund

		BL ges. (n = 274)	**Herz/Atem beschw.** (n = 335)	**Magen-beschw.** (n = 328)	**Schlaf. Kopfschm.** (n = 345)	**angespannt /reizbar** (n = 331)
Migrations-gründe	**Kohärenz-gefühl (SOC)**	Mittelwert (Std.abw.)	Mittelwert (Std.abw.)	Mittelwert (Std.abw.)	Mittelwert (Std.abw.)	Mittelwert (Std.abw.)
soziale	hoch	1,59 (0,37)	0,75 (0,21)	1,05 (0,41)	1,06 (0,37)	1,21 (0,39)
	niedrig	1,96 (0,51)	0,98 (0,36)	1,28 (0,47)	1,27 (0,47)	1,54 (0,50)
politische	hoch	1,74 (0,45)	0,87 (0,31)	1,17 (0,39)	1,16 (0,39)	1,32 (0,44)
	niedrig	2,22 (0,55)	1,16 (0,53)	1,33 (0,47)	1,45 (0,40)	1,75 (0,46)
ökonomische	hoch	1,58 (0,40)	0,82 (0,28)	1,02 (0,33)	1,01 (0,35)	1,17 (0,40)
	niedrig	1,96 (0,60)	0,96 (0,34)	1,30 (0,52)	1,48 (0,49)	1,40 (0,65)
Signifikanzniveaus der Wechselwirkungseffekte		p=.746	p=.360	p=.718	p=.080	p=.736

3. 6 Befunde zu Kompetenz- und Kontrollüberzeugungen

In der zweifaktoriellen Varianzanalyse mit dem Kohärenzgefühl (niedrig vs. hoch) und dem Migrationsgrund (sozial, politisch, ökonomisch) als unabhängigen Variablen und den verschiedenen Skalen (Selbstkonzept, Internalität, soziale Externalität und fatalistische Externalität als primäre Skalen, die daraus gebildeten sekundären Skalen und die tertiäre Skala) des Fragebogens zu Kontroll- und Kompetenzüberzeugungen als abhängige Variablen war keiner der Wechselwirkungseffekte von Migrationsgrund oder Kohärenzgefühl signifikant (siehe Tab. 7.19).

Tab. 7.19: Mittelwerte und Standardabweichungen sowie Signifikanzniveaus für die Wechselwirkungseffekte von den einzelnen Skalen des FKK in Abhängigkeit von Kohärenzgefühl und Migrationsgrund

	sozial		politisch		ökonomisch		
	soc<139 soc nied.	soc>138 soc hoch	soc<139	soc>138	soc<139	soc>138	WW-Effekt
	Mittelwert (Std.abw.)	Mittelwert (Std.abw.)	Mittelwert (Std.abw.)	Mittelwert (Std.abw.)	Mittelwert (Std.abw.)	Mittelwert (Std.abw.)	Sign. Niveau
Selbstkonzept (n = 359)	28,22 (5,61)	33,79 (5,74)	29,00 (5,38)	34,52 (5,12)	27,76 (4,63)	34,00 (6,07)	p=.894 (n.s.)
Internalität (n = 358)	30,30 (5,14)	33,71 (5,01)	29,58 (5,46)	33,67 (5,15)	31,24 (5,15)	33,08 (5,43)	p=.389 (n.s.)
soziale Externalität (n = 358)	26,56 (5,54)	21,64 (6,14)	26,93 (6,60)	21,67 (6.22)	26,76 (5,71)	22,00 (6,23)	p=.967 (n.s.)
fatalistische Externalität (n = 359)	27,58 (5,46)	22,80 (6,56)	27,13 (7,07)	20,27 (7,16)	27,62 (5,73)	21,24 (6,59)	p=.390 (n.s.)
Selbstwirksamkeit (n = 358)	58,52 (8,90)	67,50 (9.52)	58,58 (9,35)	68,18 (8,23)	59,00 (7,60)	66,90 (9,59)	p=.845 (n.s.)
Externalität (n = 358)	54,13 (9,51)	44,44 (10,71)	54,05 (11,51)	41,94 (11,10)	54,38 (8,54)	43,53 (11,02)	p=.680 (n.s.)
Intern. vs. Externalität (n = 358)	4,38 (15,53)	23,06 (15,66)	4,53 (18,25)	26,24 (17,57)	4,62 (14,02)	23,38 (17,07)	p=.776 (n.s.)

n.s. - nicht signifikant WW - Wechselwirkung

3. 7 Befunde zur Sozialen Unterstützung

Wenn man als abhängiges Maß die verschiedenen Skalen der Sozialen Unterstützung in die Varianzanalyse mit dem Kohärenzgefühl und dem Migrationsgrund als unabhängige Variablen einbezieht, ergeben sich - bis auf eine Ausnahme - keine signifikanten Wechselwirkungseffekte.

Allein bzgl. der Subskala Vertrauensperson zeigte sich ein tendenziell signifikanter Wechselwirkungseffekt zwischen dem Kohärenzgefühl und dem Migrationsgrund ($F(2/351)=2,765$; $p=.064$).

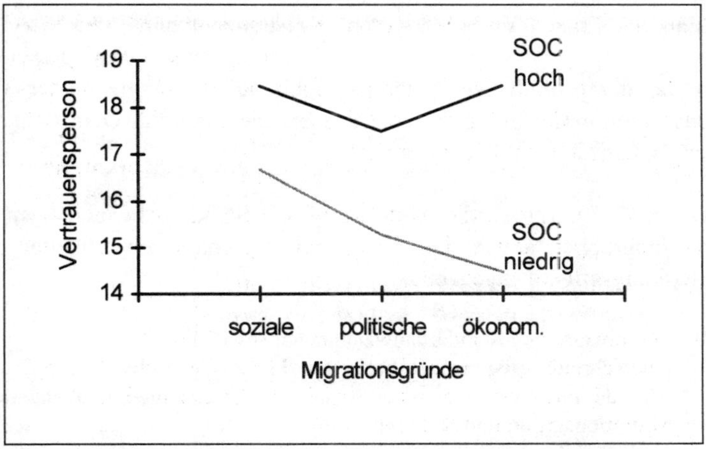

Abb. 7.17: Mittelwerte in der Zusatzskala des Fragebogens zur Sozialen Unterstützung Vertrauenspersonen in Abhängigkeit von Kohärenzgefühl und Migrationsgrund

Wie die Abbildung 7.18 zeigt, scheint für die Subgruppe der Frauen mit hoch ausgeprägtem Kohärenzgefühl das aus anderen Varianzanalysen bereits bekannte Muster zu gelten: Frauen, die aus politischen Gründen in Deutschland leben, erreichten niedrigere Werte in der Variable Vertrauensperson als Frauen, die aus sozialen oder ökonomischen Gründen immigrierten.

Neu scheint dagegen zu sein der Mittelwertsverlauf in der Subgruppe der Frauen, die niedrigere Kohärenzwerte haben. Hier scheinen Frauen, die aus sozialen Gründen immigrieren, höhere Werte in der Variable Vertrauensperson zu erreichen als Frauen, die aus politischen Gründen immigrierten, deren Werte wiederum höher zu sein scheinen als die der Frauen mit ökonomischen Migrationsgründen. Andersherum betrachtet scheint die Differenz zwischen Frauen mit niedrigem und hohem Kohärenzgefühl in der Subgruppe der Frauen, die aus ökonomischen Gründen in Deutschland sind, stärker ausgeprägt zu sein als unter den zwei anderen Stufen des Faktors Migrationsgrund.

Mit Hilfe der t-Tests konnten zwei Einzelvergleiche statistisch abgesichert werden: Erstens war in der Subgruppe der Frauen, die aus sozialen Gründen immigrierten, der Einfluß des Kohärenzgefühls signifikant, wobei ein hoch ausgeprägtes Kohärenzgefühl mit höheren Werten in der Variable Vertrauensperson einherging ($t(196{,}73) = -3{,}86; p = .000$). Zweitens differenzierte das Kohärenzgefühl in der Subgruppe der Frauen, die aus ökonomischen Gründen in Deutschland leben, die Werte in der Variable Vertrauensperson, wiederum hatten Frauen mit hoch ausgeprägtem Kohärenzgefühl statistisch signifikant höhere Werte in dem abhängigem Maß als Frauen mit niedrigerem Kohärenzgefühl ($t(51{,}32) = -4{,}35; = p = .000$).

gigem Maß als Frauen mit niedrigerem Kohärenzgefühl (t(51,32)= - 4,35;= p=.000).
Dagegen war der Einfluß des Kohärenzgefühls auf die Werte in der Variable Vertrauensperson in der Subgruppe der Frauen, die aus politischen Gründen immigrierten, statistisch nicht bedeutsam.

In der Tabelle 7.20 wurden die Mittelwerte und Standardabweichungen in den einzelnen Subgruppen sowie die Überschreitungswahrscheinlichkeiten für die Wechselwirkungseffekte angegeben.

Tab. 7.20: Mittelwerte und Standardabweichungen sowie die Überschreitungswahrscheinlichkeiten für die Wechselwirkungseffekte bzgl. der einzelnen Skalen der Sozialen Unterstützung in Abhängigkeit von Migrationsgrund und Kohärenzgefühl

	sozial		**politisch**		**ökonomisch**		
	soc<139 soc nied.	**soc>138 soc hoch**	**soc<139**	**soc>138**	**soc<139**	**soc>138**	WW-Effekt
	Mittelwert (Std.abw.)	Mittelwert (Std.abw.)	Mittelwert (Std.abw.)	Mittelwert (Std.abw.)	Mittelwert (Std.abw.)	Mittelwert (Std.abw.)	Sign. Niveau
emotionale Unterstützg. (n = 355)	64,49 (10,73)	72,11 (8,70)	60,45 (10,96)	69,41 (7,65)	58,42 (13,60)	71,77 (9,09)	p=.111 (n.s.)
praktische Unterstützg. (n = 358)	34,56 (7,13)	38,84 (6,20)	34,13 (5,98)	37.84 (4,90)	31,67 (8,26)	37,59 (5,36)	p=.548 (n.s.)
soziale Integration (n = 354)	43,91 (7,94)	52,13 (7,05)	42,38 (7,96)	50,11 (5,59)	41,96 (8,26)	51,22 (6,89)	p=.807 (n.s.)
wahr. soz. Unterstützg. (n = 351)	142,82 (22,89)	163,20 (19,76)	136,80 (21,77)	157,37 (15,04)	132,05 (27,32)	160,58 (18,80)	p=.346 (n.s.)
soziale Belastungen (n = 353)	30,82 (8,05)	21,93 (6,26)	31,49 (9,03)	26,50 (7,04)	30,52 (7,48)	23,84 (7,19	p=.132 (n.s.)
Reziprozität (n = 353)	15,51 (2,87)	16,85 (2,67)	14,56 (2,81)	16,94 (2,14)	14,82 (3,07)	15,68 (2,44)	p=.229 (n.s.)
Zufriedenheit (n = 358)	14,28 (4,37)	18,68 (4,21)	13,24 (4,76)	16,97 (4,27)	14,10 (3,82)	18,49 (3,83)	p=.838 (n.s.)
Vertrauens-person (n = 357)	16,68 (3,65)	18,46 (2,98)	15,28 (3,86)	17,51 (3,39)	14,47 (4,72)	18,47 (2,79)	p=.064

4. Weiterführende Analysen

Um die Wirkung des Kohärenzgefühls auf die Gesundheit ausländischer Frauen besser verstehen zu können, sollen dessen einzelne Komponenten näher analysiert werden.

Betrachtet man die Haupteffekte des Kohärenzgefühls, so sieht man bzgl. aller abhängigen Variablen hoch signifikante Unterschiede zwischen ausländischen Frauen mit hohen und niedrigen Werten im SOC.
Außerdem zeigen die Wechselwirkungseffekte zwischen Migrationsgrund und Kohärenzgefühl, daß die Wirksamkeit des Kohärenzgefühls vom Migrationsgrund moderiert wird. Während es bei ausländischen Frauen, die aus politischem Grund in Deutschland leben, keine Unterschiede zwischen Frauen mit hoch und niedrig ausgeprägtem Kohärenzgefühl in bezug auf einige abhängige Variablen gibt, hat bei Frauen, die aus sozialen oder ökonomischen Gründen in Deutschland leben, die Stärke des Kohärenzgefühls einen differenzierenden Effekt auf diese Variablen. So haben ausländische Frauen, die aus politischen Gründen nach Deutschland kommen und ein hoch ausgeprägtes SOC haben, genauso niedrige Werte in den Variablen „Gefühl in Deutschland", „Heimweh", Schlafstörungen/Kopfschmerzen und Vertrauensperson wie Frauen, die aus politischen Gründen in Deutschland leben und ein niedrig ausgeprägtes Kohärenzgefühl haben.

Hier stellt sich die Frage nach der Funktionsweise des Kohärenzgefühls.
Man kann festhalten, daß ein stark ausgeprägtes Kohärenzgefühl in der Regel mit besseren Werten in den Gesundheitsindikatoren einhergeht (Haupteffekte). Es gibt aber einige Variablen, bei denen diese gesundheitsfördernde Wirkung des SOC durch einen bestimmten Migrationsgrund aufgehoben zu sein scheint (Wechselwirkungseffekte).
Wie lassen sich die unterschiedlichen Effekte des Kohärenzgefühls erklären?

Bei der Beantwortung dieser Frage sind zwei Überlegungen von Bedeutung.
Zum einem zeigt ein Blick auf die signifikanten Ergebnisse zur Wechselwirkung, daß das Kohärenzgefühl nur bei einigen abhängigen Variablen in Interaktion mit dem Migrationsgrund tritt. Diese Variablen repräsentieren so etwas wie einen globalen, emotionalen Ausdruck des Gesundheitserlebens (dazu gehören z.B. „Gefühl in Deutschland" und „Heimweh").
Zum anderem führen mich diese Überlegungen noch weiter und zwar zu der inhaltlichen Bedeutung des Kohärenzgefühls bzw. seiner Subskalen.

Betrachten die ausländischen Frauen, die aus sozialen, politischen oder ökonomischen Gründen in Deutschland leben, die Welt ähnlich? Sind sie gleich motiviert, oder empfinden sie einen ähnlichen Sinn darin, sich zu engagieren und eigene

Ressourcen in der neuen Gesellschaft einzusetzen? Haben sie überhaupt gleiche individuelle und gesellschaftliche Ressourcen?
Um diese Fragen beantworten zu können, sollen im folgenden die Subskalen des Kohärenzgefühls näher betrachtet und analysiert werden. Dabei gehen in die Auswertung nur die Daten der Frauen ein, die ein hoch ausgeprägtes Kohärenzgefühl haben.

Betrachtet man zunächst die Mittelwerte in den drei Komponenten des Kohärenzgefühls in Abhängigkeit vom Migrationsgrund, so ergeben sich folgende Werte: In der Komponente Verstehbarkeit haben Frauen, die aus sozialem Migrationsgrund hier sind, einen Mittelwert von 54,08; die politisch motivierten Frauen erreichen einen Wert von 54,94 und die ökonomisch 53,61. In der Komponente Handhabbarkeit sieht die Verteilung der Mittelwerte folgendermaßen aus: sozialer Migrationsgrund 54,88; politischer 53,24 und ökonomischer 54,63. In beiden Komponenten weichen die berechneten Mittelwerte nur wenig voneinander ab. Größere Unterschiede zeigen sich erst hinsichtlich der Komponente Bedeutsamkeit: sozialer Migrationsgrund 47,30; politischer 44,93 und ökonomischer 46,12. Der Vergleich zeigt, daß in der Gruppe der ausländischen Frauen mit hohen Werten in SOC die Frauen, die aus politischen Gründen nach Deutschland kommen, den niedrigsten Mittelwert in der Bedeutsamkeit erreichen.

Ausgehend von diesen mehr oder weniger stark ausgeprägten augenscheinlichen Mittelwertsunterschieden wurden drei Varianzanalysen durchgeführt, in denen der Migrationsgrund stets die unabhängige Variable bildete und die drei Komponenten des Kohärenzgefühl als die jeweiligen abhängigen Variablen fungierten. Die Ergebnisse zeigen keine Unterschiede zwischen ausländischen Frauen, die aus politischen, sozialen oder ökonomischen Gründen in Deutschland leben, hinsichtlich der Komponenten Verstehbarkeit ($F(2/178)= 0{,}371$; $p= .690$) und Handhabbarkeit ($F(2/178)= 1{,}237$; $p= .293$). Signifikant wird jedoch der Mittelwertsunterschied in der Bedeutsamkeitskomponente ($F(2/178)= 3{,}292$; $p= .04$; siehe auch Tab. 7.21).

Die ausländischen Frauen, die aus politischem Grund in Deutschland leben, unterscheiden sich in der Bedeutsamkeitskomponente im Vergleich zu den ausländischen Frauen, die aus sozialen und ökonomischen Gründen in Deutschland leben. Sie erreichen niedrigere Werte in dieser Subskala als die anderen beiden Gruppen. D.h. ausländische Frauen, die aus politischem Grund in Deutschland leben, sind trotz ihrer Empfindung der Welt und Umgebung als strukturiert (Verstehbarkeit) und trotz der Verfügbarkeit von Ressourcen (Handhabbarkeit), weniger motiviert und sehen u.U. wenig Sinn darin, sich zu engagieren und ihre Ressourcen einzusetzen. Ein Vergleich der Mittelwerte mit Hilfe des Duncan Verfahrens auf α-Niveau 0.05 zeigt auf, daß es Unterschiede in der Bedeutsamkeit (Im Sinne des motivational-emotionalen Aspekts des Kohärenzgefühls) zwischen ausländischen Frauen, die aus politischen und sozialen Gründen in Deutschland leben, gibt.

Tab. 7.21: Mittelwerte und Standardabweichungen in den einzelnen Subskalen des Kohärenzgefühls in Abhängigkeit vom Migrationsgrund, die für die Gruppe der ausländischen Frauen mit hohem SOC errechnet wurden

Migrationsgründe (nur SOC hoch)	**Verstehbarkeit** (n = 181)	**Handhabbarkeit** (n = 181)	**Bedeutsamkeit** (n = 181)
	Mittelwert (Std.abw.)	Mittelwert (Std.abw.)	Mittelwert (Std.abw.)
soziale	54,08 (6,54)	54,88 (5,68)	47,30 (5,02)
politische	54,94 (7,33)	53,24 (4,40)	44,93 (4,53)
ökonomische	53,61 (6,40)	54,63 (4,71)	46,12 (4,52)
sig			*

III. Interpretation und Zusammenfassung

Kapitel 8

Einleitung

Nach der Darstellung der Ergebnisse im vorherigen Kapitel werden nun in diesem Kapitel diese Ergebnisse im Zusammenhang mit meinen Fragestellungen und den theoretischen Ausführungen diskutiert und interpretiert. Die Diskussion und Interpretation der Befunde erfolgen im Rahmen des salutogenetischen Ansatzes und eines ganzheitlichen Verständnisses von Gesundheit.

Da die Gesundheit ausländischer Frauen in der Forschung bisher kaum salutogenetisch betrachtet wurde, ist der überwiegende Teil der für dieses Thema relevanten Literatur pathologisch orientiert.
Vor diesem Hintergrund wird noch eine andere Problematik sichtbar. Da es über die Gesundheit ausländischer Frauen insgesamt sehr wenige psychologisch fundierte Arbeiten gibt und standardisierte Testverfahren und Normwerte fehlen, weiß man von den vorhandenen Verfahren nicht, ob jemand aus einer anderen Kultur oder mit einem anderen sprachgeschichtlichen Hintergrund deren Items oder Aussagen ähnlich auffaßt und versteht, wie jemand, der zu derselben Sprach- und Kulturgemeinschaft gehört wie die Testkonstrukteurin selbst.
Diese Problematik im Auge behaltend, gehe ich dennoch bei den von mir untersuchten ausländischen Frauen davon aus, daß sie die Testitems und Fragen, wenn auch vielleicht nicht identisch, so doch inhaltlich und sinngemäß ähnlich verstanden und ihnen ähnliche Bedeutung beigemessen haben wie Frauen, deren Muttersprache deutsch und deren Kultur westlich geprägt ist. Diese angenommene Ähnlichkeit soll weniger die Wahl der Methoden rechtfertigen als vielmehr eine Bedingung darstellen für die Sinnhaftigkeit interkultureller Forschungen und letztlich für interkulturelle Verständigung.

Aus dem in dieser Arbeit gewählten salutogenetischen Ansatz resultiert, daß ich auf eine Diskussion der Befunde aus pathogenetischer Sicht weitgehend verzichten werde. Dieses bewußte Aussparen dieser Perspektive soll jedoch nicht bedeuten, daß ich die krankmachenden Bedingungen der Migration, die Probleme oder Krisen, die mit ihr häufig verbunden sind, bagatellisieren oder unterschlagen will. Daß es zu Krankheit, psychischen Störungen oder psychosozialen Krisen infolge von Migration kommt, haben viele - pathogenetisch orientierte - wissenschaftliche Arbeiten zeigen können. Eben weil es die pathogenen Wirkungen von Migration gibt, ist es wichtig, die Gesundheit ausländischer Frauen einmal mehr unter dem salutogenetischen Blickwinkel zu untersuchen.
Es werden nicht alle signifikanten Ergebnisse diskutiert oder interpretiert. Ich habe signifikante Haupteffekte dann nicht interpretiert, wenn die jeweiligen Varianzanalysen neben den Haupteffekten auch signifikante Wechselwirkungseffekte ergeben haben. Dieses Vorgehen gewährleistet eine methodisch korrekte Interpretation der Befunde.

1. Diskussion und Interpretation der Ergebnisse zur ersten Fragestellung

Im folgenden sollen die Haupteffekte der unabhängigen Variablen Migrationsgrund diskutiert und interpretiert werden.
In der ersten Fragestellung galt es zu untersuchen, ob es zwischen ausländischen Frauen, die aus sozialen, politischen oder ökonomischen Gründen in Deutschland leben, Unterschiede gibt in bezug auf „Gefühl in Deutschland", „Heimweh", „empfundene Gesundheit" und Ängstlichkeit/Angstfreiheit sowie den körperlichen Zustand mit den jeweiligen zugehörigen Faktoren, und Kohärenzgefühl, Kompetenz- und Kontrollüberzeugungen sowie Soziale Unterstützung mit deren dazugehörigen Subskalen.

Da sich bei den Variablen „Gefühl in Deutschland", „Heimweh", „empfundene Gesundheit", Schlafprobleme/Kopfschmerzen/Müdigkeit als eines der Faktoren des körperlichen Zustands sowie bei der Subskala Vertrauensperson aus dem Fragebogen zur Sozialen Unterstützung bedeutsame Wechselwirkungseffekte mit dem Kohärenzgefühl zeigten, sollen diese Ergebnisse erst bei der Interpretation der dritten Fragestellung diskutiert werden.

Die Befunde zeigen, daß ausländische Frauen, die aus sozialen oder ökonomischen Gründen in Deutschland leben, den positiven Items des STAI-Trait-Fragebogens im höheren Maß zustimmen als ausländische Frauen, die aus politischem Grund in Deutschland leben. Dabei zeigen die Ergebnisse, daß diese Frauen seltener über körperliche Beschwerden berichten. Der Migrationsgrund hat darüber hinaus eine Wirkung auf die wahrgenommene Soziale Unterstützung bei ausländischen Frauen, die aus sozialen, politischen oder ökonomischen Gründen in Deutschland leben. Die Befunde zeigen, daß ausländische Frauen, die aus sozialen oder ökonomischen Gründen in Deutschland leben, die Soziale Unterstützung positiver wahrnehmen als ausländische Frauen, die aus politischem Grund hier leben. Sie bekommen mehr emotionale sowie praktische Unterstützung und scheinen besser sozial integriert zu sein. Die sozial oder ökonomisch immigrierten Frauen fühlen sich nicht sozial belastet im Unterschied zu ausländischen Frauen, die aus politischem Grund immigriert sind. Sie sind zufriedener mit ihrer Sozialen Unterstützung. In der Reziprozität (Ausgleich in Geben und Nehmen innerhalb eines sozialen Verhältnisses) als einem weiteren Aspekt der Sozialen Unterstützung zeigen ausländische Frauen, die aus sozialem Grund in Deutschland leben, tendenziell mehr Reziprozität als ausländische Frauen, die aus ökonomischem Grund hier leben.
Wie wirkt der Migrationsgrund auf diese Variablen? Zu welchen Differenzierungen führt er nach diesen Befunden?
Meiner Meinung nach eröffnet sich ein Zugang zu dieser Frage, wenn man den Grund der Migration im Zusammenhang mit der Lebenssituation der betroffenen Frauen sieht. Diese wird natürlich auch vom Migrationsgrund bestimmt. Gleich-

zeitig stellt die Lebenssituation einen relevanten Faktor im ganzheitlichen Gesundheitsverständnis dar.

Um Unterschiede zwischen ausländischen Frauen aus einer ganzheitlichen Gesundheitsperspektive heraus verstehen zu können, finde ich wichtig, den Lebenssituationen von ausländischen Frauen genügend Beachtung zu schenken. Ein solcher Zugang ließe sich etwa dann realisieren, wenn im Rahmen einer differenzierten Betrachtungsweise aus interdisziplinärem Blickwinkel unterschiedliche Gruppen von Frauen miteinander verglichen werden und ihre Lebensstile, ihre Gefühle und Gedanken untersucht werden.

Da bei der Diskussion der Befunde auf die Lebenssituation der ausländischen Frauen eingegangen wird, ist es erforderlich, diesen Begriff näher zu erläutern. Unter Lebenssituation verstehe ich hier Rahmenbedingungen, die der Migrantin ermöglichen, die Anforderungen der Migration und die Begegnung mit der neuen Gesellschaft zu meistern. Dazu zählen sowohl die personenbezogenen Kompetenzen, Ressourcen und Handlungsfähigkeiten als auch umweltbezogene materielle oder soziale Möglichkeiten und Handlungsspielräume aus der Vergangenheit (biographische Aspekte) und aus der gegenwärtigen Situation. Der Migrationsgrund läßt sich deshalb als Ausdruck von vergangenen und aktuellen Lebenssituationen verstehen.

Durch die Beschreibung der Lebenssituation von ausländischen Frauen soll versucht werden, diese Befunde zu erklären. Im folgenden sollen deshalb die jeweiligen Lebenssituationen der ausländischen Frauen, die aus politischen, ökonomischen oder sozialen Gründen immigrieren, geschildert werden. Die meisten Schilderungen der Lage von politisch motivierten Frauen betreffen die erste Phase ihres Aufenthalts in Deutschland, d.h. wenn sie in Sammellagern leben. Bei der Schilderung der aktuellen Lebenssituation dieser Frauen beziehe ich mich teilweise auf die Auswertung der soziodemographischen Variablen, die ich erhoben habe (vgl. Kap.6).

Die politisch Verfolgten und Flüchtlinge, die in ihrer Heimat politisch aktiv waren und für ihre politischen Ziele gearbeitet und u.U. gekämpft haben, haben sich ihr Leben in der Fremde meistens anders vorgestellt. Sie erwarteten u.U. weiter aktiv zu sein, sich politisch zu engagieren und ihre politischen Ziele weiter verfolgen zu können. Diese Erwartungen werden häufig enttäuscht. Wichtige Zukunftspläne können so zerstört werden. Das Lagerleben konfrontiert politisch motivierte Frauen mit ständiger Bedrohung und Unsicherheit, mit Bevormundung und Angewiesensein auf Hilfe anderer (vgl. auch Rosner, 1996; Adam, 1993).
Die Lebensbedingungen in den Lagern sind häufig schlecht. Die Wahrscheinlichkeit der Entstehung von physischen oder psychischen Erkrankungen ist dadurch sicherlich erhöht. Der Alltag in solchen Gemeinschaftsunterkünften (Lagern) besteht aus erzwungener Passivität, permanenter Kontrolle, fehlenden

emotionalen Beziehungen sowie ständiger Angst vor einer ungewissen Zukunft, da eine Abschiebung zunächst nicht ausgeschlossen werden kann. Es wundert nicht, daß unter solchen Bedingungen die Frauen sich unsicher, unglücklich oder innerlich unruhig fühlen (vgl. Amiri, 1989; Rosner, 1996).
Sie können ihren Alltag zunächst in einem nur sehr begrenzten Ausmaß selbst bestimmen. Viele Ereignisse und Entscheidungen entziehen sich ihrer Kontrolle. So können sie die Situation und ihre Zukunft schlecht einschätzen, da nicht sie darüber entscheiden, was passiert, sondern andere Menschen bzw. institutionalisierte Entscheidungsträger. Sie leben ständig in Angst vor Abschiebung.
Die Lebenssituation der ausländischen Frauen, die aus politischen Gründen immigrieren, ändert sich u.U., wenn ihr Asylantrag anerkannt ist und die Frauen die Aufenthaltserlaubnis bekommen. Leider gibt es in der Literatur kaum Berichte über Lebensbedingungen dieser Frauen, nachdem ihr Asylantrag anerkannt wurde und sie bereits einige Jahre lang in der BRD leben. Die wenigen vorhandenen Berichte sind empirisch nicht überprüfbar und/oder erfassen die Lage der ausländischen Frauen zu allgemein.
Deshalb sollen an der Stelle kurz die wichtigsten soziodemographischen Charakteristika der von mir untersuchten Stichprobe dargestellt werden. Betrachtet man die soziodemographischen Merkmale der ausländischen Frauen, die aus politischen Gründen in Deutschland leben, so zeigt sich, daß die meisten von ihnen - 18,8% - eine universitäre Ausbildung (Studium) haben. 17,4% von ihnen üben soziale oder medizinische Berufe aus. 13% dieser Frauen geben an, daß sie keinen Beruf haben und 2,9%, daß sie arbeitslos sind.
Die meisten der ausländischen Frauen, die aus politischen Gründen immigrieren, sind verheiratet (63,1%). 56,6% von ihnen leben mit dem Partner und Kindern zusammen und 19,7% allein. 47,4% dieser Frauen geben an, daß sie vom eigenen Gehalt leben und bei 25% von ihnen wird der Lebensunterhalt von ihren Ehemännern finanziert. Die Angaben zum Schulabschluß zeigen, daß ein großer Teil dieser Frauen entweder Abitur (44,7%) oder ein angefangenes oder abgeschlossenes Studium hat (50%).

Die Lebenssituationen von ausländischen Frauen, die aus ökonomischen Gründen in Deutschland leben, sind meist anders. Die meisten von ihnen kommen mit ihren Ehemännern, die wegen der Arbeit ihr Heimatland verlassen.
Die Frauen geraten häufig in einen Zustand der Isolation, da sie die deutsche Sprache nicht beherrschen und selten Kontakte zu ihrer sozialen Umgebung aufbauen. Es ist zu erwarten, daß sie zuerst ihre traditionelle Rolle als Ehefrau leben und sich deshalb viel um ihre Familie kümmern. Nach und nach lernen sie ein anderes Verständnis der Frauenrolle kennen, das sie häufig in einen Konflikt mit der bisher gelebten Rolle bringt. Ausländische Frauen, die selbst arbeiten, müssen sich außerdem mit arbeitsspezifischen Problemen auseinandersetzen, wie z.B. damit, wie sie sich in der Arbeit darstellen, ob sie von ihren ArbeitskollegInnen akzeptiert werden oder ob sie sich in der Arbeit wohlfühlen.
Betrachtet man die soziodemographischen Charakteristika der ausländischen Frauen dieser Untersuchung, die aus ökonomischem Grund in Deutschland le-

ben, so geben 32,4% von ihnen an, daß sie Hausfrauen sind. 10,3% von ihnen haben keinen Beruf und 45,5% sind berufstätig. 61% dieser Frauen geben an, vom Gehalt ihrer Ehemänner zu leben. Ebenso 61% der Frauen leben mit ihren Partnern und Kindern zusammen.

Vergleicht man kurz die Situation der ausländischen Frauen, die aus ökonomischen Gründen in Deutschland leben mit der Situation der Frauen, die aus politischem Grund hier sind, so zeigen sich in verschiedenen Lebensbereichen Unterschiede. Beide Gruppen haben jeweils andere Vergangenheiten und andere aktuelle Alltagserfahrungen. Man kann davon ausgehen, daß die Lebensgeschichten der Frauen, die aus ökonomischen Gründen hier leben, nicht dermaßen von Ängsten oder Unsicherheiten beherrscht sind, wie sie es bei den politisch immigrierten Frauen sind. Frauen, die aus ökonomischen Gründen immigrieren, werden nicht in Lagern untergebracht, wenn sie nach Deutschland kommen. Der ökonomische Migrationsgrund verweist eher auf eine freiwillige und nicht auf eine (politisch) erzwungene Migration.

Ausländische Frauen, die freiwillig aus sozialen und Selbstverwirklichungsgründen nach Deutschland kommen, haben wiederum andere Zielsetzungen. Sie sind gänzlich anders motiviert, sie dürfen Entscheidungen über ihre Ziele und Aktivitäten im Alltag treffen, ihre Handlungsfähigkeiten ausüben. Sie leben in einer Umgebung, in der sie ihre soziale Kompetenz zeigen können. Sie haben andere soziale Beziehungen und Netzwerke als Frauen, die aus ökonomischen oder politischen Gründen in Deutschland leben.
Der soziale Migrationsgrund verweist auf eine in der Regel freiwillige Entscheidung und ein schon im Herkunftsland geplantes und vorbereitetes Vorhaben. In dieser Untersuchung zeigt sich, daß 58,7% der Frauen, die aus sozialen Gründen immigrieren, ledig sind. Fast 40% von ihnen leben alleine, 17,5% in Wohngemeinschaften und 20,8% mit Partnern und Kindern zusammen. 59,7% der Frauen, die aus sozialen Gründen nach Deutschland kommen, haben Abitur oder befinden sich in einer universitären Ausbildung.

Der Vergleich zwischen den drei Migrationsgründen hinsichtlich der soziodemographischen Variablen zeigt einige Unterschiede. Mehr als die Hälfte der Frauen, die aus sozialen Migrationsgründen in Deutschland leben, sind ledig. Bei den ausländischen Frauen, die aus politischen und ökonomischen Gründen in Deutschland leben, sind es jeweils nur ein Fünftel und fast ein Zehntel. Auffälig ist auch, daß unter Frauen, die aus ökonomischen Gründen nach Deutschland kommen, mehr als dreimal so viele Hausfrauen sind als in den anderen beiden Gruppen. Außerdem fällt noch auf, daß fast die Hälfte der Frauen, die aus politischen Gründen immigrieren, vom eigenen Gehalt in Deutschland leben, wogegen der überwiegende Teil der Frauen, die aus ökonomischen Gründen hier sind, vom Einkommen des Ehemannes lebt (vgl. auch Tab. 6.11).

Die Befunde dieser Arbeit werden leichter nachvollziehbar, wenn man den Migrationsgrund nicht nur als ein Motiv versteht, sondern als ein Bündel von internalen und externalen Faktoren, die den aktuellen sozialen Bedingungen, wie auch der Lebensgeschichte entspringen. Denn die Lebensgeschichten von ausländischen Frauen können uns einige wichtige Informationen über ihre Möglichkeiten und Chancen, Belastungen und Erfolge liefern, anhand derer wir ihr Leben, ihre Kultur, persönliche Einstellungen, Werte und Kompetenzen sowie Ressourcen kennenlernen können. An den Stärken und Besonderheiten kann man wiederum gut anknüpfen, um diesen Menschen in belastenden Situationen die Chance zu geben, sich zu orientieren und Bewältigungsstrategien zu entwikkeln.
Vor dem Hintergrund der geschilderten Lebenssituationen von ausländischen Frauen, die aus sozialen, politischen und ökonomischen Gründen in Deutschland leben, soll nun auf die Diskussion der Ergebnisse eingegangen werden.

1.1 Ängstlichkeit/Angstfreiheit

Vergleicht man die Gruppe der ausländischen Frauen, die aus sozialen, politischen oder ökonomischen Gründen in Deutschland sind, in Bezug auf die gebildeten STAI-Faktoren, so zeigen die Ergebnisse, daß der Migrationsgrund die Ausprägungswerte nur im Faktor „Positive Items“ signifikant beeinflußt.
Die ausländischen Frauen, die aus sozialen, politischen oder ökonomischen Gründen in Deutschland leben, stimmen den Angstfreiheitsitems des STAI-Trait-Fragebogens im unterschiedlichen Ausmaß zu: Frauen, die aus sozialen oder ökonomischen Gründen in Deutschland leben, stimmen den Angstfreiheitsitems im wesentlich höheren Maße zu als ausländische Frauen, die aus politischen Gründen immigrieren (vgl. Kap. 7). Frauen, die soziale oder ökonomische Migrationsgründe angeben, scheinen sich im Vergleich zu der Gruppe der politisch motivierten ausländischen Frauen ausgeruhter, geborgener zu fühlen und vergnügter, ruhiger, gelassener, zufriedener und glücklicher zu sein.
Geborgenheit bzw. Sicherheit, Glück, Gelassenheit oder Zufriedenheit sind Faktoren, die im engen Zusammenhang mit dem Gesundheitserleben stehen. Wie im theoretischen Teil beschrieben, stellen sie wesentliche Dimensionen des persönlichen Wohlbefindens dar (vgl. auch Abb. 3. 2).
Diese Faktoren scheinen bei den sozial oder ökonomisch motivierten Frauen stärker ausgeprägt zu sein als bei Frauen, die aus politischen Gründen nach Deutschland kommen. Man kann also aufgrund der Datenlage den Schluß ziehen, daß die ausländischen Frauen der ersten beiden Gruppen sich wohler fühlen und u.U. auch sich gesünder erleben im Vergleich zu Frauen, die politische Migrationsgründe angeben.
Das Sicherheitsgefühl im Sinne der Wahrnehmung und Bewertung einer Situation als nicht bedrohlich, die Bejahung der aktuellen Lebenslage und das Vertrauen in den guten Ausgang der Dinge gilt als ein wichtiger protektiver Faktor in der Migration. Die ausländischen Frauen meiner Stichprobe unterscheiden sich in Bezug auf diesen Faktor. Dies deutet darauf hin, daß die Erfahrung der Mi-

gration nicht zwangsläufig negative Emotionen mit sich bringt. Es gibt Migrationsformen oder Migrationsbedingungen, unter denen sich Geborgenheit, Zufriedenheit oder Ruhe eher einstellen. Andere Migrationsumstände stehen diesen positiven, angstfreien emotionalen Befindlichkeiten wiederum eher im Wege. Wie kann der Unterschied zwischen diesen Gruppen erklärt werden?
Wie im theoretischen Teil beschrieben, verstehe ich den Migrationsgrund als Ausgangspunkt und Ergebnis von gesellschaftlichen Prozessen und individuellen Lebenserfahrungen, -plänen oder Entscheidungen. Der Migrationsgrund sagt etwas über die persönliche Motivation aus, zugleich stellt er auch einen Teil der Biographie dar und verweist so auf kulturelle und sozio-ökonomische sowie politische Hintergründe der Migration.
Welche Momente dieses breiten Verständnisses des Migrationsgrundes können für die Unterschiede in der angstfreien Befindlichkeit unter den drei Gruppen der ausländischen Frauen verantwortlich sein? Kann der Begriff der aktuellen Lebenssituation hier behilflich sein?

Nachdem die ausländischen Frauen mit politischen Migrationsgründen aufgrund der Verfolgung ganz unsicher und ängstlich in Deutschland ankommen, werden sie zuerst als Asylsuchende in unterschiedliche „Lager“ eingewiesen. Hier werden sie mit Familien aus unterschiedlichen Kulturen mit unterschiedlichem politischen Verständnis in einem Zimmer untergebracht, wobei dieses Zusammenleben mehr zu einer Einengung des Lebens der Frauen führt, als daß es dieses bereichert und den Frauen das Gefühl der Geborgenheit eines sicheren Orts vermittelt (vgl. Neumann, 1985).
In einem Interwiev erzählte eine Asylbewerberin über ihre Erlebnisse in einer solchen Unterkunft:

„... ich war die einzige Frau unter 40 afghanischen Asylbewerbern. Die Zustände in diesem Lager waren katastrophal .... Es gab nur eine einzige Dusche, die sehr schmutzig und unhygenisch war. Da ich die einzige Frau unter so vielen Männern war, hatte ich Angst, die Dusche allein zu benutzen. So mußte mein Mann immer mitkommen und vor dem Duschraum warten, bis ich fertig war.“ (Longen, 1985, S. 96-97).

Den BewohnerInnen solcher Lager werden keine Möglichkeiten gegeben, auf diese Situation aktiv Einfluß zu nehmen, so daß sie sich mehr und mehr den behördlichen Entscheidungen ausgeliefert fühlen. Unter solchen Lebensbedingungen haben die ausländischen Frauen keine Privatsphäre, kaum Möglichkeiten, sich frei zu bewegen. Sie verzichten auf Grund ihrer unsicheren, bedrohlichen Lage und möglicher Aggressionen darauf, sich im Lager frei zu bewegen, können deshalb keine Kontakte zu anderen aufnehmen und fühlen sich dadurch isoliert (vgl. Rosner, 1996).

Ausländische Frauen, die den positiven Items des STAI-Traits Fragebogens häufiger zustimmten (d.h. die Gruppe der Frauen mit sozialen Migrationsgründen), haben ebenfalls Sorgen bzgl. ihrer Zukunft und wissen manchmal auch nicht, ob sie alles schaffen, ob sie Kontrolle über Ereignisse im Alltag haben können.

Auch ihnen fehlt die Sicherheit, trotzdem können sie sich einigermassen entspannen und - je nach ihren Lebenssituationen - sich angstfreier ausdrücken und den potentiellen negativen Folgen der Migration vorbeugen. Die Frage ist: wie schaffen es die ausländischen Frauen, die aus sozialen Gründen immigrieren, ihre Angstgefühle konstruktiv zu bewältigen und mit der Migrationssituation erfolgreicher umzugehen?

Führt man sich die geschilderten Lebensbedingungen der ausländischen Frauen, die aus politischen, ökonomischen oder sozialen Gründen in Deutschland leben noch einmal vor Augen, so läßt sich festhalten, daß die Lebenssituation der aus politischen Gründen immigrierten Frauen eindeutig schlechter zu bewerten ist im Vergleich zu den Gruppen der Frauen mit sozialen oder ökonomischen Gründen.
Die Ergebnisse bzgl. der positiven Items belegen indirekt noch einmal diese Wertung der Lebensbedingungen, wobei die Einschätzung der Situation diesmal nicht von der objektiven Seite her vorgenommen wird, wie es in der Literatur berichtet wird, sondern aus der Sicht der Frauen selbst. Frauen, die aus politischen Gründen in Deutschland leben, fühlen sich unsicherer und bedrohter.

1.2 Körperliche Beschwerden

Die Ergebnisse bzgl. der Wirkung des Migrationsgrundes auf den körperlichen Zustand haben gezeigt, daß Frauen, die aus sozialen oder ökonomischen Gründen in Deutschland leben, weniger körperliche Beschwerden angeben als die ausländischen Frauen, die aus politischem Grund in Deutschland leben. Die ökonomisch und sozial motivierten ausländischen Frauen haben kaum Herz/Atembeschwerden (Herzschmerzen, Atemnot, Druck auf der Brust); Schlafstörungen/Müdigkeit (Einschlaf- und Durchschlafschwierigkeiten, schnelles Ermüden) und Kopfschmerzen; und sie sind fast nie oder nur selten reizbar oder angespannt (Unfähigkeit sich zu entspannen, Aufgeregtsein, Rastlosigkeit). Diese Symptome sind dagegen in der Gruppe der ausländischen Frauen mit politischen Migrationsgründen etwas häufiger zu beobachten.
Die Befunde zeigen, daß die Migration und deren Folgen nicht immer mit Belastungen und körperlichen Beschwerden oder gar Krankheiten einhergehen. Durch die Berücksichtigung der drei verschiedenen Migrationsgründe ließ sich belegen, daß der Migrationsprozeß auch auf der körperlichen Ebene nicht einheitlich widergespiegelt wird. Die meisten ausländischen Frauen meiner Stichprobe haben fast nie oder nur selten körperliche Symptome - dies trifft für ausländische Frauen, die aus sozialen oder ökonomischen Gründen nach Deutschland kommen, zu. Die Gruppe der Frauen, die aus politischen Gründen immigrieren, berichtet im Unterschied dazu von mehr körperlichen Beschwerden.
Die Frage ist, worauf dieser Unterschied zurückzuführen ist.
Es scheint, daß ausländische Frauen, die aus sozialen, politischen oder ökonomischen Gründen in Deutschland leben, nicht den gleichen Eindruck und dieselbe Ansicht von Migration haben, ihre Erwartungen anders sind und sie sich mit der

Migration unterschiedlich auseinandersetzen. Wenn die Migration auf Grund einer freiwilligen Entscheidung geschieht und intrinsisch motiviert ist, wird sie weniger im Sinne einer Bedrohung oder von Stress bewertet und folglich auch weniger bedrohlich oder überfordernd erlebt. Vielmehr wird sie für die sich selbst entscheidende Frau zu einer Herausforderung. Wenn aber Migration als eine Herausforderung erlebt wird, kann man mit den vorhandenen Spannungen anders umgehen. Möglicherweise wird durch die Auseinandersetzung mit neuen Situationen psychische und körperliche Spannung erlebt, die aber nicht zwingend in einer organischen Krankheit oder psychischen Schwierigkeiten mündet. Vermutlich besteht hier ein enger Zusammenhang zwischen der subjektiven Bewertung der Migration und der aktuellen Lebenssituation sowie dem Gesundheitserleben.
Vor dem Hintergrund des differenzierteren Verständnisses der Migration lassen sich die Ergebnisse dieser Arbeit als Ergänzung bisheriger Forschungsberichte und, -daten aus dem Bereich Krankheiten und MigrantInnen deuten. In diesen Berichten wurde die Migration fast ausschließlich mit körperlichen Beschwerden oder psychosomatischen Symptomen in Verbindung gebracht. Folgerichtig bekam die Migration den Beigeschmack des Pathologischen und Krisenhaften. Später hat man versucht, die krankmachenden Faktoren im Zusammenhang mit der Lebenssituation der ausländischen Frauen zu diskutieren (vgl. Migration und psychische Gesundheit-Fachtagung, Bonn, 1985; Kürsat-Ahlers, 1985; Theilen, 1985; Hettlage-Varjas & Hettlage,1995; Koch, Özek & Pfeiffer, 1995; Schmidt-Koddenberg, 1999). Hier wird auf eine ausführliche Darstellung der Befunde aus der mehr „pathogenetischen Phase" der Migrationsforschung verzichtet. Es sollen nur einige Ergebnisse erwähnt werden, um die Wichtigkeit der Lebenssituation im Zusammenhang mit Gesundheit und Krankheit zu verdeutlichen.

Werden Frauen nach ihrem Krankheitsverständnis gefragt, so nennen sie vielfältige Ursachen oder Hintergründe für ihre Beschwerden und Krankheiten. Nach den Ergebnissen von Meyer-Ehlert und Schneider-Wohlfrat (1986) bringen ausländische Frauen ihre Beschwerden im Zusammenhang mit verschiedenen Ursachen oder Auslösebedingungen. Dazu gehören z.B. die Sorge um die Familie, Einsamkeit durch Verlust menschlicher Beziehungen und sozialer Netzwerke durch die Migration, Heimweh oder Angst vor der Arbeitslosigkeit bzw. Verlust des Arbeitsplatzes, die vielfältigen Belastungen durch die Rolle als berufstätige Mutter oder Hausfrau, die Diskriminierung und die häufig schlecht ausgestattete Wohnung.
Betrachtet man diese Berichte von ausländischen Frauen, fällt zunächst auf, daß sie von einem ganzheitlichen Verständnis ihrer Beschwerden ausgehen. Sie sehen ihre Beschwerden nicht nur rein körperlich, sondern in einem Zusammenhang mit ihrer Lebenssituation. Indem Frauen von ihren körperlichen Beschwerden reden, erzählen sie zugleich ihre aktuelle Lebenssituation.
Diese Symptome sind Konsequenzen von sozialen und kulturellen Bedingungen (vgl. Schmidt-Koddenberg, 1999; Migration und psychische Gesundheit- Fachtagung, Bonn, 1985; Elis & Gökelma, 1988). Solche Symptome dürfen nicht -

wie die klassische Medizin es vertritt - ausschließlich als körperliche Krankheit betrachtet werden, sondern als Symptomkomplex, der seine Ursachen im organischen, psychodynamischen, familiendynamischen, soziokulturellen und transkulturellen Kontext hat (vgl. Theilen, 1985).
In diesem Kontext lassen sich die psychosomatischen Beschwerden nicht als statische Zustände verstehen, sondern als ein kontinuierlicher Integrationsprozeß, in dessen Verlauf die Psyche die Vorgänge im Körper aufnimmt und verarbeitet und umgekehrt der Körper die psychischen Erlebnisse assimiliert, verstärkt oder bewältigt. Beide Teileinheiten stehen dabei im ständigen Austausch mit der natürlichen und gesellschaftlichen Umwelt (Keil, 1994).
Darin zeigt sich die Erweiterung des Verständnisses des Gesundheitserlebens, das sich nämlich nicht auf den Organismus und den Körper beschränkt, sondern die psychischen Momente und den Austausch mit der Umwelt miteinbezieht.
Vor diesem Hintegrund sollte innerhalb der Migrationsforschung stärker die Interaktion zwischen Migrantinnen und ihrer Umwelt beachtet werden und zwar nicht nur aus der pathologischen, sondern genauso aus der salutogenetischen Perspektive.

Wenn man die körperlichen, psychischen, sozialen und kulturellen Bedingungen im Zusammenhang mit Gesundheit betrachtet, wird man nicht nach krankmachenden Situationen suchen, sondern ausgehend von einem positiven Gesundheitsverständnis nach protektiven Faktoren sowie Ressourcen fragen. Dabei sollte man unter Berücksichtigung der Lebenssituation der ausländischen Frauen die Frage stellen, wie manche Migrantinnen es schaffen, ohne oder mit nur wenigen körperlichen Beschwerden zu leben?
Beim Vorhandensein einer Passung zwischen persönlichen Voraussetzungen (Wünsche, Bedürfnisse, Kompetenzen) und sozialen oder Umweltbedingungen kommt es offensichtlich seltener zu Beschwerden, zum Unwohlsein oder zur psychosomatischem Symptomatik als beim Vorhandensein größerer Diskrepanzen zwischen den persönlichen Voraussetzungen und den äußeren Bedingungen. Diese Passung scheint nun - angesichts der Befunde zu körperlichen Beschwerden - bei den ausländischen Frauen, die aus sozialen und ökonomischen Gründen in Deutschland leben, besser zu sein als bei Frauen, die aus politischen Gründen immigriert sind.

Die Ergebnisse dieser Arbeit deuten darauf hin, daß der pathologische Ansatz in der Forschung zur Gesundheit und Migration als alleiniger Zugang zu kurz greift. Die Befunde zeigen, daß nicht alle ausländischen Frauen von körperlichen Beschwerden betroffen sind, sondern, daß letztere je nach Migrationsgrund unterschiedlich ausgeprägt sind.

1.3 Soziale Unterstützung

Bei der Überprüfung der Wirkung des Migrationsgrundes auf die Soziale Unterstützung zeigten sich in der Gesamtskala und in mehreren Subskalen signifikante Ergebnisse.
Das bedeutet zunächst ganz allgemein, daß der Migrationsgrund die Wahrnehmung der Sozialen Unterstützung und Belastung beeinflußt.
Dabei unterscheiden sich den Befunden zufolge besonders die Frauen, die aus politischen Gründen in Deutschland leben, von den Frauen die aus sozialen Gründen immigrieren: Ausländische Frauen, die aus sozialem Grund in Deutschland leben, erhalten ihrer Meinung nach mehr Soziale Unterstützung und mehr emotionale Unterstützung, sie sind zufriedener mit der Sozialen Unterstützung und fühlen sich sozial weniger belastet als ausländische Frauen, die aus politischem Grund in Deutschland leben.
Der einzige, tendenzielle Unterschied zwischen ausländischen Frauen, die ökonomische Gründe angeben und ausländischen Frauen, die soziale Migrationsgründe nennen, findet man bei der Subskala Reziprozität. Ausländische Frauen, die aus sozialem Grund in Deutschland leben, empfinden mehr Ausgleich im Geben und Nehmen innerhalb der sozialen Beziehungen im Vergleich zu Frauen, die aus ökonomischen Gründen immigrierten.
Es scheint daher, daß die ausländischen Frauen, die aus ökonomischen Gründen ihre Heimat verlassen, innerhalb sozialer Beziehungen diejenigen sind, die mehr praktische und/oder emotionale Hilfe geben als ihre InteraktionspartnerInnen. Bei der Gruppe der ausländischen Frauen, die aus sozialen Gründen nach Deutschland kommen, scheinen demgegenüber die sozialen Beziehungen ausgewogener zu sein.

Die Befunde zeigen weiterhin, daß die ausländischen Frauen die Soziale Unterstützung je nach dem spezifischen Migrationsgrund unterschiedlich wahrnehmen.
Im folgenden soll versucht werden, die spezifischen Momente des Migrationsgrundes, die für die Erklärung der Unterschiede in Frage kommen, genauer zu bestimmen und zu diskutieren. Wie bei den zuvor interpretierten Befunden soll auch hier die Lebenssituation als wesentlicher Ansatzpunkt für die Wirkung des Migrationsgrundes genommen werden.
Die Unterschiede in den Lebenssituationen der ausländischen Frauen prägen das Alltagsleben sowohl nach innen (in der Familie) als auch nach außen (soziales Umfeld, Arbeitswelt, Universität u.ä.).
Der Migrationsprozess verändert selbstverständlich nicht nur die Intensität und Qualität der familiären Beziehungen - insbesondere der Kontakte zu Verwandten im Heimatland -, sondern auch die außerfamiliäre Lage und andere soziale Kontakte.
Der Tagesablauf in der Fremde, die alltäglichen sozialen Kontakte in und außerhalb der Familie hängen auch von dem Migrationsgrund ab. Die verschiedenen Migrationsgründe gehen mit jeweils spezifischen Anforderungen einher. Der

soziale Migrationsgrund scheint die soziale Unterstützung zu fördern, wogegen der politische Migrationsgrund mit Lebensbedingungen verknüpft ist, die eher Belastung und wenig soziale Unterstützung mit sich bringen.

Ich werde hier anhand von Hinweisen aus der Literatur versuchen, die Lebenssituationen und das Alltagsleben ausländischer Frauen, die aus sozialen, politischen oder ökonomischen Gründen in Deutschland leben, im Kontext ihrer sozialen Umgebung zu beschreiben, um zu einem differenzierteren Bild ihrer Lebenssituation zu gelangen und die Unterschiede in der Sozialen Unterstützung nachvollziehbar zu machen.

Für ausländische Frauen, die aus politischem Grund nach Deutschland kommen, ist es nicht einfach, soziale Kontakte aufzunehmen. Bis der Aufenthalt rechtlich gesichert ist, ist es diesen Frauen nicht gestattet, sich eine eigene Wohnung zu suchen, sich frei zu bewegen oder zu arbeiten. Sie müssen zunächst in Lagern leben und machen hier nicht selten sehr negative Erfahrungen durch. Sie sind einer Reihe von bürokratischen und juristischen Prozessen und Vorgängen ausgesetzt, die kaum dazu beitragen können, das Gefühl zu vermitteln, in einer Gemeinschaft aufgehoben zu sein. Auch die Menschen, die in diesen Prozessen von institutioneller Seite aus agieren, können diesen Frauen kaum emotionale Hilfe, Zeit oder Vertrauen entgegenbringen. Der Alltag der Frauen die aus politischen Gründen immigrieren, besteht in dieser Phase, wenn sie noch in den Lagern leben, aus Einsamkeit, Unsicherheit und Ungewissheiten. Sie haben kaum Gelegenheit, sich der neuen Gesellschaft zu nähern, neue Kontakte aufzubauen und Vertrauenspersonen zu finden, die ihnen den ersten Zugang zu der neuen Gesellschaft ermöglichen würden. Eine Asylbewerberin schildert ihre Situation in einem Lager folgendermaßen:

„... Wir waren sehr stark isoliert, da die Fahrten nach Limburg zu teuer für uns waren. Außerdem war der Weg zur Bushaltstelle ziemlich weit. Es gab kaum Verbindung zur Außenwelt..." (Longen, 1985, S. 97).

Neben Isolation, Einsamkeit und Unsicherheit machen sich für diese Frauen gleichzeitig geringere materielle (Geld, Immobilien u.ä.) und soziale Ressourcen bemerkbar (Familie, Freundeskreis). Am Anfang ihres Aufenthalts in einem neuen Land haben sie kaum Möglichkeiten zum Aufbau solcher Ressourcen. Das Fehlen eines günstigen sozialen Umfelds erlaubt es oft nicht, eigene Fähigkeiten zum Ausdruck zu bringen und Initiative zu zeigen.
Die Biographie vieler ausländischer Frauen, die aus politischen Gründen in Deutschland leben, zeigt uns oft, wie ihre Lebensform vom Zusammenleben in Großfamilie geprägt ist, in der sie nicht nur emotionale Unterstützung, Geborgenheit und Sicherheit bekommen, sondern außerdem einen Ort finden, an dem sie auch praktische Hilfe bekommen. Diese umfangreiche soziale Unterstützung fällt weg, sobald die Frauen das eigene Land verlassen und sich in eine neue Gesellschaft begeben. Die Konsequenzen dieses Verlustes beschreibt eine Frau aus Somalia so:

„ Als ich noch in Somalia war, hatte ich nicht so viel mit meinen Kindern zu tun, meine Mutter, einige meiner Schwestern sahen nach meinen Kindern, ich bekam von allen Hilfe. Hier muß ich alles alleine machen.... Mein Charakter hat sich geändert, ich bin genervt von meinen Kindern...ich bin oft müde, bekomme einfach keine Ruhe...." (Adam, 1993, S. 75).

Die aktuelle Lebenssituation dieser Frauen ist teilweise von ihren Erlebnissen auf der Flucht und der ersten Begegnung mit der neuen Welt geprägt.
Wenn der erste Eindruck von dem neuen Land, der neuen Gesellschaft aus dem „Lager-Alltag" stammt, erscheint die Aufnahmegesellschaft für die politisch motivierten Frauen als fremd, abweisend und kalt (vgl. Adam, 1993). Fehlende Angaben zur aktuellen Lebenssituation der Frauen lassen ein abschließendes Urteil zwar nicht zu. Es gibt aber einige Berichte, wonach sich ehemals asylsuchende Frauen nach wie vor wie im Exil fühlen und sozial sowie emotional isoliert sind. Das zeigt sich in dem Ausspruch einer Ausländerin:

„Wir gehören nicht in diese Gesellschaft...Ich bin allein und einsam, obwohl ich viele Freunde und Bekannte habe, aber ich fühle mich fremd hier...." (Adam, 1993, S. 79)

Das Alltagsleben von Frauen, die aus ökonomischem Grund hier sind, stellt andere Anforderungen an die Frauen. Die meisten ausländischen Frauen, die in Deutschland arbeiten, haben Angst um ihre Arbeitsplätze, während die Frauen, die dem Ehemann gefolgt sind oder aufgrund der Familienzusammenführung hier sind, vom Aufenthalt ihrer Ehemänner abhängig sind (vgl. Huth & Micksch, 1982; Meske, 1983; Ratsch, 1985).

Trotzdem weisen die Befunde in die Richtung, daß diese Frauen im Vergleich zu den ausländischen Frauen, die aus politischem Grund in Deutschland leben, mit ihrer Sozialen Unterstützung zufriedener sind.
Auf der anderen Seite zeigen ausländische Frauen, die aus ökonomischen Gründen in Deutschland leben, im Vergleich zu Frauen, die aus sozialen Gründen immigrieren, eine geringere Ausprägung in der Reziprozität. Ausländische Frauen, die aus sozialem Grund in Deutschland leben, empfinden bei sozialen Kontakten mehr Ausgleich im Geben und Nehmen im Vergleich zu Frauen, die aus ökonomischen Gründen immigrieren.

Möglicherweise sind die Anforderungen der sozialen Netzwerke bei Frauen, die aus ökonomischem Grund hier sind, unangemessen, und diese Frauen fühlen sich dadurch vielleicht überfordert.
Das soziale Leben dieser Frauen im Herkunftsland ist meistens ein Zusammenleben, d.h. ein Alltagsleben, das durch das Vorhandensein enger sozialer Netzwerke und zwischenmenschlicher Kontakte geprägt ist. Dieses Zusammenleben ist klar strukturiert, jede Frau hat ihren festen Platz und ihre Aufgabe in der Gemeinschaft. Das Zusammenleben garantiert emotionale und praktische Unterstützung und soziale Sicherheit, welche gerade in Krisensituationen sehr wichtige potentielle Ressourcen darstellen können. Das Ausmaß des Austauschs zwi-

schen Geben und Nehmen wird durch die Identifikation mit der traditionellen Frauenrolle bestimmt.
Durch das intensive Erleben der sozialen Kontakte geben die ökonomisch motivierten Frauen die empfangene soziale Unterstützung in großem Ausmaß ihren Familien und sozialen Netzwerken wieder zurück. Durch das Leben in der neuen Kultur ändert sich die Qualität der sozialen Netzwerke insofern, als letztere mit Elementen der neuen Kultur vor allem bzgl. des Zusammenlebens durchdrungen werden. Die traditionelle Frauenrolle, in der die Frau in erster Linie die Gebende, die Pflegende und die Versorgende ist, bleibt dennoch über Jahre hinweg stabil und unverändert, weil die kulturellen Werte, Normen und Erwartungshaltungen des unmittelbaren d.h. des familiären Umfelds, immer noch dieselben sind wie im Herkunftsland. Die Wertvortstellungen über die Frauenrolle wandeln sich nur sehr langsam, obwohl das Alltagsleben in Deutschland nach ganz anderen Mustern abläuft (bsp. arbeiten viele Frauen oder das Fernsehen strukturiert ihren Alltag). Die aus ökonomischen Gründen immigrierte Frau wird von ihren Landsleuten immer noch als die Frau wahrgenommen, die sich intensiv um andere sorgt und immer für sie da ist. Ihre zentrale Rolle als unterstützende Person im sozialen Netzwerk bleibt mehr oder weniger konstant, obwohl sie hier nicht die gleiche soziale Unterstützung bekommt wie in ihrem Heimatland.

Betrachtet man die soziodemographischen Merkmale der Gruppe der Frauen, die aus ökonomischen Gründen in Deutschland leben in der vorliegenden Untersuchung, so zeigt sich, daß die meisten von ihnen Hausfrauen (32,4%) und verheiratet (84,2%) sind und mit ihren Partnern allein oder zusätzlich noch mit Kindern (61%) zusammenleben.

Insgesamt betrachtet können die Ergebnisse dahingehend interpretiert werden, daß die ausländischen Frauen, die aus ökonomischen Gründen in Deutschland leben, angesichts der Tatsache, daß die meisten von ihnen Hausfrauen sind, unausgewogene soziale Beziehungen eingehen. Sie sind in sozialen Netzwerken eingebunden, in denen es evtl. an „gleichwertigen" AnsprechpartnerInnen mangelt, in denen sie aber dennoch die traditionelle Frauenrolle der gebenden und sorgenden Frau leben müssen. Daraus ergibt sich ein Ungleichgewicht zwischen Nehmen und Geben. Die geringere Reziprozität in den sozialen Beziehungen bei den Frauen, die aus ökonomischen Gründen in Deutschland leben (relativ zu der Vergleichsgruppe), deutet darauf hin, daß die Erwartungen, die von der traditionellen Frauenrolle ausgehen, insbesondere die Forderung, für die anderen immer „da sein zu müssen", für die ausländischen Frauen, die aus ökonomischen Gründen immigrieren, weiterhin handlungsbestimmend sind, obwohl das soziale Netzwerk seine Ausgewogenheit längst verloren hat und ihnen z.B. bei der Umsetzung dieser Rolle weniger Unterstützung bietet.

Das Alltagsleben von ausländischen Frauen, die aus sozialen Gründen in Deutschland leben, gestaltet sich wiederum anders. Diese Frauen sind in der Lage, sowohl ihre persönlichen als auch sozialen Ressourcen einzusetzen. Sie kön-

nen sich aufgrund ihrer relativ größeren Handlungsfreiheit in der neuen Gesellschaft einfacher auf neue Kontakte einlassen und sich akzeptiert und gemocht fühlen. Die meisten dieser Frauen haben sich im Rahmen ihrer freiwilligen Entscheidung für die Migration (z.B. um in Deutschland zu studieren) schon vorher vorbereitet, so daß sie die Sprache ihres Ziellandes bereits zu Hause gelernt und somit die erste Bedingung für eine Kontaktaufnahme erfüllt haben. Dadurch können sie leichter auf die Menschen zugehen, Kontakte knüpfen und Freundschaften schließen.
Die kurze Beschreibung der Lebenssituationen von ausländischen Frauen, die aus sozialen, politischen und ökonomischen Gründen in Deutschland leben, verdeutlicht, wie das Alltagsleben dieser Frauen ihre Handlungsfähigkeit und persönlichen Kompetenzen fördern oder sie einschränken kann. Vor allem sollte deutlich geworden sein, daß sich Frauen, die aus sozialen, ökonomischen oder politischen Gründen immigriert sind, in einem jeweils anderen sozialen Umfeld befinden. Sie haben daher nicht die gleichen Chancen, soziale Beziehungen aufzubauen und dadurch Soziale Unterstützung zu bekommen.
Insgesamt kann konstatiert werden, daß offensichtlich eine sorgfältige Betrachtung unterschiedlicher Lebenssituationen hilfreich ist bzw. angestrebt werden sollte, um einen differenzierteren Zugang zum Thema Gesundheit und Migration zu finden.

Die Befunde dieser Arbeit zeigen außerdem, daß ausländische Frauen, die aus politischen Gründen in Deutschland leben, sich sozial belasteter fühlen im Vergleich zu Frauen, die aus ökonomischem oder sozialem Grund in Deutschland leben. Es scheint, daß die politisch motivierten Frauen durch ihre Lebenssituation schlechtere objektive sowie subjektiv wahrgenommene Möglichkeiten haben, Probleme oder Konflikte der Migration konstruktiv zu bewältigen.
Die Belastungsfaktoren, die durch die Migration im Alltagsleben der Migrantinnen vorhanden sind, sind sehr unterschiedlich und sie führen zu jeweils anderen Antworten und Bewältigungsmodi. Sie können von kleinen Alltagsproblemen bis hin zu persönlichen Krisen reichen.
Soziale Belastungen können bei ausländischen Frauen noch andere Inhalte oder Schwerpunkte haben als die, welche der Fragebogen zur Sozialen Unterstützung erfaßt. Soziale Belastung nach Sommer und Fydrich (1989) bedeutet u.a., sich kritisiert zu fühlen, eingeengt oder überfordert zu sein. Neben diesen Indikatoren der sozialen Belastung können speziell bei ausländischen Frauen Gefühle von Isolation oder des Nicht-Akzeptiert-Seins oder gar der Ablehnung belastende Effekte haben. Fernen können das Nicht-Anerkennen des Engagements oder das Nicht-Ernstgenommen-Werden die soziale Belastung verstärken. Solche negativen Erfahrungen dürfen insbesondere für die Frauen eine Belastung darstellen, die keine Möglichkeit für sich sehen, in ihr Heimatland zurückzugehen und/oder in dem neuen Land keine Zukunftsperspektiven haben.
Hinzu kommt auch soziale Belastung, die im Kontext der Familie der ausländischen Frauen entstehen kann. Die ausländischen Frauen, die mit ihren Ehemännern oder allein nach Deutschland kommen um hier arbeiten zu können, lassen

manchmal ihre Kinder im Heimatland zurück. Die Frauen, die aus politischem Grund ihr Land verlassen, die flüchten mußten, haben meistens keine Chance, ihre Familie mitzunehmen. Manchmal bleibt ein Teil der Familie im Land zurück und wird von dem dortigen Regime verfolgt oder bedroht. Bei anderen Frauen ist möglicherweise die Familie in der ganzen Welt verstreut. Auf der anderen Seite muß die Anwesenheit der Familie nicht automatisch Unterstützung und Entlastung bedeuten. Häufig werden ausländische Frauen in diesem Fall doppelt belastet, da sie nun nicht nur Sorge um ihr eigenes Leben haben, sondern sich zusätzlich der Belange ihrer Familie annehmen müssen.

Die Ergebnisse dieser Untersuchung deuten weiterhin darauf hin, daß die Befunde nicht allgemein für alle ausländischen Frauen gelten können. So scheint es Unterschiede in der Sozialen Unterstützung zwischen ausländischen Frauen zu geben, die aus sozialen, politischen oder ökonomischen Gründen in Deutschland leben. Die Frauen, die aus sozialem Grund hier sind, erhalten dabei ihrere eigenen Wahrnehmung nach mehr Soziale Untertützung. Ein Blick auf ihre Lebenssituation zeigt, daß sie im Alltag andere Erfahrungen mit ihrer sozialen Umgebung sammeln als die beiden anderen Gruppen.
Betrachtet man den Zusammenhang zwischen Lebenssituation und Alltagsleben von ausländischen Frauen, wird deutlich, wie wichtig die zur Verfügung stehende Soziale Unterstützung als Ressource für die Gesundheit dieser Frauen ist.

Die Bedeutung der Sozialen Unterstützung als Ressource in Zusammenhang mit dem Gesundheitserleben wurde öfter im neuen Gesundheitsverständnis betont. Unter dieser Perspektive ist es deshalb wichtig zu untersuchen, wie die Soziale Unterstützung für ausländische Frauen hilfreich sein kann. Die Migration bringt Veränderung, Instabilität und Ungleichgewicht in fast allen Lebensbereichen der MigrantInnen mit sich. Unter diesen Umständen brauchen die Frauen Soziale Unterstützung mehr denn je und sie muß als externe Ressource - nach den anfänglichen massiven Veränderungen in den sozialen Netzwerken - u.U. neu aufgebaut werden.
Nach Sommer & Fydrich (1989) unterscheidet sich Soziale Unterstützung bei den kleinen Problemen im Alltag von der Sozialen Unterstützung im Zusammenhang mit besonders belastenden, lebensverändernden Ereignissen wie z.B. Trennung oder Arbeitlosigkeit. In solch extremen Belastungssituationen ist oft mehr spezifische Unterstützung nötig, da der Wunsch danach in belastenden Situationen viel größer ist als im normalen Alltag.

Wenn wir die Migration selbst als lebensveränderndes Ereignis definieren, kann man davon ausgehen, daß ausländische Frauen hier eine ganz spezifische Soziale Unterstützung brauchen. Da sie aber in der neuen Gesellschaft erst ihre sozialen Netzwerke aufbauen müssen, stellt sich die Frage, inwieweit die neue Gesellschaft den Frauen Möglichkeiten an die Hand gibt, sich neu zu orientieren, neue Kontakte aufzunehmen, die verlorenen sozialen Ressourcen wieder neu aufzubauen und sich in der neuen Situation wohlzufühlen.

Soziale Unterstützung als Ressource für das Gesundheitserleben ist nicht nur dann bedeutsam, wenn es um die Bewältigung von Problemen oder Krisensituationenen geht. Auch das Erleben von intensiver Freude, von Vergnügen und Genuß - das ja oft über befriedigende soziale Beziehungen und soziale Unterstützung ermöglicht wird - scheint sich sehr positiv auf das Gesundheitserleben auszuwirken (vgl. Sommer & Fydrich, 1989).

In den bisherigen Ausführungen wurde noch kein besonderes Augenmerk auf die Quelle der sozialen Unterstützung gelegt. Hierbei wird dem „natürlichen" Umfeld (vgl. Sommer & Fydrich) - z.B. in Form der Familie - überlicherweise eine besondere Bedeutung zugesprochen.

Fragt man nach den Quellen der Sozialen Unterstützung bei ausländischen Frauen, so zeigen die Ergebnisse dieser Arbeit, daß bei manchen ausländischen Frauen der unmittelbare Kontakt zur Familie als eine der „natürlichen" Quellen fehlt. Dennoch scheinen gerade diese ausländischen Frauen mit der Sozialen Unterstützung zufrieden zu sein. Durch Erfahrung und soziale Kompetenz schaffen es diese Frauen offensichtlich, neue Quellen zu finden und soziale Unterstützung einzufordern bzw. zu erhalten. Dies zeigte sich bei ausländischen Frauen, die aus sozialem Grund (z.B. Studium) in Deutschland leben. Die meisten dieser Frauen waren nach eigenen Angaben ledig. Trotzdem scheinen sie den Ergebnissen dieser Untersuchung zufolge mehr von Sozialer Unterstützung zu profitieren als die Frauen, die aus politischen oder ökonomischen Gründen in Deutschland leben und verheiratet sind bzw. mit ihren Familien zusammenwohnen.

Möglicherweise hängt dieser Befund auch damit zusammen, daß ledige Frauen sich mehr in die neue Gesellschaft hinein orientieren (müssen?) und die verheirateten Frauen dies weniger tun (dürfen?).

Je nachdem, ob diese Frauen mit Familie oder allein hier leben, werden sie andere Erfahrungen machen und sich in anderen sozialen Umfeldern aufhalten. Die ledigen ausländischen Frauen werden durch diese Situation mehr gefordert, soziale Kontakte zu suchen. Auf der anderen Seite haben ausländische Frauen mit Familie wahrscheinlich weniger Möglichkeiten zu sozialen Kontakten. Frauen mit Familie tragen in der Regel mehr Verantwortung und sind direkter von familiären Problemen betroffen. Man kann davon ausgehen, daß Frauen, die Familie haben, in der Migration nicht nur mit Problemen konfrontiert sind, die sie selbst betreffen, sondern sich auch Problemen stellen müssen, die die anderen Familienmitglieder haben. Sie fühlen sich dazu verpflichtet - vermutlich aufgrund ihres traditionellen Rollenverständnisses - für die Familie stets da zu sein. Dies schränkt die Möglichkeiten und Gelegenheiten dazu, neue Kontakte zu knüpfen, stark ein.

Zusammenfassung

Die Diskussion und die Interpretation der Ergebnisse in diesem Abschnitt haben zum einen gezeigt, wie die Differenzierung des Migrationsgrundes dazu beitra-

gen kann, Unterschiede bei ausländischen Frauen bzgl. ihres Gesundheitserlebens aufzuzeigen. Zum anderen wurde aber auch deutlich, daß der Migrationsgrund nicht auf alle abhängigen Variablen diesen differenzierenden Effekt ausübt; in Bezug auf Kohärenzgefühl, allgemeine Ängstlichkeit (STAI-Trait-Gesamt), Kontroll- und Kompetenzüberzeugungen, praktische Unterstützung und soziale Integration bleibt die Wirkung des Migrationsgrundes aus.
Die unterschiedliche Wirkung des Migrationsgrundes läßt sich teilweise damit erklären, daß dort, wo der Migrationsgrund einen Effekt zeigt, nämlich beim aktuellen körperlichen Zustand und bei der Sozialen Unterstützung bzw. Sozialen Belastung, es sich möglicherweise um Gesundheitsindikatoren handelt, die gegen Veränderungen in den Lebensbedingungen anfälliger sind. Das Kohärenzgefühl oder die Kompetenz- und Kontrollerwartungen gelten im Gegensatz dazu als relativ zeit- und situationsstabile Konstrukte.
So scheinen sich die ausländischen Frauen, die aus sozialen, ökonomischen oder politischen Gründen in Deutschland leben, hinsichtlich des Selbstkonzepts, der Selbstwirksamkeit oder Ängstlichkeit nicht voneinander zu unterscheiden. Der Migrationsgrund erweist sich aber als ein guter Prädiktor, wenn es darum geht, Unterschiede zwischen den ausländischen Frauen hinsichtlich des körperlichen Zustands, der Angstfreiheit und der Sozialen Unterstützung zu erklären.

Die Befunde weisen insgesamt gesehen darauf hin, daß die Unterschiede in den Gesundheitsindikatoren im engen Zusammenhang zu den jeweiligen Lebenssituationen der ausländischen Frauen stehen.
Um diese Unterschiede besser verstehen und die Auswirkung des Migrationsgrundes auf die Gesundheit der ausländischen Frauen klarer begreifen zu können, halte ich es für notwendig, den Migrationsgrund als Variable theoretisch näher zu betrachten und zu analysieren. Es läßt sich abschließend festhalten, daß sich hinter dem Migrationsgrund eine Reihe verschiedener Wirkfaktoren verbirgt. Besonderes bedeutsam erschienen mir jene Elemente, die in engem Zusammenhang zum neuen Gesundheitsverständnis stehen, wie z.B. die Biographie der Person, ihre bisherigen Erfahrungen im Herkunftsland, ihre individuellen und sozialen Ressourcen sowie ihre aktuelle Lebenssituation. All diese Bedingungen wirken auf die körperliche und psychische Verfassung und beeinflussen das Gesundheitserleben der ausländischen Frauen. Spezifische Konstellationen dieser Bedingungen - verkürzt dargestellt in dem jeweiligen Migrationsgrund - führen ihrerseits zu Unterschieden in der Ausprägung der veränderungssensitiven Gesundheitsindikatoren.

Im theoretischen Teil wurde bereits diskutiert, daß das neue Gesundheitsverständnis über die Vorstellung der Gesundheit als Freisein von Krankheit hinausgeht und aus einer ganzheitlichen Sicht noch weitere, vor allem psychische und soziale Faktoren miteinbezieht. Dazu gehören die Lebenssituation der Person, ihr subjektiver Zugang zur Gesundheit ebenso, wie ihre persönliche und kulturelle Geschichte. Dies gilt generell und deshalb natürlich auch, wenn - wie in dieser Arbeit intendiert - die Gesundheit ausländischer Frauen erfaßt werden soll. Diese zusätzlichen Aspekte des Gesundheitsbegriffs müssen auch im Rahmen der Migrations- Gesundheitsforschung Geltung haben und bei der Analyse oder Beschreibung der Gesundheit von ausländischen Mitbürgern berücksichtigt werden.

Vor diesem Hintergrund läßt sich der Migrationsgrund als eine Größe oder Dimension verstehen, die die aktuelle Lebenssituation mitbestimmt und zugleich teilweise aus der früheren Lebenssituation hervorgeht. Durch die reziproke Verbindung zur Lebenssituation beeinflußt der Migrationsgrund auch die Gesundheit, wie sie im neuen Gesundheitsbegriff verstanden wird. Die Differenzierung des Migrationsgrundes bedeutet darüber hinaus eine Abkehr von der Dichotomie gesund - krank. Die ausländischen Frauen, die aus verschiedenen Gründen in Deutschland leben, unterscheiden sich graduell in ihrer Gesundheit, sie sind mehr oder weniger gesund und haben mehr oder weniger günstige Lebensbedingungen, die es erlauben oder verhindern, sich in Richtung der Gesundheit zu bewegen.

Die Befunde zu der ersten Fragestellung verdeutlichen letztlich, daß ein neues Gesundheitsverständnis im Kontext von Migration nicht nur das Freisein von Beschwerden als Ausdruck von Gesundheit sein kann, sondern auch Lebenssituation, Gefühle, Subjektivität, Geschichte sowie interne und externe Ressourcen der MigrantInnen miteinbezogen werden müssen. Vor allem muß man nach protektiven Faktoren fragen, die diese Frauen in Abhängigkeit vom Migrationsgrund mehr oder weniger wahrscheinlich erwerben können. Der Aufbau und die Nutzung dieser Ressourcen sind wichtig, da dadurch der Prozeß der Migration und der Anpassung an das Neue erleichtert wird.
So zeigen die Ergebnisse, daß ausländische Frauen, die aus sozialen Gründen in Deutschland leben, im Vergleich zu den anderen beiden Gruppen insgesamt bessere Werte in den Gesundheitsindikatoren erreichen. Dieses Ergebnis legt den Schluß nahe, daß der soziale Ausreisegrund mit günstigeren, gesundheitsfördernden Lebensbedingungen einhergeht als die anderen beiden Migrationsgründe. Frauen, die aus sozialen Gründen immigrieren, treffen ihre Ausreiseentscheidung in der Regel freiwillig, so daß sie sich darauf auch vorbereiten und z.B. schon im Herkunftsland die Sprache ihres Ziellandes erlernen. Der soziale Migrationsgrund kanalisiert auch das Finden bestimmter Lebensbedingungen. Die Frauen treffen auf Handlungsspielräume, in denen sie ihre Ressourcen nutzen und ausbauen können, um aktiv über ihren Alltag und ihre Zukunft entscheiden zu können. Ausländische Frauen, die aus sozialen Gründen nach Deutschland kommen, scheinen ein höheres Maß an Möglichkeiten und Handlungsspielräumen zu haben. Entsprechend scheinen sie sich körperlich, psychisch und sozial wohler zu fühlen als die beiden anderen Gruppen.

2. Diskussion und Interpretation der Ergebnisse zur zweiten Fragestellung

Im folgenden sollen die Haupteffekte der unabhängigen Variablen Kohärenzgefühl (SOC) aus der salutogenetischen Perspektive diskutiert und interpretiert werden.
In der zweiten Fragestellung wurden die Unterschiede zwischen ausländischen Frauen mit niedrig und hoch ausgeprägtem Kohärenzgefühl in bezug auf die abhängigen Variablen: Gefühl in Deutschland, Heimweh, empfundene Gesundheit, Angstfreiheit/Ängstlichkeit, körperlicher Zustand, Kompetenz- und Kontrollüberzeugungen sowie die Soziale Unterstützung überprüft. Wie bei der Diskussion der Ergebnisse aus der ersten Fragestellung soll auch hier auf die Interpretation jener Befunde verzichtet werden, bei denen das Kohärenzgefühl in Wechselwirkung mit dem Migrationsgrund die Ausprägung der abhängigen Variablen beeinflußte.
Läßt man deshalb diese Haupteffekte des Kohärenzgefühls außer acht, die von einer Wechselwirkung überlagert wurden, so bleiben 22 Haupteffekte des Kohärenzgefühls, die in diesem Abschnitt diskutiert und interpretiert werden.
Zu diesen abhängigen Variablen gehören: Körperliche Beschwerden und die daraus gebildeten Faktoren (Herz-/Atembeschwerden, Magenbeschwerden und Angespanntsein/Reizbarkeit), Ängstlichkeit/Angstfreiheit und die daraus gebildeten Faktoren (positive Items; Befindlichkeiten und negative Gedanken) sowie Kontrollüberzeugungen mit den zugehörigen Subskalen und wahrgenommene Soziale Unterstützung mit den sieben Subskalen.

Die Ergebnisse aus der zweiten Fragestellung verdeutlichen, daß ausländische Frauen mit hoch ausgeprägtem Kohärenzgefühl sich sowohl in den individuell-psychischen (z.B. Kontrollüberzeugung) als auch in den psychosozialen Merkmalen (z.B. Soziale Unterstützung) von ausländischen Frauen mit niedrig ausgeprägtem Kohärenzgefühl unterscheiden.

Faßt man die Haupteffekte des Kohärenzgefühls zusammen, kann ganz allgemein gesagt werden, daß ein hohes Kohärenzgefühl zu mehr Selbstbewußtsein, Sicherheit sowie mehr Handlungs- und Ereigniskontrolle führt. Darüber hinaus geht ein stark ausgeprägtes Kohärenzgefühl mit positiver Befindlichkeit und häufigerem Erleben angstfreier Emotionen einher. Ausländische Frauen mit hohen SOC-Werten haben fast nie oder seltener körperliche Beschwerden als Frauen mit niedrigen SOC-Werten. Das Kohärenzgefühl differenziert weiterhin bzgl. der wahrgenommenen Qualität der sozialen Beziehungen. Hier deuten die Befunde darauf hin, daß ausländische Frauen mit hoch ausgeprägtem Kohärenzgefühl mehr Soziale Unterstützung wahrnehmen, sich weniger sozial belastet fühlen und ihre Beziehungen einen eher reziproken, ausgeglichenen Charakter haben.

2.1 Ängstlichkeit/Angstfreiheit

Die Ergebnisse dieser Untersuchung zeigen, daß ausländische Frauen mit hoch ausgeprägtem Kohärenzgefühl im allgemeinen weniger ängstlich und mehr angstfrei im Vergleich zu ausländischen Frauen mit niedrigem Kohärenzgefühl sind. Die ausländischen Frauen mit stärker ausgeprägtem Kohärenzgefühl erreichen in der STAI-Trait-Gesamtskala signifikant niedrigere Werte als Frauen mit schwächer ausgeprägtem Kohärenzgefühl.

Betrachtet man die Werte in den gebildeten STAI-Faktoren, so zeigen die Befunde eindeutig Mittelwertsunterschiede zwischen den beiden Gruppen (siehe Tab. 7.11). Ausländische Frauen mit hoch ausgeprägtem Kohärenzgefühl können den positiven Items des STAI-Trait Fragebogens in höherem Ausmaß zustimmen als ausländische Frauen mit niedrigem Kohärenzgefühl. Frauen, bei denen das Kohärenzgefühl hoch ausgeprägt ist, scheinen demnach zufriedener und glücklicher zu sein und sich geborgener und ausgeruhter zu fühlen als ausländische Frauen mit niedrigerem Kohärenzgefühl.

In die gleiche Richtung weisen auch die Befunde in den Faktoren Befindlichkeiten und negative Gedanken; auch hier deuten die Werte der Frauen mit höherem Kohärenzgefühl auf eine niedrig ausgeprägte Ängstlichkeit hin. So scheinen diese Frauen seltener niedergeschlagen zu sein und öfter das Gefühl zu haben, daß es ihnen nicht schlechter geht als anderen Leuten (Faktor Befindlichkeiten). Entsprechend machen sie sich nicht so viele Gedanken über unwichtige Dinge und neigen seltener dazu, alles schwer zu nehmen (Faktor negative Gedanken) im Vergleich zu Frauen mit niedrig ausgeprägtem Kohärenzgefühl.

Wie läßt sich die Wirkung des Kohärenzgefühls interpretieren?
Das Kohärenzgefühl steht für eine globale Orientierung im Leben, die auf drei eng miteinander verbundenen Komponenten basiert. Wenn man von diesen Komponenten ausgeht, können die Ergebnisse so interpretiert werden, daß die ausländischen Frauen mit stark ausgeprägtem Kohärenzgefühl deshalb weniger ängstlich sind, weil sie eine bessere Orientierung oder ein Gefühl von Vertrauen haben, das dafür sorgt, daß die durch Migration veränderte Lebenssituation nicht als bedrohlich und chaotisch eingeschätzt, sondern mehr im Sinne einer Herausforderung angenommen wird. Es ist denkbar und wahrscheinlich, daß ausländische Frauen mit stärker ausgeprägtem Kohärenzgefühl das Gefühl haben, daß die Probleme in der neuen Situation lösbar sind. Sie gehen wahrscheinlich davon aus, genügend Ressourcen und Bewältigungskompetenzen zu haben und schreiben ihrer neuen Situation eine persönliche Bedeutung zu, die es sinnvoll und lohnenswert erscheinen läßt, sich den Schwierigkeiten und Anforderungen zu stellen und Energie in ihre Bewältigung zu investieren. Das hoch ausgeprägte Kohärenzgefühl läßt insgesamt auf das Vorhandensein eines dynamischen und dauerhaften Vertrauensgefühls schließen, mit dem man besser mit Veränderungen oder Widrigkeiten der Situation umgehen kann. Man kann davon ausgehen,

daß dieses Vertrauensgefühl dafür sorgt, daß sich bei vielen der ausländischen Frauen - trotz der potentiellen Verunsicherungen, die eine Migration mit sich bringen kann - keine Neigung zur Ängstlichkeit entwickelt und diese Frauen gelassener und realistischer die Migration und ihre Anforderungen wahrnehmen und bewerten. Mit dieser vertrauensvollen Einstellung läßt sich die neue Situation besser einschätzen. Sollte die Situation dennoch im Sinne von Stress wahrgenommen werden, so können Frauen mit hohem SOC wahrscheinlich besser einschätzen, ob dieser Stress bedrohlich oder unwichtig ist und welche Ressourcen zu dessen Bewältigung am besten geeignet sind.

In verschiedenen Untersuchungen wurden negative Zusammenhänge zwischen Kohärenzgefühl und Ängstlichkeit (Trait-Angst) nachgewiesen (eine hoch negative Korrelation zwischen SOC und Ängstlichkeit zwischen .60 bis .85; vgl. Antonovsky, 1993; Bengel, Strittmatter & Willmann, 1998). Wenn wir davon ausgehen, daß die Antworten auf die positiven bzw. angstfreien Items, uns etwas über die Gesundheit und nicht nur über das Fehlen von Krankheit der ausländischen Frauen sagen, dann läßt sich mit Blick auf den salutogenetischen Ansatz schlußfolgern, daß ein starkes Kohärenzgefühl nicht nur vor der Entstehung einer Ängstlichkeitsneigung schützt, sondern darüber hinaus dazu beiträgt, daß Zufriedenheit, Gelassenheit oder Geborgenheit gewissermaßen als "Gegenstükke" zur Ängstlichkeit erlebt werden.

Man kann sich natürlich die Frage stellen, welche Bedeutung die errechneten Ängstlichkeitswerte der ausländischen Frauen im Kontext der Bevölkerung der BRD haben. Sind die Ängstlichkeitswerte der ausländischen Frauen besonders auffällig oder entsprechen sie den Werten der Eichstichprobe der BRD? An dieser Stelle möchte ich lediglich zwei verschiedene Stichproben miteinander vergleichen - und zwar die Mittelwerte im Trait-STAI der ausländischen Frauen aus meiner Stichprobe mit den normierten Werten der weiblichen Eichstichprobe.
Auf eine weitreichende Interpretation der Unterschiede bzw. Gemeinsamkeiten zwischen den Wertepaaren möchte ich hingegen verzichten. Obwohl ein interkultureller Vergleich bzgl. verschiedener Gesundheitsindikatoren meiner Meinung nach sicherlich sinnvoll und interessant ist, stellt ein solcher Vergleich nicht das Ziel dieser Arbeit dar und würde den gegebenen Rahmen sprengen.
Betrachtet man zunächst die gesamte Stichprobe meiner Untersuchung, so weisen die befragten ausländischen Frauen höhere Ängstlichkeitsmittelwerte (MW= 43.44) im Vergleich zum weiblichen Teil der repräsentativen Eichstichprobe auf (n= 1278; MW=37.01).
Unterscheidet man nun zwischen der Gruppe der ausländischen Frauen mit höherem und niedrigerem Kohärenzgefühl, so erreicht die erste Gruppe einen Mittelwert von 37,9 und die zweite von 49,3. Ausländische Frauen mit höherem SOC scheinen also einen fast identischen Wert zu haben, wie die Eichstichprobe: Demgegenüber weisen ausländische Frauen mit niedrigem SOC im Vergleich zur Eichstichprobe deutlich erhöhte Ängstlichkeitswerte auf.

2.2 Kompetenz- und Kontrollüberzeugungen

In weiteren Analysen konnten auch bzgl. der Kompetenz- und Kontrollüberzeugung deutliche Unterschiede zwischen ausländischen Frauen mit hoch und niedrig ausgeprägtem Kohärenzgefühl statistisch belegt werden

Danach scheinen ausländische Frauen mit hoch ausgeprägtem Kohärenzgefühl ein positiveres Selbstkonzept zu haben; sie sehen für sich viele Handlungmöglichkeiten, kennen viele Handlungsalternativen in Problemsituationen, sind selbstsicherer - insbesondere in neuartigen Situationen - und haben ein höheres Selbstvertrauen als ausländische Frauen mit niedrigem Kohärenzgefühl (Selbstkonzpt eigener Fähigkeit).

Zum anderen erreichen sie höhere Werte in der Internalität im Vergleich zu Frauen mit niedrigem Kohärenzgefühl. Frauen mit hoch ausgeprägtem Kohärenzgefühl scheinen also das Gewünschte oder Geplante häufiger zu erreichen und Erfolge mehr der eigenen Anstrengung als dem Zufall zuzuschreiben. Sie erleben ihre eigenen Handlungen als wirksam und effektiv und können soziale Interaktionen regulieren.

Weiterhin zeigen diese Frauen im Vergleich zu den ausländischen Frauen mit schwächerem Kohärenzgefühl niedrigere Werte in fatalistischer Externalität. Das drückt sich u.a. darin aus, daß sie kaum schicksalsgläubig sind, eher rational denken und die Bedeutung des Zufalls eher niedrig einschätzen.

Ausländische Frauen mit hoch ausgeprägtem Kohärenzgfühl haben auch in der letzten der primären Subskalen des Fragebogens zur Kompetenz- und Kontrollüberzeugung in der Sozialen Externalität niedrigere Werte als die Vergleichsgruppe. Das bedeutet, daß sie u.a. das Leben und sich selbst vermutlich weniger abhängig von anderen Menschen sehen, durchsetzungsfähiger sind und sich durch die Macht anderer nicht beeinträchtigt fühlen.

Betrachtet man die Sekundärskala Externalität, so zeigen die Befunde, daß ausländische Frauen mit stärkerem Kohärenzgefühl niedrigere Werte bei dieser Subskala haben im Vergleich zu Frauen mit schwächerem Kohärenzgefühl. Dieser Mittelwertsunterschied läßt sich als ein Hinweis darauf deuten, daß ausländische Frauen mit hoch ausgeprägtem Kohärenzgefühl weniger fatalistisch denken als die Vergleichsgruppe. Darüber hinaus scheinen sie ein geringeres Gefühl der Abhängigkeit und Hilflosigkeit gegenüber äußeren Einflüssen zu haben. Sie fühlen sich durch mächtige Andere nicht beeinträchtigt.

Auch bzgl. der Sekundärskala Selbstwirksamkeit unetrschieden sich beide Gruppen. Ausländische Frauen mit hoch ausgeprägtem Kohärenzgefühl weisen in der Selbstwirksamkeit höhere Werte auf als ausländische Frauen mit niedrigerem Kohärenzgefühl. Demnach scheinen Frauen mit hoch ausgeprägtem Kohärenzgefühl ein höheres Selbstbewußtsein zu haben und sich handlungsorientierter bzw. handlungsfähiger, ideenreicher und aktiver in neuen und mehrdeutigen Situationen zu verhalten als ausländische Frauen mit niedrig ausgeprägtem Kohärenzgefühl.

Auf der Tertiärskala des Fragebogens für Kompetenz- und Kontrollüberzeugungen, d.h. auf der Skala, die die globale und bipolare Dimension „Externalität-

Internalität“ abbildet, weisen die ausländischen Frauen mit stärkerem Kohärenzgefühl signifikant höhere Werte als Frauen mit schwächer ausgeprägtem Kohärenzgefühl auf. Die Mittelwerte in den beiden Subgruppen liegen dabei auffallend weit auseinander: Frauen mit niedrigerem SOC haben einen Mittelwert von 4,5 und Frauen mit hohem SOC von 23,7. Frauen mit hohem Kohärenzgefühl scheinen also insgesamt über stärkere internale Überzeugungen und eine höhere Autonomie zu verfügen und aktiver, handlungsorientierter und unabhängiger von Zufallseinflüssen zu sein.

Diese Befunde lassen sich mit jenen salutogenetischen Annahmen in Einklang bringen, die eine Verknüpfung zwischen internalen Kontrollüberzeugungen auf der einen mit Gesundheit und Wohlbefinden auf der anderen Seite postulieren. Außerdem stehen sie im Widerspruch zur "Beliebigkeitsthese" von Antonovsky, wonach das Gefühl von Kontrolle sowohl auf internalen als auch externalen Überzeugungen beruhen kann. Nach Meinung von Antonovsky ist es für das Kontrollgefühl unerheblich, ob dieses dem Selbst oder einem (legitimierten) mächtigen Anderen entspringt. Für Antonovsky hat ein Mensch dann das Gefühl von Kontrolle, wenn er Ereignisse verstehen und erklären kann (Verstehbarkeit) und wenn er darauf Vertraut, Möglichkeiten zu finden und Ressourcen zu mobilisieren, um Schlimmes oder Unerwartetes meistern zu können (Handhabbarkeit) (vgl. Antonovsky, 1997; Bengel, Strittmatter & Willmann, 1998).
Die Ergebnisse dieser Untersuchung lassen sich eher dahingehend interpretieren, daß Kontrolle als Teilaspekt des Kohärenzgefühls enger mit den internalen Kontrollüberzeugungen zusammenhängt als mit den externalen; Frauen mit hohen Werten in SOC haben höhere Werte in der Internalität, niedriges SOC geht demgegenüber mit Externalität einher.

Unter Berücksichtigung der Befunde dieser Arbeit soll jetzt auf Gemeinsamkeiten und Unterschiede zum salutogenetischen Ansatz von Antonovsky etwas näher eingegangen werden.
In allen salutogenetischen Ansätzen wird der Aspekt der Kontrolle als bedeutsame Kompetenz der Person diskutiert. In einem Großteil der Forschungsannahmen wird dabei davon ausgegangen, daß allein die internalen Kontrollüberzeugungen einen positiven Beitrag zur Gesundheit leisten (vgl. Haisch & Zeitler, 1991; Dlugosch & Schmidt, 1992; Grewe & Krampen, 1991; Lohaus & Schmitt, 1989; Bengel, Strittmatter & Willmann, 1998). Antonovsky betont hingegen, daß die Kultur mitdeterminiert, ob eine Person Kontrolle nur dann wahrnimmt, wenn diese durch eigene Handlungen und Kompetenzen zustande kommt, oder auch dann, wenn sie in der Macht eines legitimierten Anderen liegt. Wenn die Ereignisse für eine Person erklärbar und vorhersagbar sind und diese Person davon überzeugt ist, daß ihr in kritischen Situationen Ressourcen und Handlungsmöglichkeiten zur Verfügung stehen und sie diese nutzen kann, wird sie mit der Situation konstruktiv umgehen können und das Gefühl von Kontrolle haben.
Wenn man diese Auffassung von Antonovsky teilt, sollten externale Überzeugungen (im Sinne des legitimierten mächtigen Anderen) genauso wie internale

nützlich sein, eine neue, u.U. stressvolle Situation - wie etwa die Migration - anzunehmen und zu meistern. Personen, die die Überzeugung von Kontrolle haben, sollten fähig sein, ihre neue Umgebung neu zu definieren, sich relativ sicher zu fühlen und darauf zu vertrauen, daß sie auf Ressourcen, ob internalen oder externalen Ursprungs, zurückgreifen können.
Diese wertneutrale Einschätzung der internalen und externalen Kontrollüberzeugung von Antonovsky wird durch die Befunde der vorliegenden Arbeit nicht gestützt. Die signifikanten Unterschiede zwischen Frauen mit unterschiedlichen SOC-Werten bzgl. aller Skalen des Kompetenz- und Kontrollüberzeugungsfragebogens machen deutlich, daß Frauen mit hohen Werten im SOC ausgeprägtere Internalitäts- und niedrigere Externalitätsüberzeugungen haben als Frauen mit niedrig ausgeprägtem SOC. Das bedeutet, daß Kontrolle stärker an internale Überzeugungen gebunden ist als an externale.
Nach den Befunden dieser Arbeit kann man davon ausgehen, daß ausländische Frauen mit höherem Kohärenzgefühl selbstwirksamer sind, internale Überzeugungen haben und autonomer handeln. Diese Fähigkeiten und Überzeugungen sorgen wahrscheinlich dafür, daß diese Frauen in neuartigen Situationen wie etwa in der Migration ein sicheres Gefühl haben und überzeugt sind, über eigene Handlungsmöglichkeiten und -alternativen zu verfügen und diese als wirksam und effektiv erleben. Für ausländische Frauen scheinen internale Kontrollüberzeugungen hilfreicher zu sein als externale, um in einer massiv veränderten Situation wie der Migration die Ereignisse dennoch als kontrollierbar wahrnehmen zu können.

Berücksichtigt man die Möglichkeit der kulturellen Bedingtheit von Kontrollüberzeugung so stellt sich bei der Interpretation der Befunde dieser Untersuchung die Frage, wie und wo die ausländischen Frauen mit hochausgeprägtem Kohärenzgefühl die internale Kontrollüberzeugung erworben haben. Gibt es die internale Kompetenz- und Kontrollfähigkeit als einen kulturellen Wert oder eine kulturelle Norm, die die ausländischen Frauen aus ihren Herkunftsländern mitbringen?

Hierbei ist anzumerken, daß mehr als die Hälfte der ausländischen Frauen mit hohem SOC in dieser Untersuchung aus nicht westlich geprägten Kulturen stammt; so kommen 11,6% aus Fernosten z.B. China, Thailand, Süd-Korea, 29,3% aus Mittelosten z.B. Iran, Afghanistan, Palästina, 9,4% aus Süd- und Latein Amerika z.B. Peru, Brasilien und 4,4% aus Afrika z.B. Äthiopien, Kamerun. Insgesamt kommen 54,7% der Frauen mit hohem SOC aus diesen Ländern.

In diesen Kulturen wird ein stärkeres Gewicht auf das Zusammenleben gelegt, was mit stärker ausgeprägten externalen Kontrollüberzeugungen einhergehen dürfte. Es ist von daher weniger wahrscheinlich, daß sich dort internale Kontrollüberzeugungen als kulturelle Norm oder Wert etabliert haben. Wenn wir davon ausgehen, daß die Hälfte der ausländischen Frauen aus dieser Untersuchung aus traditionellen Gesellschaften kommen, stellt sich die Frage, welchen

Ursprungs ihre relativ hohen Werte bei den internalen Kontrollüberzeugungen sind?

Eine mögliche Antwort darauf könnte z.B. sein, daß diese Frauen internale Kontrollüberzeugungen erst später, und zwar infolge der Migration erworben haben. Im Sinne des salutogenetischen Ansatzes wäre es etwa denkbar, daß kritische Situationen bei diesen Frauen den Rückgriff auf eigene individuelle Ressourcen anfordern. Bei der Bewältigung solcher Situationen, beim Lösen von Problemen und bei der Konfrontation mit den Anforderungen der Migration haben diese Frauen möglicherweise die internalen Kontrollüberzeugungen und individuellen Kompetenzen bei sich entdeckt, sie in Handeln umgesetzt und dadurch verstärkt. Eine weitere Überlegung zur Genese der Internalität bei den ausländischen Frauen mit stärkerem Kohärenzgefühl betrifft den mehrjährigen Aufenthalt in der „neuen" Gesellschaft. Möglicherweise haben diese Frauen internale Kontrolle als Wert in der neuen Gesellschaft kennengelernt und sich damit identifiziert. Falls diese Hypothese zutrifft, bleibt immer noch die Frage offen, ob ein achtjähriger Aufenthalt in Deutschland - das ist die durchschnittliche Aufenthaltsdauer der hier untersuchten Frauen - ausreicht, um die entsprechenden Überzeugungen zu erwerben.

Bei der Interpretation der Befunde sollte deshalb der kulturelle Hintergrund der befragten Personen berücksichtigt werden. Die Ergebnisse dürfen nicht einfach in andere Kulturen übertragen werden. In diesem Zusammenhang bekommen einige kulturelle Faktoren ein besonderes Gewicht. Z.B. ist hier die Geschichte der Person von Bedeutung, weil man die Person dann besser verstehen kann. Es ist bedeutsam, ob eine Person zu einer Gesellschaft gehört, in der das Zusammenleben und die Zugehörigkeitsgefühle das Alltagsleben dominieren und die Person dadurch eine externale Überzeugung und eine gemeinsame Verantwortung für Gesundheit für selbstverständlich hält oder, ob sie aus einer Gesellschaft kommt, in der sie als ein Individuum auf sich selbst bezogen ist und alles - samt ihrer Gesundheit - in ihrer alleinigen Verantwortung liegt und sich so eine internale Überzeugung als funktional erweist und etabliert.

Die Berücksichtigung der kulturellen Faktoren bei der Kontrollüberzeugung führt zu einer mehr ganzheitlichen Betrachtungsweise der Befunde. Aus dieser Perspektiven erweisen sich noch andere Faktoren als wichtig, so vor allem andere Persönlichkeitsvariablen. Z.B. haben Frauen mit starkem Kohärenzgefühl nicht nur höhere Werte in Internalität und Selbstkonzept, sondern auch höhere Werte in den angstfreien Items des Fragebogens STAI-Trait und sind insgesamt weniger ängstlich als ausländische Frauen mit schwach ausgeprägtem Kohärenzgefühl.

Ausgehend von diesen Befunden kann man vermuten, daß zwischen Ängstlichkeit und Kontroll- und Kompetenzüberzeugungen ein Zusammenhang besteht,

der sich u.a. in dem Gefühl auswirken dürfte, neuartige Situationen, wie z.B. in der Migration, sicher und angstfrei meistern zu können.
Die Befunde dieser Arbeit deuten außerdem darauf hin, daß ein starkes Kohärenzgefühl bei ausländischen Frauen mit internalen Kontrollüberzeugungen einhergeht. Die Frage nach der kulturellen Bedingtheit von Kontrollüberzeugungen bleibt dabei weitgehend offen.

Die Berücksichtigung kulturspezifischer Faktoren bei dem Konstrukt der Kontrollüberzeugungen kann für die Gesundheitsforschung eine neue Perspektive eröffnen. Eine Integration dieses Konstrukts in die interkulturelle Forschung ist unter einem ganzheitlichen Konzept wie dem des Modells von Antonovsky möglich und sinnvoll.

2.3 Körperliche Beschwerden

Die Befunde zeigen weiterhin, daß ausländische Frauen mit hoch ausgeprägtem Kohärenzgefühl fast nie körperliche Beschwerden haben. Sie haben im Vergleich zu ausländischen Frauen mit niedrigem Kohärenzgefühl seltener Herz-, Atem- oder Magenbeschwerden und sind seltener angespannt oder gereizt.

Faßt man verschiedene Vorstellungen über Gesundheit bei Frauen zusammen, so bedeutet körperliche Gesundheit, sich körperlich wohlzufühlen (Schmerzfreiheit), fit zu sein und körperlich zu funktionieren. Dimensionen der körperlichen Gesundheit stehen dabei im engen Zusammenhang mit psychischen, sozialen und kulturellen Bedingungen (Maschewsky-Schneider, Klesse & Sonntag, 1991, 1999; Koch & Müller, 1994; Belz-Merk, 1995). Das subjektive Verständnis der körperlichen Verfassung - im Sinne von Wohlfühlen, seine objektive Betrachtung - wie die Untersuchung seiner Funktionstüchtigkeit - und das sozial-gesellschaftliche Verständnis des Körpers im Sinne von körperlichem Fitsein und Funktionieren als Bedingung für das Erfüllen von familiären oder gesellschaftlichen Rollenverpflichtungen, stellen wichtige Dimensionen des Gesundheitserlebens bei Frauen dar (vgl. Brähler & Möhring, 1986; Franke, 1989a; Sobiech, 1991; Schulze & Welters, 1991; Vogt, 1993; Helfferich; 1993, 1994b, 1994c). So wird Gesundheit im Alltag zu einem permanenten Interaktionsprozess zwischen der Person und ihrer Umwelt, mit der zugehörigen Dynamik von Körper und Seele. Diese Dynamik kann sowohl in Richtung Gesundheit und Wohlbefinden als auch in Richtung Krankheit und körperliches Unwohlsein gehen und wird auch durch die Qualität der Interaktion zwischen der Person und ihrer Umwelt beeinflußt. Die Frage ist, welche Faktoren in dieser Dynamik der Person helfen, sich körperlich gesund zu fühlen und sich in Richtung Gesundheit zu bewegen?

Die Befunde dieser Arbeit zeigen, daß ausländische Frauen mit einem starken Kohärenzgefühl sich körperlich wohler fühlen und seltener körperliche Beschwerden haben. Man kann daraus schließen, daß sie sich mehr in Richtung

Gesundheit bewegen. Es scheint, daß diese Frauen in ihrer Interaktion mit der neuen Umwelt eher in der Lage sind, ein dynamisches Gleichgewicht zwischen Körper / Psyche und Umwelt zu schaffen. Diese Frauen können vermutlich, die - aufgrund des hoch ausgeprägtem Kohärenzgefühls - vorhandene psychische Ausgeglichenheit und Gelassenheit (die Angstfreiheit kann als ein Indikator davon gelten) auf ihr Körpererleben übertragen und auch hier Entspannung und Wohlsein empfinden. Es scheint, daß ausländische Frauen mit stärkerem Kohärenzgefühl im Austausch mit ihrer Umwelt weniger Konflikte und Spannungen erleben und besser den Anforderungen gerecht werden als ausländische Frauen mit schwächerem Kohärenzgefühl.
Hier stellt sich wieder die Frage, auf welche Art und Weise das Kohärenzgefühl die körperliche Gesundheit und körperliches Wohlfühlen beeinflußt. Wie können Personen die Anforderungen und Spannungen, die mit der Migration verbunden sein können, ohne körperliche Beschwerden bewältigen? Wie wird dieser Zusammenhang im Rahmen salutogenetischer Ansätze erklärt?
Nach Antonovsky versuchen Menschen, Spannungszustände immer zu bewältigen. Ein erfolgreicher Abbau der Spannung hat gesundheitserhaltende und gesundheitsfördernde Wirkung. Mißlingt die Spannungsbewältigung, so kann die verbleibende Spannung als Belastung oder Stress erlebt werden, wobei dies nicht automatisch negative Folgen für die Gesundheit haben muss. Erst wenn andere schädigende Faktoren, wie Krankheitserreger, Probleme in anderen Bereichen oder andere psychische Belastungsfaktoren hinzu kommen, können Spannungen als belastend erlebt werden und die Gesundheit beeinträchtigen (vgl. Antonovsky, 1997; Bengel, Strittmatter & Willman, 1998). In diesem Zusammenhang unterscheidet Antonovsky zwischen Personen mit hohem und niedrigem Kohärenzgefühl, die sich in der Bewertung von Reizen unterscheiden. So wird eine Person mit einem starken Kohärenzgefühl einen Reiz, den eine Person mit schwächerem Kohärenzgefühl bereits als unangenehm, da spannungerzeugend erlebt, noch als neutral bewerten und keinen Stress empfinden. Selbst wenn von einer Person mit hohem Kohärenzgefühl ein Reiz als potentiell bedrohlich wahrgenommen wird, so wird diese Person nichtsdestotrotz ein grundlegendes Vertrauen darin haben, daß die aktuelle Situation einen guten Ausgang nimmt. Die Person wird auf eine stressvolle Situation nicht mit diffusen und schwer beeinflußbaren Emotionen reagieren, sondern eher mit situationsangemessenen Gefühlen und zielgerichteten Handlungen (vgl. auch Bengel, Strittmatter & Willman, 1998).
Interpretiert man die Befunde aus dieser Perspektive, so kann angenommen werden, daß die Migration für Frauen mit hoch ausgeprägtem Kohärenzgefühl weniger eine Situation ist, in der die Reize und Anforderungen subjektiv bedrohlich und belastend erlebt werden. Das Vertrauen der Frauen mit hohem Kohärenzgefühl in eigene Bewältigungsmöglichkeiten und Kompetenzen schützt sie offensichtlich vor psychischem Stress und verhindert, daß sich die Spannungen in körperlichen Symptomen ausdrücken.

Durch ein hoch ausgeprägtes Kohärenzgefühl sind ausländische Frauen in ihren Handlungen flexibel, d.h. sie handeln unter Berücksichtigung der situativen Merkmale und eigener Handlungskompetenzen gezielter und können mit neuen Situationen konstruktiver umgehen sowie eine angemessene Anpassungsleistung erbringen (vgl. Franke, 1997). Man kann davon ausgehen, daß die Migration von ausländischen Frauen mit hoch ausgeprägtem Kohärenzgefühl nicht so sehr als stresshafte Situation wahrgenommen wird, sondern eher als Herausforderung.

Betrachtet man das Gesundheitserleben ganzheitlich und mehrdimensional, so kann man die körperliche Gesundheit in Beziehung zu psychischen Gesundheitsindikatoren wie z.B. der Kontrollüberzeugung oder Zufriedenheit stellen. Hier erweist sich das Kohärenzgefühl als ein guter Prädiktor für hohe Internalität, geringere Ängstlichkeit, größere Angstfreiheit und körperliche Beschwerdefreiheit. So scheint die globale Lebensorientierung, die mit dem SOC-Fragebogen erfaßt wird, auch für die körperliche Gesundheit wichtig zu sein und diese wiederum mit Angstfreiheit, internalen Kontrollüberzeugungen und Handlungsorientierung einherzugehen.

Der Zusammenhang zwischen psychischen und körperlichen Gesundheitsindikatoren, deren Ausprägungen einheitlich in Richtung Gesundheit bzw. Krankheit weisen, konnte auch in anderen Untersuchungen nachgewiesen werden.
So fand man eine negative Korrelation zwischen Internalität, Selbstkonzept, Selbstwirksamkeit oder internalen Kontrollüberzeugungen auf der einen Seite und verschiedenen Beschwerdearten wie z.B. körperlichen Beschwerden (FPI-8), psychosomatischen Beschwerden (B-L von Zerssen) oder psychosomatischen und Studienproblemen (SSP von Sander & Lück), sowie Indikatoren der Depressivität (erfasst über das "Beck Depression Inventory") auf der anderen Seite (vgl. Krampen, 1991).

Im Gegensatz zu der gängigen Auffassung aus der Migrationsliteratur zeigen die Ergebnisse dieser Arbeit, daß nicht alle ausländischen Frauen gleichermaßen von körperlichen Beschwerden berichten, sondern daß sie in Abhängigkeit von der Stärke des Kohärenzgefühls mehr oder weniger stark unter körperlichen Beschwerden leiden. Daran kann man erkennen, daß sich das Gesundheitserleben bei ausländischen Frauen differenzierter darstellt und auch differenzierter betrachtet werden muß, wenn man es unter einer salutogenetischen Perspektive betrachtet. Weiterhin ergeben sich aus dieser Sichtweise Hinweise darauf, unter welchen Bedingungen eine neue und u.U. stressvolle Situation konstruktiv bewältigt werden kann, statt über eine unbewältigte Anspannung in körperlichen Beschwerden zu münden.

2.4 Soziale Unterstützung

Bei der Überprüfung des Haupteffekts von Kohärenzgefühl auf die Soziale Unterstützung ergaben sich hoch signifikante Unterschiede zwischen ausländischen Frauen mit hoch und niedrig ausgeprägtem Kohärenzgefühl sowohl bzgl. der Gesamtskala als auch bzgl. aller Sub- und Zusatzskalen der Sozialen Unterstützung.

Diese Befunde deuten darauf hin, daß ausländische Frauen mit hoch ausgeprägtem Kohärenzgefühl mehr Soziale Unterstützung wahrnehmen als ausländische Frauen mit niedrigerem Kohärenzgefühl. Frauen mit starkem Kohärenzgefühl erfahren in ihrer sozialen Umgebung möglicherweise mehr positive Gefühle, Nähe und Vertrauen. Diese Frauen erleben sich wahrscheinlich eher akzeptiert und gemocht (emotionale Unterstützung), sind vermutlich fester in ein Netzwerk sozialer Interaktionen eingebettet und haben ähnliche Werte und Lebensvorstellungen wie ihre Umgebung und ihr Freundeskreis (soziale Intergration). Ausländische Frauen mit stärkerem Kohärenzgefühl bekommen von ihrer sozialen Umgebung außerdem möglicherweise mehr praktische Hilfe bei kleineren und größeren Problemen des Alltags und werden eher von Aufgaben entlastet (praktische Unterstützung) als ausländische Frauen mit schwächerem Kohärenzgefühl.

Die Ergebnisse zeigen weiterhin, daß sich ausländische Frauen mit hoch ausgeprägtem Kohärenzgefühl in ihrer sozialen Umgebung weniger kritisiert, abgelehnt, durch andere eingeengt oder überfordert fühlen (soziale Belastung) als ausländische Frauen mit niedrig ausgeprägtem Kohärenzgefühl. Frauen mit stärker ausgeprägtem Kohärenzgefühl empfinden mehr Ausgeglichenheit im Geben und Nehmen innerhalb ihrer sozialen Beziehungen (Reziprozität). Weiterhin zeigen sich ausländische Frauen mit stärkerem Kohärenzgefühl zufriedener mit der Sozialen Unterstützung als ausländische Frauen mit schwächerem Kohärenzgefühl (Zufriedenheit mit Sozialer Unterstützung). Insgesamt betrachtet scheint das Kohärenzgefühl einen starken Einfluß auf alle Aspekte der Sozialen Unterstützung zu haben.

Die Bedeutung der sozialen Unterstützung als einer Ressource oder eines protektiven Faktors des Gesundheitserlebens wurde im Rahmen des neuen Gesundheitsverständnisses öfter diskutiert. Vor allem in der salutogenetischen Denkrichtung war und ist die Frage nach Ressourcen sehr relevant. Aus dieser Perspektive läßt sich aufzeigen, wie wichtig und notwendig die soziale Unterstützung für ausländische Frauen sein kann. Durch die Migration befinden sich die Frauen in einer stark veränderten, anfänglich auch instabilen Situation. Um ein dynamisches Gleichgewicht und mehr Stabilität zu erreichen, setzen diese Frauen ihre Ressourcen ein. Manche dieser Ressourcen - insbesondere die soziale Unterstützung - sind aber nicht von Anfang an voll mobilisierbar. Das hängt damit zusammen, daß die Frauen ihr gewohntes und vertrautes soziales Umfeld erst einmal verlassen haben und sich in einem Netzwerk befinden, dessen Re-

geln und Werte u.U. genauso unbekannt und neu sind wie die Personen, die dieses Netzwerk bilden.
Wie können dennoch manche dieser Frauen es schaffen, soziale Kontakte aufzunehmen, sich aktiv ein neues soziales Netzwerk auszusuchen und aufzubauen und dadurch soziale Unterstützungen zu erhalten? Helfen diesen Frauen ihre individuellen Eigenschaften, oder sind es die Gegebenheiten der Situation in der neuen Gesellschaft, die hier die Hauptrolle spielen?
Wie führt das starke Kohärenzgefühl zur besseren Wahrnehmung der sozialen Unterstützung? Eine Antwort auf diese Frage und die Interpretation der Ergebnisse der vorliegenden Befunde können mit Hilfe des salutogenentischen Modells gegeben werden.

Für Antonovsky gehört die soziale Unterstützung zu den „generalisierten Widerstandsressourcen". Generalisierte Widerstandsressourcen sind Faktoren, die in engem Zusammenhang zum Gesundheitszustand stehen genauer gesagt mit dem Gesundheitszustand korrellieren (vgl. auch Bengel, Strittmatter & Willmann, 1998). Zu diesen Faktoren gehören sowohl individuelle Merkmale, wie etwa die Intelligenz oder Ich - Identität als auch Merkmale der Situation, die in der Sozialisation als Gruppenerfahrung z.B. in der sozialen Unterstützung oder einer günstigen sozioökonomischen Lage ihren Ausdruck finden. Diese Faktoren heißen „generalisiert", weil sie situationsübergreifend wirksam sein können. Sie werden „Widerstandsressourcen" genannt, weil sie die Widerstandsfähigkeit der Person aufrechterhalten oder gar erhöhen können.
Wenn eine Person über viele dieser Ressourcen verfügt, wird sie wiederholt bedeutsame und kohärente Erfahrungen machen, die ihr erlauben, wirksam auf die Situation Einfluß zu nehmen, d.h. „sich selbst zu beteiligen". Durch die wiederholte Konfrontation mit derartigen Lebenserfahrungen wird das Kohärenzgefühl geformt. Die Widerstandsressourcen prägen nicht nur die Lebenserfahrungen, sondern wirken auch als ein Potential, das zur Bewältigung von Spannungszuständen aktiviert wird (vgl. Bengel, Strittmatter & Willmann, 1998; Novak, 1998). Dadurch befähigen sie Personen dazu, in stressreichen Situationen mehr positive als negative Erfahrungen zu machen. Die soziale Unterstützung als eine der generalisierten Widerstandsressourcen kann dabei helfen, Stressoren zu vermeiden oder effektiv zu bewältigen.
Obwohl Antonovsky die soziale Unterstützung nur als eine unter vielen Widerstandsressourcen betrachtet, betont er, wie wichtig sie ist, da ihre Abwesenheit die Entwicklung des Kohärenzgefühls behindern kann (vgl. auch Bengel, Strittmatter & Willmann, 1998).
Meines Erachtens wird bei Antonovsky die Art des Zusammenhangs zwischen Kohärenzgefühl und sozialer Unterstützung nicht expliziert. Handelt es sich um ein kausales Verhältnis zwischen beiden Konstrukten und wenn ja, welche Richtung ist hier ausschlaggebend? Oder handelt es sich um eine reziproke Beziehung?
Wenn die soziale Unterstützung als Widerstandsressource betrachtet wird, durch die der Aufbau des Kohärenzgefühls möglich wird, ist somit eine Abhängigkeit

des Kohärenzgefühls von der sozialen Unterstützung anzunehmen. Geht man auf der anderen Seite von der Annahme aus, daß die Mobilisierung der generalisierten Widerstandsressourcen von der Stärke des Kohärenzgefühls abhängt, kommt darin eher eine Abhängigkeit der sozialen Unterstützung vom Kohärenzgefühl zum Ausdruck.
Unterstellt man, daß beide Annahmen (beide Wirkungsrichtungen) gelten, so ergibt sich aus deren Synthese die Vorstellung eines reziproken Verhältnisses zwischen dem Kohärenzgefühl und sozialer Unterstützung.
In dieser Arbeit wurde geprüft, ob das Kohärenzgefühl die Ausprägungswerte in Sozialer Unterstützung beeinflußt. Die Ergebnisse von Varianzanalysen in allen Skalen der Sozialen Unterstützung haben gezeigt, daß Frauen mit starkem Kohärenzgefühl signifikant höhere Werte in den positiven Aspekten der Sozialen Unterstützung und signifikant niedrigere Werte in der Skala soziale Belastung haben als ausländische Frauen mit niedrigem Kohärenzgefühl. Ausländische Frauen mit starkem Kohärenzgefühl scheinen sich in ihrer sozialen Umgebung besser zu fühlen im Vergleich zu ausländischen Frauen mit schwächerem Kohärenzgefühl. Die Stärke des Kohärenzgefühls wirkt sich möglicherweise auf den Aufbau und die Aufrechterhaltung von sozialen Kontakten aus, die für die Wahrnehmung Sozialer Unterstützung unabdingbar sind. Möglicherweise sind ausländische Frauen mit stark ausgeprägtem Kohärenzgefühl zuversichtlicher als ausländische Frauen mit niedriger ausgeprägtem Kohärenzgefühl, daß sie die Anforderungen, die aus der Migration erwachsen, nicht nur durch ihre individuellen Kräfte und Ressourcen, sondern auch mit Unterstützung anderer Menschen in ihrer neuen sozialen Umgebung meistern werden. Das Kohärenzgefühl scheint hier die Soziale Unterstützung derart zu beeinflussen, daß es die Fähigkeit zum Anfordern und Annehmen Sozialer Unterstützung zu mobilisieren vermag.

Nach Antonovsky bilden sich das Kohärenzgefühl und die Widerstandsressourcen im Laufe des Lebens. Man kann davon ausgehen, daß ausländische Frauen mit stärkerem Kohärenzgefühl schon im Herkunftsland auf soziale Unterstützung als eine der Widerstandsressourcen zurückgreifen konnten und diese auch erhalten haben. Die Ergebnisse dieser Arbeit zeigen, daß diese Wirkung des Kohärenzgefühls, d.h. die Fähigkeit zum Aufbau sozialer Netzwerke auch nach der Migration erhalten bleibt. Obwohl die Lebenssituation als Migrantinnen eine ganz andere und das soziale Umfeld ebenfalls stark verändert ist im Vergleich zur Lebenssituation im Herkunftsland, scheinen sich ausländische Frauen mit stark ausgeprägtem SOC aktiv mit dem sozialen Umfeld auseinanderzusetzen und Erfahrungen zu sammeln, die ein Gegengewicht zu Überlastungen und Überforderungen gewährleisten. Obwohl diese Frauen sich nicht in der gewohnten Umgebung mit ihrem vertrauten Freundeskreis und ihrer Familie befinden, haben sie aufgrund ihres stark ausgeprägtem Kohärenzgefühls vermutlich ausreichend soziale Kompetenzen, um sich aktiv in das neue soziale Umfeld einzubringen und sich dadurch Soziale Unterstützung zu sichern. Sie werden wahrscheinlich nicht darauf warten, daß die soziale Umgebung aktiv ist, sondern

unter Kenntnis ihrer eigenen Ressourcen (hier vornehmlich der sozialen Kompetenzen) selbst die Initiative ergreifen und ein soziales Netzwerk bilden, das ihnen das Erfahren der Sozialen Unterstützung ermöglicht.
Geht man von dem salutogenetischen Verständnis von Gesundheit aus und betrachtet die Person als Ganzes, so müssen sowohl Persönlichkeitsmerkmale als auch soziale Merkmale, wie soziale Unterstützung als Ressourcen, berücksichtigt werden, um das Gesundheitserleben besser erfassen und verstehen zu können. Durch den Einsatz dieser Ressourcen kann eine Person den Einfluß von Spannungen und Belastungen mildern, ihre Gesundheit stabilisieren und sich mehr auf den Gesundheitspol zu bewegen.
Fragt man danach, welche Eigenschaften oder Fähigkeiten auf der Personenseite vorhanden sein müssen, um Soziale Unterstützung anfordern und annehmen zu können, so sind an erster Stelle die soziale Kompetenz und entsprechende Handlungsfertigkeiten zu nennen. Sie sind für die Entwicklung und Aufrechterhaltung des sozialen Netzwerks und für das Inanspruchnehmen von Sozialer Unterstützung sehr wichtig. Hinzu kommen soziale Sicherheit, eine positive Einstellung zu sich selbst sowie ein gewisses Maß an Angstfreiheit in sozialen Situationen. Personen mit diesen Merkmalen sind eher in der Lage, soziale Kontakte zu knüpfen und dadurch evtl. auch soziale Unterstützung zu erreichen als Personen, die diese Merkmale nicht haben (vgl Sommer & Fydrich, 1989).
Umgekehrt läßt sich ein Zusammenhang zwischen sozialer Belastung als einer der Dimensionen der Sozialen Unterstützung und Angst vor engen sozialen Kontakten und Angst vor Kritik finden. So werden Personen, die sich in sozialen Situationen eher kritisiert fühlen, Angst vor eigenen Fehlern haben, eigene Gefühle schwer äußern können, sich eher von anderen Menschen sozial belastet fühlen und sich insgesamt eher nicht wohlfühlen (vgl. Sommer & Fydrich, 1989). Wenn eine Person in einer bestimmten Situation Soziale Unterstützung wünscht, muß sie angemessene soziale Fertigkeiten besitzen und einsetzen, um diese auch aktiv anfordern zu können. In anderen Situationen muß sie andererseits gegenüber Bedürfnissen anderer empfindsam sein und ggf. Soziale Unterstützung geben. Wiederum andere Situationen erfordern die Kompetenz, unangemessene Ansprüche oder persönliche Einengung von Seiten des sozialen Netzwerks abzulehnen oder von vornherein zu vermeiden (vgl. Sommer & Fydrich, 1989; Röhler, 1994).
Der Zusammenhang zwischen Sozialer Unterstützung und sozialer Kompetenz konnte auch empirisch bestätigt werden. So zeigen Befunde, die an studentischen Stichproben gewonnen wurden, signifikante positive Korrelationen von .12 bis .54 zwischen den Hauptskalen der Sozialen Unterstützung und verschiedenen Operationalisierungen der sozialen Kompetenz („soziale Kompetenz" und „Selbstvertrauen" des Grazer Assertivitätstests (GAT) von Skatsche, Brandau & Ruch, 1982; „Fordern-Können" des Unsicherheitsfragebogens, (UA) von Ullrich und Ullrich, 1977). Darüber hinaus fand man negative Korrelationen zwischen -.18 und -.58 zwischen den Hauptskalen der Sozialen Unterstützung und Komponenten von sozialer Unsicherheit und Angst („Kontaktangst", „Nicht-nein-sagen-können" und „Fehlschlagangst" des UA) (vgl. Sommer & Fydrich, 1989).

Faßt man nun die Werte der ausländischen Frauen mit hoch ausgeprägtem Kohärenzgefühl in den einzelnen Gesundheitsindikatoren zusammen, so entsteht ein Bild, in dem diese Frauen ein höheres Ausmaß an internalen Kompetenz- und Kontrollüberzeugungen (Internalität) haben, selbstbewußter sind, eine gewisse Angstfreiheit, Gelassenheit und Ausgeglichenheit besitzen und seltener über körperliche Beschwerden berichten.
Betrachtet man die soziodemographischen Daten der Frauen mit hohem SOC aus dieser Untersuchung, so zeigt sich, daß ein hoher Prozentsatz von ihnen berufstätig ist (35%). Dies legt nahe, daß die ausländischen Frauen mit hoch ausgeprägtem SOC sich durch ihre Tätigkeiten häufiger in sozialen Netzwerken befinden als Frauen mit niedrig ausgeprägtem Kohärenzgefühl, von denen nur weniger als ein Viertel berufstätig sind (24,2%). Das Kohärenzgefühl als eine globale Orientierung scheint verschiedene Fähigkeiten und Ressourcen der ausländischen Frauen in sozialen Interaktionen so auszurichten und deren Einsatz so zu regulieren, daß es für diese Frauen möglich sein wird, wiederholt gute und befriedigende soziale Erfahrungen zu machen, Soziale Unterstützung wahrzunehmen und damit zufrieden zu sein. Wenn man die Zufriedenheit mit der Sozialen Unterstützung als einen Aspekt des sozialen Wohlbefindens betrachtet, so scheinen Frauen mit hohem SOC ein wichtiges Kriterium der Gesundheit zu erfüllen. Man kann davon ausgehen, daß Frauen mit hohem SOC ihr soziales Umfeld und die Erfahrungen, die sie dort machen, als Teilaspekt ihres Wohlbefindens betrachten, das ihr Gesundheitserleben mitprägt. Bei ausländischen Frauen mit niedrigem SOC scheint die soziale Dimension weniger mit Wohlbefinden oder Gesundheit verbunden zu sein als vielmehr mit Unwohlsein oder Belastung.

Faßt man das Bisherige zusammen, so kann man davon ausgehen, daß ausländische Frauen mit starkem Kohärenzgefühl wesentliche individuelle Eigenschaften wie z.B. hohes Ausmaß an Internalität und Angstfreiheit besitzen, die sie dazu befähigen, sich sozial kompetent zu verhalten und soziale Unterstützung anzufordern und entgegenzunehmen. Ausländische Frauen mit einem stärkeren Kohärenzgefühl bewegen sich auf dem Gesundheitskontinuum vermutlich mehr in Richtung des Gesundheitspols im Vergleich zu ausländischen Frauen mit niedrigerem Kohärenzgefühl.

Zusammenfassung

Bei der Analyse und Diskussion der Befunde zur Wirkung des Kohärenzgefühl ist deutlich geworden, daß ein stark ausgeprägtes Kohärenzgefühl mit mehr Angstfreiheit, besserem körperlichen Zustand, höheren Kompetenz- und Kontrollüberzeugungen sowie mehr Sozialer Unterstützung einhergeht.
Ausländische Frauen mit hoch ausgeprägtem Kohärenzgefühl scheinen ein insgesamt stabileres und positiveres Bild von sich selbst und ihrer Persönlichkeit zu haben. Sie scheinen angstfreier, ausgeglichener und selbstbewußter zu sein als ausländische Frauen mit niedrigem Kohärenzgefühl. Sie scheinen darüber hin-

aus über mehr internale Überzeugungen zu verfügen und aktiver, handlungsfähiger und unabhängiger zu sein sowie mehr Kontrolle über Ereignisse auszuüben. Sie leiden offensichtlich auch seltener unter körperlichen Beschwerden und fühlen sich insgesamt körperlich wohler. Vermutlich tragen diese Merkmale auch dazu bei, daß sie sich in ihrem sozialen Umfeld wohler und zufriedener fühlen. Es hat den Anschein, daß sie sich bzgl. der Sozialen Unterstützung weder überfordert noch unterfordert, eher akzeptiert und weniger belastet fühlen.

Diese Ergebnisse deuten insgesamt darauf hin, daß, je stärker das Kohärenzgefühl ausgeprägt ist, die ausländischen Frauen die Situation umso besser einschätzen können. Sie sammeln möglicherweise positivere individuelle Erfahrungen. Sie können ihre individuellen und sozialen Ressourcen - wie z.B. Soziale Unterstützung - besser anfordern und sich aktiver mit der neuen Situation auseinandersetzen. Sie verfügen außerdem über angemessene Fähigkeiten, um mit möglichen Spannungen und Belastungen der Migration besser umgehen zu können. Insgesamt scheint ein hoch ausgeprägtes Kohärenzgefühl dazu beizutragen, daß die Person sich mehr in Richtung des Gesundheitspols bewegt.

Wie können diese Ergebnisse salutogenetisch interpretiert werden? Man kann sich etwa fragen, warum und auf welche Art und Weise ausländische Frauen mit hohem Kohärenzgefühl mit der Migration und ihren Anforderungen und möglichen Belastungen besser umgehen können als Frauen mit niedrigerem Kohärenzgefühl. Gibt es bestimmte individuelle Merkmale, kulturelle Hintergrundsvariablen oder spezifische Charakteristika der Lebenssituation, die für diese Frauen kennzeichnend sind?
Haben ausländische Frauen mit hoch ausgeprägtem Kohärenzgefühl spezifische Ressourcen, die bei Frauen mit niedrigem Kohärenzgefühl fehlen?

Im Hinblick auf die Befunde ist zu vermuten, daß das Kohärenzgefühl die Entwicklung einer „globalen Orientierung“ oder eines dynamischen Gefühls von Vertrauen begünstigt. Das Kohärenzgefühl unterstützt das Aufsuchen und Beibehalten von fördernden Lebensbedingungen. Man kann annehmen, daß ausländische Frauen mit hoch ausgeprägtem Kohärenzgefühl die Migration anders erleben und ihre Kräfte so nutzen, daß sie mit neuen Situationen leichter und besser zurechtkommen und sich so im Sinne des salutogenetischen Ansatzes stärker in Richtung Gesundheit bewegen.

Wenn man die Befunde aus den Komponenten des Kohärenzgefühls heraus interpretiert, kann man annehmen, daß ausländische Frauen mit hohem Kohärenzgefühl die Welt besser verstehen und die neue Situation in der Migration besser erklären und einschätzen können. Ihnen stehen mehr Handlungsmöglichkeiten zur Verfügung, die ihnen helfen, Kontrolle über ihre neue Lebenssituation auszuüben und die Anforderungen, die mit der Migration verbunden sind, zu meistern. Sie sehen die Migration und ihre Begleitumstände nicht so sehr als Belastung, sondern eher als Herausforderung.

In diesem Zusammenhang stellt sich die Frage nach der Rolle der Gesellschaft. Die Gesellschaft kann Handlungsfreiräume und Anreize für die individuelle Gestaltung des Lebens anbieten und das Mitwirken an den gesellschaftlichen Aktivitäten und das Übernehmen von Verantwortung fördern.
Sowohl im positiven als auch im salutogenetischen Verständnis von Gesundheit ist die Frage nach protektiven Faktoren bedeutsam. Vor diesem Hintergrund kann man die Ergebnisse dahin interpretieren, daß den ausländischen Frauen mit hoch ausgeprägtem Kohärenzgefühl vermutlich bestimmte Ressourcen zur Verfügung stehen, die sie in die Lage versetzen, mit den neuen Anforderungen besser umzugehen. Es ist wichtig, die Art dieser Ressourcen herauszufinden und sie ggf. zu fördern.
Die Befunde dieser Arbeit können als Hinweis darauf genommen werden, daß es sich hier um internale und externale protektive Faktoren handelt. Dazu gehören - neben einem starken Kohärenzgefühl, das als ein übergeordneter, gesundheitsfördernder Faktor fungieren könnte - noch weitere individuelle Merkmale wie z. B. höhere Internalität, Angstfreiheit sowie Soziale Unterstützung. Ob diese protektiven Faktoren ursprünglich kulturelle Ressourcen oder mehr individuelle Ressourcen oder das Ergebnis einer Wechselwirkung zwischen beiden Einflußquellen darstellen, kann anhand der vorliegenden Daten nicht beantwortet werden. Dazu bedarf es weiterer salutogenetischer, interkultureller Forschungen.

Betrachtet man die zwei Zugangsweisen zur Gesundheit: die Salutogenese und das ganzheitliche Gesundheitsverständnis gemeinsam, läßt sich die Forderung für den Forschungs- wie auch für den Praxisbereich aufstellen, die salutogenetische Fragestellung bzgl. der Gesundheit weiter zu verfolgen. Für die Forschung könnte das etwa bedeuten, daß man nach protektiven Faktoren sucht, egal ob diese individuell, lebensgeschichtlich oder kulturell bedingt sind. In der Praxis könnte es wiederum darum gehen, Maßnahmen zur Stärkung und Förderung von Ressourcen bei Migrantinnen zu entwickeln und durchzuführen.

Exkurs: Die SOC-Werte dieser Stichprobe im Vergleich zu anderen Stichproben

An dieser Stelle soll noch kurz auf die absolute Höhe und die Bedeutung der Ausprägungsstärke des Kohärenzgefühls bei den ausländischen Frauen dieser Stichprobe eingegangen werden.
Diese Fragestellung ließe sich am einfachsten in der Weise beantworten, daß man die Kohärenzwerte von ausländischen Frauen dieser Stichprobe mit normstandardisierten Kohärenzwerten vergleicht. Normen für die Kohärenzwerte aus dem Fragebogen von Antonovsky (1983) gibt es aber leider nicht. In der Literatur finden sich lediglich Kohärenzwerte, die an ganz spezifischen weiblichen Stichproben gewonnen wurden. Diese Forschungslage erschwert die Einordnung und Bewertung der Ausprägungsstärke des Kohärenzgefühls bei den Frauen dieser Untersuchung.
Die Gegenüberstellung solcher verschiedener und spezifischer Stichproben schränkt die Allgemeingültigkeit der Aussagen erheblich ein; man kann daher

lediglich feststellen, ob die Werte der ausländischen Frauen aus dieser Stichprobe höher oder niedriger im Vergleich zu den anderen Stichprobenwerten sind.
Die ausländischen Frauen in meiner Stichprobe erreichten einen SOC-Mittelwert von 137. Schwedische Forscher Kaslow et al. (1994) berichten von einem SOC-Mittelwert von 153,7 für Frauen, die mehr als 20 Jahre verheiratet sind. Sagy et al. (1990) aus Israel berechneten bei 368 Rentnerinnen einen Mittelwert von 145,0. Viel niedrigere SOC Werte konnten Sack et al. (1997) bei 931 Patientinnen in einer psychosomatischen Universitätsklinik feststellen (M= 120).
Vergleicht man die einzelnen Mittelwerte miteinander, so fallen die SOC-Werte der ausländischen Frauen meiner Stichprobe niedriger aus als in den beiden spezifischen weiblichen Stichproben, aber deutlich höher als bei der klinischen Gruppe.

3. Diskussion und Interpretation der Ergebnisse zur dritten Fragestellung

In diesem Abschnitt werden die Ergebnisse zur dritten Fragestellung dargestellt und interpretiert. Wie in vorangegangenen Abschnitten soll auch hier die Interpretation einerseits der salutogenetischen Richtung folgen und andererseits Bezug auf die Lebenssituation der ausländischen Frauen nehmen.

(Tendenziell) signifikante Interaktionseffekte zwischen dem Migrationsgrund (sozialer, politischer und ökonomischer) und der Stärke des Kohärenzgefühls (hoch vs. niedrig) ergeben sich bzgl. der abhängigen Variablen: „Gefühl in Deutschland", „Heimweh", „empfundene Gesundheit", des Faktors „Schlafstörungen und Kopfschmerzen" aus dem Fragebogen zu körperlichen Beschwerden und des Faktors Vertrauensperson aus dem Fragebogen zur Sozialen Unterstützung.
Diese Gesundheitsindikatoren sind also sowohl von dem Migrationsgrund als auch von der Stärke des Kohärenzgefühls abhängig. Die Befunde deuten darauf hin, daß ausländische Frauen, die aus ökonomischen oder sozialen Gründen in Deutschland leben und zugleich ein hoch ausgeprägtes Kohärenzgefühl haben, sich hier wohler fühlen und weniger „Heimweh" haben als ausländische Frauen, die aus ökonomischen oder sozialen Gründen in Deutschland leben, zugleich aber niedrigere Werte im Kohärenzgefühl haben. Weitere Ergebnisse lassen den Schluß zu, daß ein hohes Kohärenzgefühl bei Frauen mit sozialen oder ökonomischen Migrationsgründen mit mehr positiv empfundener Gesundheit, mit seltener vorkommenden Schlafstörungen und Kopfschmerzen sowie mit der Wahrnehmung, vertrauensvolle und unterstützende Personen um sich zu haben, einhergeht.

Diese Ergebnisse legen den Schluß nahe, daß ein stark ausgeprägtes Kohärenzgefühl bei ausländischen Frauen, die aus ökonomischen oder sozialen Gründen in Deutschland leben, Lebensorientierung und ein Gefühl von Vertrauen vermitteln kann. Das Vertrauen darauf, daß die Ereignisse um einen herum strukturiert und verstehbar sind und daß man selbst in der Lage ist, Anforderungen zu meistern, scheint dazu zu führen, daß sich die ausländischen Frauen in Deutschland besser fühlen, ihre Gesundheit positiver einschätzen und anderen Menschen vermutlich mit mehr Vertrauen begegnen als ausländische Frauen mit gleichen Migrationsgründen und einem niedrig ausgeprägten Kohärenzgefühl.

Betrachtet man die Ergebnisse von ausländischen Frauen mit hoch und niedrig augeprägtem Kohärenzgefühl, die aus politischem Grund in Deutschland leben, so zeigt sich hier eine Abweichung von der Linearität. Bei ausländischen Frauen, die aus politischem Grund in Deutschland leben, unterscheiden sich die Ausprägungswerte in den abhängigen Variablen nicht signifikant in Abhängigkeit von der Stärke des Kohärenzgefühls. Die Stärke des Kohärenzgefühls scheint keinen Einfluß auf das „(Un)wohlgefühl in Deutschland“, „Heimweh“, „empfundene Gesundheit“, Schlafstörungen, Kopfschmerzen und die Wahrnehmung von vertrauten Personen zu haben. Hier stellt sich die Frage, warum das Kohärenzgefühl unter der Bedingung des politischen Migrationsgrundes seine ansonsten gesundheitsfördernde Wirkung verliert? Salutogenetisch gedacht, kann umgekehrt die Frage gestellt werden, warum sich das Kohärenzgefühl bei Frauen, die aus sozialen oder ökonomischen Gründen in Deutschland leben, positiv auf die oben genannten Variablen auswirkt.

3.1 „Gefühl in Deutschland“

Die Befunde zeigen, daß ausländische Frauen, die aus sozialen oder ökonomischen Gründen in Deutschland leben, sich in Abhängigkeit von der Stärke des Kohärenzgefühls in ihrem „Gefühl in Deutschland“ unterscheiden. Dabei fühlen sich ausländische Frauen, die aus sozialen oder ökonomischen Gründen in Deutschland leben und zugleich ein stark ausgeprägtes Kohärenzgefühl haben, wohler in Deutschland als Frauen, die aus den gleichen Gründen immigrieren, aber ein niedrig ausgeprägtes Kohärenzgefühl haben. Bei ausländischen Frauen, die aus politischen Gründen in Deutschland leben, bleibt dagegen der Effekt des Kohärenzgefühls aus. Bei den politisch motivierten Frauen übt die Stärke des Kohärenzgefühls demzufolge keinen Einfluß auf die Ausprägung in der Variablen „Wohlbefinden in Deutschland“ aus.
Die Frage ist, warum das Kohärenzgefühl hier so unterschiedlich wirkt, warum es die Ausprägungsstärke im „Gefühl in Deutschland“ in den Gruppen der Frauen differenziert, die aus sozialen oder ökonomischen Gründen in Deutschland leben, nicht aber bei den ausländischen Frauen, die aus politischen Gründen immigrierten. Ist das Kohärenzgefühl ein stabiles, beständiges Persönlichkeitsmerkmal? Unter welchen Bedingungen verliert das Kohärenzgefühl seine gesundheitsfördernde Wirkung? Wann wird sein Einfluß u.U. unterdrückt, wann kann es sich nicht mehr im Erleben manifestieren? Wie lassen sich die Befunde erklären, daß ausländische Frauen, die aus sozialen oder ökonomischen Gründen in Deutschland leben, es (besser) schaffen, ihr Kohärenzgefühl zu mobilisieren

und ihre Gesundheit insgesamt positiver erleben als ausländische Frauen, die aus politischen Gründen immigrieren? Welche anderen Faktoren spielen in diesem Zusammenhang auch eine Rolle?
Bei der Diskussion der Haupteffekte des Kohärenzgefühls und des Migrationsgrundes in den vorangegangenen Abschnitten wurden zwei unterschiedliche Einflußquellen des Gesundheitserlebens herausgearbeitet. Zum einen erwies sich das Kohärenzgefühl als ein übergeordnetes persönliches Merkmal, das insgesamt gesundheitsfördernde Wirkung hat. Zum anderen wurde hinter dem Migrationsgrund ein Bündel von internalen (im Sinne von Migrationsmotiv) und externalen (z.B. sozial-politische Verhältnisse in der Herkunftsgesellschaft, Wohnsituation, Handlungsspielräume in der neuen Gesellschaft) Faktoren erkannt, die gemeinsam die Lebenssituation der ausländischen Frauen ausmachen.

In diesem Kapitel wurde der Migrationsgrund als eine Variable diskutiert, die Unterschiede in den Lebenssituationen der ausländischen Frauen anzeigt. In Abhängigkeit vom Migrationsgrund finden die ausländischen Frauen jeweils unterschiedliche Lebensbedingungen vor, erleben die Migration und die neue Gesellschaft jeweils anders und nehmen den Alltag und die Menschen um sich unterschiedlich wahr. Der spezifische Migrationsgrund verweist aber nicht nur auf die Unterschiede in der aktuellen Lebenssituation, sondern ebenso auf unterschiedliche Erfahrungen und Lebensgeschichten dieser Frauen.

Den Ergebnissen der ersten Fragestellung zufolge kann man davon ausgehen, daß der Migrationsgrund ein sehr wichtiger Faktor ist, der teils allein und teils zusammen mit dem Kohärenzgefühl das Gesundheitserleben der ausländischen Frauen mitbeeinflußt.
In einer Wechselwirkung mit dem Kohärenzgefühl beeinflußt er z.B., ob sich die ausländischen Frauen in Deutschland gut oder schlecht fühlen. Man kann nun davon ausgehen, daß die Unterschiede bzgl. des Befindens in Deutschland höchstwahrscheinlich nicht erst dann entstehen, wenn die ausländischen Frauen nach Deutschland kommen. Diese Unterschiede deuten sich wahrscheinlich schon früher an, wenn die Frauen ihre Entscheidung treffen, ihr Land zu verlassen. Sie hängen damit zusammen, daß die Ausreisemotivation nicht bei allen Frauen dieselbe ist. Es ist wichtig zu beachten, welche Geschichten und Erfahrungen die Frauen hinter sich haben und damit zusammenhängend, aus welchen Gründen sie immigrieren - vor allem, ob sie es freiwillig oder gezwungenermaßen tun. Abhängig von spezifischen Lebenserfahrungen und sicherlich auch von der (Un)Freiwilligkeit der Migration werden sich auch die Gefühle der Frauen, die Art ihrer Begegnung mit dem Neuen, ihre Wahrnehmungen und ihr gesundheitliches Erleben in der neuen Gesellschaft unterscheiden.

Die Lebenserfahrungen spielen auch eine zentrale Rolle bei der Genese des Kohärenzgefühls. Das Kohärenzgefühl - im salutogenetischen Modell von Antonovsky als ein persönliches Merkmal definiert - wird durch die Lebenserfahrungen geformt und gefestigt. Einmal ausgeprägt hat es letztendlich Auswirkung auf die Mobilisierung der generalisierten Widerstandsressourcen. Die Wirkung des Kohärenzgefühls hängt nicht nur von den Lebenserfahrungen ab, sondern ist mit vielen anderen Faktoren, die mit der aktuellen Lebenssituation zusammenhängen, verknüpft, wie z. B. mit dem subjektiven Lebensgefühl (Sicherheit, Zufriedenheit) sowie mit objektiven Lebensbedingungen, wie z. B. ökonomische Sicherheit oder Bildung.

Die Befunde dieser Arbeit zeigen, daß bei einigen Variablen die Wirksamkeit des Kohärenzgefühls an bestimmte Lebenssituationen (operationalisiert durch den Migrationsgrund) gebunden ist. Die Qualität der Lebenssituation scheint hier die Rolle eines Katalysators zu spielen, in dessen Gegenwart das Kohärenzgefühl erst seine gesundheitsfördernde und -erhaltende Wirkung entfalten kann. Fehlen diese spezifischen Lebensbedingungen, so scheint das Kohärenzgefühl in seiner Wirkung gehemmt zu sein.

Die Wirksamkeit des Kohärenzgefühls bzgl. des Wohlbefindens in Deutschland ist wahrscheinlich an ein Zusammenwirken mehrerer Variablen gebunden.
Aus den Befunden des ersten Abschnitts läßt sich ersehen, daß der Migrationsgrund Einfluß auf die Angstfreiheit, die wahrgenommene Soziale Unterstützung und den körperlichem Zustand hat. Aus der Diskussion der Befunde zur zweiten Fragestellung geht andererseits hervor, daß die Stärke des Kohärenzgefühls die Internalität, das Selbstbewußtsein, die Angstfreiheit und die Soziale Unterstützung beeinflußt. Faßt man diese Ergebnisse zusammen, so kann angenommen werden, daß bei ausländischen Frauen, die aus sozialen oder ökonomischen Gründen in Deutschland leben und ein hohes SOC haben, das Wohlbefinden in Deutschland mit Angstfreiheit, mehr positiver Wahrnehmung von Sozialer Unterstützung und besserem körperlichen Zustand einhergeht.

Anders stellen sich die Zusammenhänge bei ausländischen Frauen, die aus politischen Gründen in Deutschland leben, dar. Hier scheint das Kohärenzgefühl seine Wirkung einzubüßen. Bei der Erklärung dieses Befundes liegt es nahe, die ungünstige Lebenssituation der politisch immigrierten Frauen als mögliche Determinante in Betracht zu ziehen. Das Kohärenzgefühl scheint bei einem Teil der politisch motivierten Frauen unter den Bedingungen der politischen Migration inaktiv zu sein, obwohl es genauso stark ausgeprägt ist wie bei den anderen Frauengruppen. Die Lebensgeschichte der politisch motivierten Frauen ist vermutlich voller Spannungen und u.U. mit belastenden oder sogar traumatischen Erlebnissen durchzogen, die diese Frauen evtl. noch nicht ganz verarbeitet haben. Ihre Fluchtgeschichte, ihre Suche nach Sicherheit und Freiheit blieben lange Zeit unerfüllt. Nach ihrer Ankunft in Deutschland müssen sie zunächst passiv einige - für sie persönlich jedoch existentiell wichtige - juristische und administrative Entscheidungen abwarten, ohne auf deren Ausgang Einfluß nehmen zu können. Einige dieser Frauen sind alleine nach Deutschland gekommen, andere haben nur einige Mitglieder ihrer Familie bei sich. Bei den Frauen, die mit ihrer (Kern)Familie nach Deutschland gekommen sind, stellt diese nicht selten eine zusätzliche Belastung dar. Nach Angaben der politisch motivierten Frauen aus dieser Untersuchung wohnen 56.6% von ihnen mit dem Partner und Kindern zusammen. Diese Lebensbedingungen lassen ihnen vermutlich wenig Möglichkeiten, sich durch eigenes Engagement aktiv mit der neuen Gesellschaft auseinandersetzen und das Leben nach eigenen Bedürfnissen und Werten zu gestalten.

Betrachtet man die durchschnittliche Aufenthaltsdauer in Deutschland aller ausländischen Frauen dieser Stichprobe (8 Jahre), so scheinen die ausländischen Frauen, die aus politischen Gründen in Deutschland leben, auf der einen Seite ihre persönliche Ressourcen immer noch nicht aktiviert zu haben. Auf der anderen Seite scheint die Lebenssituation weiterhin ähnlich ungünstig zu sein, wie nach der Ankunft in Deutschland. Beide Faktoren tragen dazu bei, daß sich in der Gruppe der politisch motivierten Frauen keine Unterschiede im Befinden in Deutschland abhängig von der Höhe der SOC-Werte zeigen.
Setzt man den Wechselwirkungseffekt auf das „Wohlbefinden in Deutschland“ in Verbindung mit den Haupteffekten des Migrationsgrundes, so wird ersichtlich, daß die ausländischen Frauen, die aus politischen Gründen in Deutschland leben, ängstlicher sind, mit ihrem sozialem Umfeld nicht nur weniger zufrieden sind, sondern sich sogar dadurch belastet fühlen.
So scheinen die niedrigeren Werte im Wohlbefinden in Deutschland bei ausländischen Frauen mit politischem Migrationsgrund damit zusammenzuhängen, daß sie einerseits die Migration unter schlechteren Lebensbedingungen erleben - zumindest deren erste Phase, vor der Anerkennung des Asylantrages - andererseits ein Kohärenzgefühl haben, das in seiner Wirkung gehemmt oder blockiert zu sein scheint.

Die Ausführungen legen die Vermutung nahe, daß ausländische Frauen, die aus sozialen oder ökonomischen Gründen in Deutschland leben, möglicherweise durch ihre Lebenssituation und die Stärke des Kohärenzgefühls die Migration eher als Herausforderung bewerten, sich folglich neuen Anforderungen stellen und die Situation konstruktiv bewältigen. Ein solcher Umgang mit der Migration wird bei diesen Frauen von einem spezifischen Gefühl des Wohlbefindens begleitet.

Im theoretischen Teil wurde aus einer ganzheitlichen Perspektive der Gesundheit herausgestellt, daß das Wohlbefinden eine Erlebensqualität besitzt, d.h. sich auf alle psychischen Funktionen bezieht und ein Ausdruck des Selbsterlebens auf psychischer und körperlicher Ebene ist (Siehe auch Kap. 2 und 3). Frauen sehen ihr Wohlbefinden von verschiedenen Bedingungen im Alltag abhängig (siehe Kap. 3). Erst wenn mehrere Aspekte der Gesundheit zusammentreffen, kann sich ein ganzheitliches Wohlbefinden einstellen.

Es ist zu vermuten, daß bei ausländischen Frauen, die aus sozialen oder ökonomischen Gründen in Deutschland leben und zugleich ein stärker ausgeprägtes Kohärenzgefühl haben, ein solches Zusammentreffen der verschiedenen Ge-

sundheitsmomente stattfindet, wobei das Wohlbefinden in Deutschland von den spezifischen Lebenssituationen geprägt ist, die die sozialen oder ökonomischen Migrationsgründe mit sich bringen. Zugleich scheinen die Lebenssituationen der beiden Frauengruppen so zu sein, daß ein stark ausgeprägtes Kohärenzgefühl auch aktiviert und die wesentlichen Ressourcen mobilisiert werden können, um sich in Deutschland wohl zu fühlen.
Sich in Deutschland wohl zu fühlen, scheint demnach sowohl von internalen Persönlichkeitsmerkmalen wie dem Kohärenzgefühl als auch von der Qualität der Lebenssituation beeinflußt zu sein.

3.2 „Heimweh"

Ein weiterer Befund, der die unterschiedliche Wirkung des Kohärenzgefühls in Abhängigkeit von dem Migrationsgrund belegt, betrifft die Variable „Heimweh". Hier differenziert das Kohärenzgefühl die Werte für „Heimweh" bei ausländischen Frauen, die aus sozialen oder ökonomischen Gründen in Deutschland leben, aber nicht bei Frauen, die aus politischen Gründen immigrieren. So haben ausländische Frauen mit hohen Werten im Kohärenzgefühl - ob aus sozialen oder ökonomischen Gründen in Deutschland lebend - weniger „Heimweh" als Frauen derselben Gruppen mit niedrig ausgeprägtem Kohärenzgefühl. Bei ausländischen Frauen, die aus politischen Gründen in Deutschland leben, führt das stark ausgeprägte Kohärenzgefühl jedoch nicht zu weniger intensiven Heimwehgefühlen.
Heimweh als die Sehnsucht nach der ursprünglichen Umgebung und den vertrauten Bezugspersonen kann unterschiedlich intensiv erlebt werden, je nachdem, ob man das Land mit der festen Absicht verläßt, nach einigen Jahren zurückzukehren oder ob man beschließt, sein bisheriges Leben in einem anderen Land fortzuführen oder ob man dazu gezwungen wird, zu fliehen und auf ungewisse Zeit in der Fremde zu leben. Unterschiede in den Ausreisebedingungen und -motiven können die emotionale Lücke in der neuen Umgebung mehr oder weniger zu schließen helfen oder aber sie noch zusätzlich vergrößern. (vgl. Koptagel- Ilal, 1995). Wenn man das Land unfreiwillig verlassen hat, wird man das Heimwehgefühl intensiver erleben, denn die Rückkehr in das Herkunftsland wird womöglich sogar für unbestimmte Zeit zum Traum.
Ausländische Frauen, die aus politischen Gründen in Deutschalnd leben, sind unfreiwilllig nach Deutschland gekommen. Sie dürfen derzeit nicht in ihre Heimat zurück, haben aber möglicherweise immer noch die Hoffnung, irgendwann zurückzukehren. Die Erlebnisse im Herkunftsland liegen noch nicht lange zurück, und auch die Gefühle der drohenden Gefahr und Unsicherheit sind noch lebendig. Auch ist der Anfang in der neuen Gesellschaft meist schwierig. Die Frauen müssen sich mit den neuen sozialen und kulturellen Gegebenheiten auseinandersetzen, ihrem Leben einen neuen Sinn geben und sich auch Ziele setzen, die das Engagement lohnen. Sie merken aber zugleich, daß sie u.U. nicht akzeptiert werden und sehnen sich nach der verlorenen Heimat.

Es scheint, daß ausländische Frauen, die aus politischem Grund in Deutschland leben und ein stark ausgeprägtes Kohärenzgefühl haben, durch die erzwungene Migration und ihre aktuelle Lebenssituation ihre Lebensorientierung und das Gefühl des Vertrauens (SOC) nicht wiederfinden können und sich so hinsichtlich der Intensität des „Heimwehs" von politisch motivierten Frauen mit niedrigerem Kohärenzgefühl nicht unterscheiden. Die fehlenden Unterschiede in der Stärke des „Heimwehs" deuten darauf hin, daß in der Gruppe der politisch motivierten Frauen das Kohärenzgefühl nicht aktiviert werden kann. Dagegen zeigt sich bei ausländischen Frauen, die aus sozialen oder ökonomischen Gründen in Deutschland leben, daß ein starkes Kohärenzgefühl mit weniger intensiven Heimwehgefühlen einhergeht.
Bei den ausländischen Frauen, die aus sozialen oder ökonomischen Gründen in Deutschland sind, scheint das Kohärenzgefühl seine Wirkung demnach nicht zu verlieren. Im Zusammenhang mit den günstigeren Lebensbedingungen in den beiden Gruppen der sozial und ökonomisch motivierten Frauen führt das stark ausgeprägte Kohärenzgefühl u.a. dazu, daß diese Frauen weniger „Heimweh" verspüren.

Wenn man das Kohärenzgefühl als ein stabiles individuelles Merkmal betrachtet, das die Gesundheit aufrechterhält und fördert, würde man erwarten, daß es in jeder Situation zur Verfügung steht und wirksam ist. Die Befunde dieser Arbeit zeigen aber, daß ein stark ausgeprägtes Kohärenzegfühl allein nicht ausreicht um weniger „Heimweh" zu empfinden. Das Kohärenzgefühl scheint seine Wirksamkeit unter bestimmten Bedingungen zu verlieren.

Wenn wir uns die Lebenssituationen der drei verschiedenen Frauengruppen genau anschauen, so lassen sich große Unterschiede zwischen diesen Gruppen finden. Wenn eine Frau als politisch Verfolgte oder als ein Flüchtling in der BRD um Asyl nachsucht, begegnet sie zunächst einer Welt, die sich ihr verschließt und sie in ihrer Subjektivität nicht erkennt und anerkennt. Unter diesen Umständen wird es eine ausländische Frau schwierig haben, sich in der neuen Umgebung zu orientieren, sie richtig einzuschätzen und Kontakte aufzunehmen. Es stehen ihr kaum Möglichkeiten zur Verfügung, ihre eigene Situation zu beeinflussen. Sie hat Probleme, eine Verbindung zwischen der eigenen Identität und dem neuen sozialen Umfeld herzustellen und die Situation für sich neu zu definieren. Das „Heimweh" kann im Sinne eines Abwehrmittels funktionieren, das bei Enttäuschungen wirksam wird und die aktuelle schwere Lage erträglicher macht, zugleich aber von der aktiven und konstruktiven Bearbeitung der Probleme abhält. Unter diesen Umständen kann wahrscheinlich ein starkes Kohärenzgefühl den Frauen kaum die Orientierung oder das Gefühl des Vertrauens geben, daß alles gut laufen wird und die eigenen Kompetenzen und Fähigkeiten ausreichen, um den Anforderungen der Migration gerecht zu werden. Durch ein stark ausgeprägtes Heimwehgefühl können wahrscheinlich die positiv getönten Gefühle und Stimmungen, wie Neugier, Vertrauen oder Kontrolle überlagert oder nicht zugelassen werden.

Das relativ starke Heimwehgefühl der ausländischen Frauen, die aus politischen Gründen in Deutschland leben, geht mit Unwohlgefühl, körperlichen Beschwerden sowie Unzufriedenheit mit der Sozialen Unterstützung einher. Die ausländischen Frauen, die aus politischen Gründen hier leben, zeigen öfter körperliche Beschwerden und sind ängstlicher (siehe auch Kap. 7).

Im Gegenteil dazu scheint die mehr oder weniger frei getroffene Entscheidung zur Migration bei ausländischen Frauen, die aus sozialen oder ökonomischen Gründen in Deutschland leben, einen Beitrag dazu zu leisten, daß diese Frauen - wenn sie zugleich ein stark ausgeprägtes Kohärenzgefühl haben - weniger „Heimweh" verspüren und sich in Deutschland wohler fühlen. Diese mehr positive emotionale Befindlichkeit hängt möglicherweise auch damit zusammen, daß diesen Frauen mehr Handlungsspielräume zur Verfügung stehen und sie so ihr Handlungsrepertoire besser ausschöpfen können. Selbst wenn diese Frauen nicht alle Handlungsmöglichkeiten wahrnehmen und einsetzen, so dürfte das Gefühl der Entscheidungsfreiheit möglicherweise dennoch genügen, um die Sehnsucht nach der Heimat nicht entstehen zu lassen und sich hier in Deutschland wohl zu fühlen. Es ist wichtig festzuhalten, daß die beiden emotionalen Variablen „Gefühl in Deutschland" und „Heimweh" bei den ausländischen Frauen sowohl von der Stärke des Kohärenzgefühls als auch von dem spezifischen Migrationsgrund abhängen.

3.3 „empfundene Gesundheit"

Ein weiteres Ergebnis, das dem gleichen Muster folgt wie die zwei zuvor dargestellten Befunde, betrifft die Variable „empfundene Gesundheit". Auch hier differenziert das Kohärenzgefühl die Werte in empfundener Gesundheit nur bei Frauen, die aus sozialen oder ökonomischen Gründen in Deutschland leben, nicht aber bei Frauen, die aus politischen Gründen nach Deutschland gekommen sind. Ausländische Frauen, die aus sozialen oder ökonomischen Gründen in Deutschland leben und gleichzeitig ein stark ausgeprägtes Kohärenzgefühl haben, empfinden ihre Gesundheit positiver als Frauen, die die gleichen Migrationsgründe angeben und deren Kohärenzgefühl schwächer ausgeprägt ist. Die differenzierende Wirkung des Kohärenzgefühls verschwindet jedoch in der Gruppe der Frauen, die aus politischen Gründen in Deutschland leben. Diese Frauen weisen unabhängig von der Stärke des Kohärenzgefühls eher niedrigere Werte in der empfundenen Gesundheit auf. Ihre Werte gleichen damit den Werten jener Frauen, die soziale oder ökonomische Gründe angeben und ein niedrig ausgeprägtes Kohärenzgefühl haben. Wiederum scheint es so zu sein, daß in der Gruppe der politisch motivierten Frauen die Wirksamkeit des Kohärenzgefühls ausbleibt. So stellt sich die Frage, wie das Kohärenzgefühl in Wechselwirkung mit dem Migrationsgrund dazu führen kann, daß sich bestimmte Frauen gesünder erleben. Auch hier sollen erneut die unterschiedlichen Lebenssituationen aufgegriffen werden, um diesen Befund zu interpretieren.

Wenn man von dem Gesundheitsverständnis ausgeht, daß Gesundheit mehr ist als nur Beschwerdefreiheit und zwar ein mehrdimensionales Phänomen, das rein objektiv nicht erschöpfend zu erfassen ist, da es auch subjektive Aspekte einer Person, das Wohlbefinden sowie soziale Momente beinhaltet, so wird verständlich, daß Gesundheit nicht nur von der Intaktheit des Organismus abhängt, sondern darüber hinaus viele andere Einflußfaktoren hat, wie die Möglichkeit zur Kontrolle, die freie Auswahl verschiedener Handlungsmöglichkeiten, die materielle Sicherheit oder die Zukunftsperspektive. Diese Faktoren finden sich auch im salutogenetischen Verständnis von Gesundheit, dessen Kern ein stark ausgeprägtes Kohärenzgefühl ist. Die Genese des Kohärenzgefühls und letztlich auch die Bewegung der Person auf dem Gesundheitskontinuum in Richtung auf den Gesundheitspol bedarf des Zusammenwirkens solcher Faktoren. Diese Annahme scheint insbesondere auf die Gruppe der ausländischen Frauen zuzutreffen, da hier häufig solche Faktoren wie materielle Sicherheit oder Handlungsspielräume nicht selbstverständlich als gegeben vorausgesetzt werden können. Ob bzw. inwiefern sich eine ausländische Frau gesund fühlt, wird wahrscheinlich in hohem Ausmaß von der Lebenssituation und den damit verbundenenChancen und Möglichkeiten abhängen.

Vor dem Hintergrund dieser Interpretation läßt sich die Forderung an die Gesellschaft stellen und begründen, ausländischen Frauen günstige Lebensbedingungen anzubieten, damit sie die Chance bekommen, trotz der verschiedenen Probleme und Hindernisse als Ausländerinnen ihr Selbstbewußtsein, ihre Identität und ihr Selbstwertgefühl sowie ihr Engagement (wieder)zugewinnen. Die ausländischen Frauen werden ihre Handlungsfähigkeiten und Ressourcen viel leichter und effektiver einsetzen können, wenn diese vom sozialen Umfeld auch stimuliert und gefordert werden. Der Befund bzgl. der Variablen „empfundene Gesundheit" scheint in diese Richtung zu weisen, da ausländische Frauen, die aus sozialen oder ökonomischen Gründen in Deutschland leben, solche Bedingungen eher vorzufinden scheinen als Frauen, die aus politischen Gründen immigriert sind. Die günstigen Bedingungen allein reichen jedoch nicht, um den eigenen Gesundheitszustand positiv empfinden zu können. Hinzu kommen muß ein stark ausgeprägtes Kohärenzgefühl. Dieses gibt den ausländischen Frauen eine Orientierung bzw. das überdauernde Gefühl von Vertrauen, daß alles gut laufen wird.

Eine entsprechend günstige Konstellation von gesellschaftlicher Situation sowie persönlichen Kompetenzen und Möglichkeiten kann zum Wohlfühlen und zur Zufriedenheit führen. Beide Emotionen sind wichtige Elemente des Erlebens von Gesundheit. Ausländische Frauen, die aus politischem Grund in Deutschland leben, erleben sich durch die extreme Einschränkung ihrer Handlungsmöglichkeiten als weniger gesund. Die oben erwähnte günstige Konstellation scheint auf die ausländischen Frauen zuzutreffen, die aus sozialen oder ökonomischen Gründen in Deutschland leben und zugleich ein stark ausgeprägtes Kohärenzgefühl haben. Die Befunde zeigen, daß sich diese Frauen gesünder erleben als die Vergleichsgruppen.

3.4 Schlafstörungen und Kopfschmerzen

Ein weiterer Befund zeigt, daß ausländische Frauen, die aus sozialen oder ökonomischen Gründen in Deutschland leben, sich in Abhängigkeit von der Ausprägungsstärke im Kohärenzgefühl bzgl. des Faktors „Schlafstörungen und Kopfschmerzen“ des Fragebogens zum körperlichen Zustand unterscheiden. Ein solcher Effekt des Kohärenzgefühls äußert sich aber bei ausländischen Frauen, die aus politischem Grund in Deutschland leben, nicht. Dabei zeigt sich, daß ausländische Frauen mit stärkerem Kohärenzgefühl, die aus sozialen oder ökonomischen Gründen hier leben, seltener Kopfschmerzen und Schlafstörungen haben als ausländische Frauen, die die gleichen Migrationsgründe angeben, zugleich aber ein schwächeres Kohärenzgefühl haben.
Im Gegenteil dazu bleibt der differenzierende Effekt des Kohärenzgefühls bei ausländischen Frauen, die aus politischem Grund hier leben, aus. Diese Frauen geben - unabhängig von der Stärke des Kohärenzgefühls - diese Symptome gleich häufig an.
Noch einmal wird die Bedeutung sowohl der individuellen Merkmale, wie hier des Kohärenzgefühls, als auch der äußeren Bedingungen, wie der Lebenssituation, bei der Beeinflussung des Gesundheitserlebens deutlich.
Versucht man aus einer ganzheitlichen Perspektive noch andere Variablen zur Interpretation des Befundes heranzuziehen, zeigt ein Blick auf die bisherigen Befunde, daß sich ausländische Frauen, die aus politischem Grund in Deutschland leben, auch bei stark ausgeprägtem Kohärenzgefühl in Deutschland unwohl fühlen und mehr „Heimweh“ haben. Weiterhin erweisen sich ausländische Frauen, die aus politischen Gründen in Deutschland leben, insgesamt als ängstlicher im Vergleich zu Frauen, die aus sozialen oder ökonomischen Gründen in Deutschland leben. Darüber hinaus haben sie häufiger körperliche Beschwerden und können sich schlechter entspannen. Die Ausprägungen in diesen Gesundheitsindikatoren deuten nicht darauf hin, daß sich ausländische Frauen, die aus politischen Gründen in Deutschland leben, zum Gesundheitspol hin bewegen.

Man kann die Befunde auch so interpretieren, daß ausländische Frauen mit politischem Migrationsgrund, bedingt durch die ungünstige Lebenssituation nicht in der Lage sind, ihr Kohärenzgefühl zu aktivieren.
Der Migrationsgrund stellt sich bei ausländischen Frauen in dieser Arbeit als eine Variable dar, die die Wirksamkeit des Kohärenzgefühls gewissermaßen hemmen oder fördern kann. Darüber hinaus scheint es so zu sein, daß die Wirksamkeit des Kohärenzgefühls an das Zusammentreffen mehrerer (psychischer, physischer und sozialer) Momente des ganzheitlichen Gesundheitserlebens gebunden ist.
Im pathologischen Ansatz hätte man - eindimensional - nur körperbezogene Faktoren als Gesundheitsindikatoren genommen. Im salutogenetischen Ansatz

ist Gesundheit multidimensional u.a. durch Dimensionen wie Körper, Psyche, Sozietät oder Kultur bedingt. Im Unterschied zur pathologischen Sicht kann man hier unter Berücksichtigung solcher Aspekte und der salutogenetischen Denkweise andere Fragen stellen. Wie können manche Migrantinnen es schaffen, ohne oder mit weniger körperlichen Beschwerden und Symptomen zu leben?
Die Befunde zum Faktor „Schlafstörungen und Kopfschmerzen" weisen darauf hin, daß ein stark ausgeprägtes Kohärenzgefühl allein nicht ausreicht, um sich körperlich wohl zu fühlen. Zur Mobilisierung des Kohärenzgefühls und letztlich zum Erleben von Gesundheit bei ausländischen Frauen, die aus politischem Grund hier leben, scheint es entscheidend zu sein, daß bestimmte Variablen zusammenwirken und die Lebenssituation adäquat ist.
Eine ausländische Frau, die im Alltag Handlungsspielräume hat, ihre Ziele verfolgt und Entscheidungen trifft, sich körperlich und psychisch für Familie und Gesellschaft einsetzt und das Gefühl hat, daß sie gebraucht wird und etwas für ihr soziales Umfeld leisten kann, wird sich wohler und gesünder fühlen als eine ausländische Frau, die durch ihre Lebenssituation nicht so aktiv sein kann. Vermutlich können die politisch motivierten ausländischen Frauen durch ihr politisches Engagement und die früheren Aktivitäten im eigenen Land die Passivität, zu der sie wahrscheinlich in der neuen Gesellschaft gezwungen sind, kaum akzeptieren. Sie sind evtl. weiterhin motiviert, sich für gesellschaftliche Belange zu engagieren. Wieviele Chancen und Handlungsspielräume bietet die neue Gesellschaft diesen Frauen? Die Gesundheit von diesen Frauen wird in ihrem Alltagsleben bestimmt.
Bei einer Passung zwischen den persönlichen Voraussetzungen (Wünschen, Bedürfnissen, Kompetenzen) und den sozialen oder Umweltbedingungen treten die körperlichen bzw. psychosomatischen Probleme eher seltener auf. Es ist zu vermuten, daß die ausländischen Frauen mit starkem Kohärenzgenfühl, die aus sozialen oder ökonomischen Gründen in Deutschland leben, sich durch ihre Kompetenzen Handlungsspielräume schaffen und die veränderte Situation sowie evtl. entstehende Spannungen im Zuge der Migration besser bewältigen. Sie empfinden diese Spannungen und Probleme weniger stressvoll und entwickeln seltener körperliche Symptome.

3.5 Vertrauensperson

Auch bzgl. der Subskala Vertrauenspersonen gibt es einen tendenziellen Wechselwirkungseffekt zwischen dem Kohärenzgefühl und dem Migrationsgrund. Die ausländischen Frauen, die aus sozialen oder ökonomischen Gründen in Deutschland leben und zugleich ein stärker ausgeprägtes Kohärenzgefühl haben, sind eher der Meinung, einen sehr vertrauten Menschen zu haben als ausländische Frauen mit denselben Migrationsgründen und weniger stark ausgeprägtem Kohärenzgefühl. In der Gruppe der ausländischen Frauen, die aus politischen Gründen in Deutschland leben, gibt es dagegen keinen Unterschied in der Wahrnehmung der vertrauten Person zwischen Frauen mit niedrigem und hohem Kohärenzgefühl.

Betrachtet man diesen Wechselwirkungseffekt im Zusammenhang mit den anderen Befunden zur Sozialen Unterstützung in dieser Untersuchung, so zeigen die Ergebnisse aus der ersten Fragestellung, daß ausländische Frauen, die aus sozialen oder ökonomischen Gründen in Deutschland leben, insgesamt zufriedener mit der Sozialen Unterstützung sind als ausländische Frauen, die aus politischem Grund hier leben. Politisch motivierte Frauen nehmen demnach weniger emotionale sowie praktische Unterstützung wahr, sind durch ihre soziale Umgebung eher belastet, unzufrieden mit ihr und nicht so gut integriert wie ausländische Frauen, die aus sozialen oder ökonomischen Gründen in Deutschland leben.

Hier stellt sich die Frage, welche Faktoren oder Umstände dazu beigetragen haben könnten, daß sich die Frauen aus den verschiedenen Gruppen derartig unterscheiden. Alle o. g. Befunde legen den Schluß nahe, daß politisch motivierte Frauen sich in ihrer neuen Umgebung vermutlich nicht wohl fühlen. Dadurch neigen sie wahrscheinlich dazu, Personen in ihrer Umgebung nicht als vertraute Personen wahrzunehmen.

Berücksichtigt man als erstes die Lebensgeschichte der politisch motivierten Frauen, so könnte man vermuten, daß sie fremden Menschen gegenüber ein Mißtrauen entwickelt haben, das nicht nur auf ihre aktuelle ungünstige Lebenssituation zurückzuführen ist, sondern mit ihren früheren persönlichen Erlebnissen, ihrer ehemals existentiell unsicheren Situation im Herkunftsland und den Erfahrungen auf der Flucht zusammenhängt.
Durch solche Erfahrungen ist ihr Gefühl des Vertrauens in die Welt und in Personen möglicherweise verloren gegangen. Das Vertrauen bildet jedoch den Kern des Kohärenzgefühls. Diesen Frauen gelingt es wahrscheinlich nicht, ihr Kohärenzgefühl in der Migration zu aktivieren. Von ausländischen Frauen mit einem stark ausgeprägten Kohärenzgefühl würde man erwarten, daß sie die Migration mehr als Herausforderung betrachten und ihr aktiv und konstruktiv begegnen. Möglicherweise ist aber bei diesen Frauen eine bestimmte Funktion des Kohärenzgefühls beeinträchtigt, so daß sie die potentiellen Stressoren der Migration nicht bewältigen können. Vermutlich stellt die Migration an politisch motivierte Frauen andere Herausforderungen und Anforderungen als an ausländische Frauen, die aus ökonomischen oder sozialen Gründen in Deutschland leben. Außerdem dürfte es auch hinsichtlich der Bewertung der Migration Unterschiede zwischen den drei Gruppen der Frauen geben. Möglicherweise bewerten die Frauen, die aus politischen Gründen nach Deutschland kommen, ihre Situation so pessimistisch, daß ihnen jegliches Engagement oder jegleiche Motivation als nicht lohnenswert erscheinen. Es reicht offensichtlich nicht, die Stressoren oder Anforderungen der Migration zu kennen und Ressourcen zur Verfügung zu haben. Solange die Person in ihrer aktuellen Lebenssituation keinen Sinn findet, wird sie kaum zwischenmenschliche Beziehungen eingehen und dabei Fähigkeiten und Kräfte einsetzen, um Freundschaften zu knüpfen. Hier funktioniert das Kohärenzgefühl wahrscheinlich deshalb nicht, weil wichtige günstige Vorausset-

zungen fehlen. Diese Voraussetzungen können unterschiedlich sein. Sie reichen von eingeschränkten Handlungsspielräumen, fehlenden materiellen und/oder finanziellen Möglichkeiten, bis hin zu nicht vorhandenen Möglichkeiten zum Engagement in politischen Aktivitäten in Deutschland. Vor allem scheint ihnen eine vertraute Umgebung mit verläßlichen sozialen Ressourcen zu fehlen. Zum Aufbau eines neuen sozialen Netzwerks und zum Erlangen Sozialer Unterstützung benötigen diese Frauen ein Gefühl von Vertrauen zu den Personen in ihrer Umgebung. Das Gefühl von Vertrauen, von Sinnhaftigkeit und die Motivation zum Engagement sind wichtige Voraussetzungen für Soziale Unterstützung, sie scheinen aber bei diesen Frauen zu fehlen.

Sieht man die verschiedenen Inhalte des Fragebogens zur Sozialen Untestützung als voneinander abhängig, so könnte man die Befunde dahingehend interpretieren, daß ausländische Frauen, die aus politischem Grund in Deutschland leben, seltener emotionale und praktische Unterstützung erleben als ausländische Frauen, die aus sozialen oder ökonomischen Gründen in Deutschland leben. In diesem Zusammenhang ist zu vermuten, daß das subjektive Fehlen von emotionaler oder praktischer Unterstützung möglicherweise ein zusätzlicher Faktor ist, der das starke Kohärenzegfühl bei den politisch motivierten Frauen in seiner Wirksamkeit hemmt und es ihnen schwer macht, sich mit den Mitmenschen verbunden zu fühlen, Freundschaften zu schließen und vertraute Personen zu finden.

Die Begegnung mit der neuen Gesellschaft konfrontiert die Frauen nicht nur mit neuen Werten und anderen Lebensstilen. Diese Begegnung führt auch dazu, daß sie sich selbst als Fremde erleben. Nicht nur die Umgebung, Werte und Normen sind also fremd, sondern auch der Blick auf sich selbst und das vertraute Selbstbild sind auf einmal ungewöhnlich, unbekannt.
Nach Kürsat-Ahlers (1994) ist der Verlust der vertrauten Umgebung (Heimat) und das Erlebnis (oder Erleben) des Selbst als Fremdes auch ein Verlust eines Stücks der eigenen Persönlichkeit. Es können verinnerlichte Werte oder Normen verloren gehen, die ehemals das Selbstwertgefühl stützten und den Frauen als Orientierung in zwischenmenschlichen Beziehungen dienten. Aufgrund dieses Verlusts und kritischer Erfahrungen der politisch motivierten Frauen ist vermutlich eine Annäherung dieser Frauen an Mitmenschen in der neuen Umgebung und das Finden von vertrauten Personen nicht einfach. Es ist schwer für die ausländischen Frauen, die aus politischen Gründen in Deutschland leben, eine „vertraute Welt“ wieder zu erfahren, eine Welt, in der man sich wohl fühlt und die Begegnungen mit anderen nicht permanent von Vorsicht, Wachsamkeit und dem Gefühl, kontrolliert zu sein, durchdrungen sind. Das Erleben einer „vertrauten Welt“ ist sehr wichtig für die psychische Gesundheit. (vgl. auch Kürsat-Ahlers, 1994).

Man sollte annehmen, daß diejenigen unter den politisch motivierten Frauen, deren Kohärenzgefühl stark ausgeprägt ist, über ausreichende Kräfte verfügen, mit denen sie den Anforderungen der neuen Welt begegnen können. Was ihnen fehlt, ist möglicherweise ein emotionaler Zugang zu Menschen in der neuen Gesellschaft, der ihnen eine Orientierung gibt, mit der sie eine neue „vertraute Welt“ erfahren, und über den sie ihre Kräfte und Ressourcen aktivieren und umsetzen können. Der fehlende emotionale Bezug zu den Menschen in der neuen Gesellschaft spielt möglicherweise auch bei den anderen abhängigen Variablen („Gefühl in Deutschland“, „Heimweh“, „empfundene Gesundheit“, Vertrauensperson und Schlafstörungen /Kopfschmerzen), bei denen ein Interaktionseffekt vorlag, eine Rolle.

Durch die Interaktion mit dem Migrationsgrund erkennt man, daß das Kohärenzgefühl nicht immer seine Wirksamkeit beibehält. So zeigt sich bzgl. der Variablen Vertrauensperson, daß die Stärke des Kohärenzgefühls bei ausländischen Frauen, die aus politischem Grund in Deutschland leben, die Wahrnehmung der Vertrauensperson nicht beeinflußt.

Womöglich kommt es aufgrund des Mißtrauens zu einer Distanzierung dieser Frauen von ihrem sozialen Umfeld. Auch die Spezifika der Lebenssituation, fehlende Handlungsmöglichkeiten und eine distanzierte Haltung der neuen Gesellschaft können eine Erklärung dafür sein, daß die Wirksamkeit des Kohärenzgefühls bei Frauen, die aus politischen Gründen in Deutschland leben, ausbleibt.
Die ausländischen Frauen, die aus sozialen oder ökonomischen Gründen in Deutschland leben und ein stark ausgeprägtes Kohärenzgefühl haben, können demgegenüber - möglicherweise aufgrund ihrer Biographie und positiven Erfahrungen in ihrer neuen Umgebung - ein Gefühl des Akzeptiertwerdens und Vertrauens entwickeln. Dieses Gefühl fördert die Aufnahme neuer Kontakte und macht das Finden einer oder mehrerer vertrauter Personen wahrscheinlicher. Durch ihre persönliche Offenheit gegenüber dem Neuen in ihrer sozialen Umgebung können sie vermutlich eine neue Orientierung und vertraute Personen gewinnen.
Aus den soziodemographischen Angaben der sozial motivierten Frauen geht hervor, daß die meisten von ihnen ledig sind und einen Single-Haushalt führen. Diese Lebens- und Wohnsituation führen möglicherweise dazu, daß sie von sich aus stärker motiviert sind, soziale Kontakte zu suchen und aufrechtzuerhalten. Ihr starkes Kohärenzgefühl gibt ihnen darüber hinaus ein überdauerndes und dynamisches Gefühl von Vertrauen, das den Aufbau eines neuen sozialen Netzwerks mit neuen vertrauten Personen zusätzlich erleichtert und verstärkt. Obwohl der Familienstand von ausländischen Frauen, die aus ökonomischem Grund in Deutschland leben ein anderer ist (61% sind mit ihrer Familie hier und leben auch mit dem Familie), können offenbar auch diese Frauen möglicherweise durch ihre familiäre Unterstützung und den größeren Handlungsspielraum, den ihnen die Gesellschaft zugesteht, neue soziale Netzwerke suchen, durch ihre Handlungskompetenzen und das starke Kohärenzgefühl mehr Vertrauen zu ihrem sozialen Umfeld entwickeln und sich in neue soziale Netzwerke einbinden.

Betrachtet man das soziale Netzwerk und die Quellen der Sozialen Unterstützung bei den ausländischen Frauen, so scheinen in erste Linie immer noch die Familie und die Landsleute wichtigste Bezugs- und Vertrauenspersonen in der neuen Gesellschaft zu sein. In einer Untersuchung über die soziale Situation ausländischer Frauen und Mädchen in Nordrhein-Westfalen zeigte sich, daß diese Frauen ihre persönlichen Probleme und Sorgen am häufigsten mit ihrer Familie (63,3%) und Freunden der gleichen Nationalität (53,5%) besprechen (Ministerium für die Gleichstellung von Frau und Mann des Landes NRW, 1987). Bei persönlichen Problemen wenden sie sich, wenn sie soziale Unterstützung wünschen, in erster Linie an Familienangehörige oder Freunde der eigenen Nationalität oder an Institutionen, in denen ihre Landsleute arbeiten. Diese Ergebnisse erscheinen als ein Hinweis darauf, daß die Landsleute nicht nur Ansprechpartner für ausländische Frauen sind, sondern auch deren Vertrauenspersonen.
Vergleicht man diesen Befund mit den Ergebnissen der vorliegenden Arbeit, so zeigt sich eine Differenzierung durch das Kohärenzgefühl und den Migrationsgrund bei ausländischen Frauen bzgl. der Vertrauenspersonen. Obwohl die meisten ausländischen Frauen, die aus politischem Grund in Deutschland leben und ein starkes Kohärenzgefühl haben, nicht allein wohnen, sondern mit Partnern und Kind(ern) (60,6%), weisen die Befunde darauf hin, daß sie möglicherweise auch nicht ihre Familienangehörigen als Vertrauenspersonen erleben. Im Vergleich dazu berichten ausländische Frauen, die aus sozialem Grund in Deutschland leben und zugleich ein stärkeres Kohärenzgefühl haben, daß sie Vertrauenspersonen um sich haben, obwohl nur ein Fünftel von ihnen mit Partnern und Kindern zusammen wohnen (20,6%). Es scheint, daß bei diesen Frauen individuelle Merkmale wie das Kohärenzgefühl und die spezifische Lebenssituation eher zur Wahrnehmung von Sozialer Unterstützung beitragen und damit auch zu dem Gefühl, eine vertraute Person zu haben, als das Vorhandensein von Familienangehörigen.
In der Literatur geht man davon aus, daß das Gesundheitserleben von Frauen stark mit sozialen Aspekten, wie z.B. sozialer Unterstützung versus Belastungen zusammenhängt und es eine enge Beziehung zwischen sozialer Unterstützung und Wohlbefinden gibt (vgl. Dross, 1991; Schulze & Welters, 1991; Röhrle, 1994; Schwarzer & Leppin, 1989; Sommer& Fydrich, 1989; siehe auch Kap. 3).

Personen mit ausreichenden sozialen Ressourcen haben das Gefühl, daß ihre Umgebung kontrollierbar ist. Durch diese Überzeugung entsteht bei ihnen Wohlbefinden, was Zeichen von psychischer Gesundheit ist. Durch die Wahrnehmumg emotionaler oder praktischer Hilfe können das Selbstwertgefühl und die emotionale Stabilität verstärkt werden und mögliche Belastungen aus der Umgebung mehr als Anforderungen und nicht so sehr als Stress erlebt werden. Eine Vertrauensperson zu haben (als ein Aspekt von Sozialer Unterstützung) ist daher eine wichtige Bedingung für psychosoziale Stabilität und Gesundheit. Bei Frauen wird die Rolle der Vertrauensperson häufig durch eine oder mehrere enge Freundinnen ausgefüllt (vgl. Meyer et. al., 1998). Familienmitglieder oder Verwandte scheinen seltener als Vertrauenspersonen zu fungieren. Zentral dabei

ist offensichtlich das Gefühl, sich an eine Person wenden zu können, die einem nah steht und mit der man alle persönlichen Dinge besprechen kann.
Vor dem Hintergrund des engen Zusammenhangs von Gesundheit und Sozialer Unterstützung kann man sich fragen, ob bzw. inwiefern die neue Gesellschaft den ausländischen Frauen helfen kann, neue Netzwerke zu bilden, vertraute Personen kennenzulernen oder Freundschaften zu schließen. Sie könnte z.B. Bedingungen schaffen, unter denen die ausländischen Frauen auf ihre vorhandenen Ressourcen zurückgreifen und sie nutzen können. Sie könnte auch Wege finden, um die vorhandenen Ressourcen zu verstärken oder neue aufzubauen. Dafür reicht es aber nicht aus, allein die pathogenetischen Prozesse zu untersuchen. Statt sich den krankmachenden Bedingungen zuzuwenden, sollte man also den protektiven Faktoren besondere Beachtung schenken. Die Frage nach protektiven Faktoren gehört klar der salutogenetischen Sichtweise der Gesundheit an. Um solchen Fragestellungen nachgehen zu können, bedarf es im Bereich der Migration und Gesundheit möglicherweise eines Paradigmenwechsels. Ein ganzheitliches Gesundheitsverständnis mit seinen vielfältigen Aspekten kann zusätzlich dabei helfen, das Vorhandensein von Ressourcen anzuerkennen und sie zu stärken.

Zusammenfassung

Nachdem im ersten Abschnitt die Haupteffekte des Migrationsgrundes und im zweiten Abschnitt die Haupteffekte des Kohärenzgefühls auf die abhängigen Variablen nachgewiesen und diskutiert wurden, wurden im dritten Abschnitt die Wechselwirkungseffekte von Migrationsgrund und Kohärenzgefühl überprüft und die Befunde interpretiert.

Im dritten Abschnitt konnten hinsichtlich der Variablen „Gefühl in Deutschland“ und „Heimweh“ eine hoch signifikante Wechselwirkung zwischen Migrationsgrund und Kohärenzgefühl und bei den Variablen „empfundene Gesundheit“, Schlafstörungen und Kopfschmerzen und Vertrauensperson eine tendenzielle Wechselwirkung aufgezeigt werden.

In der Gruppe der ausländischen Frauen, die aus sozialen oder ökonomischen Gründen in Deutschland leben, gibt es in Abhängigkeit von der Stärke des Kohärenzgefühls Unterschiede hinsichtlich der o.g. Variablen. Bei den politisch motivierten Frauen bleibt dieser Effekt aus. Wie können diese Unterschiede erklärt werden?
Aus den Befunden wird ersichtlich, daß bei bestimmten Indikatoren der Gesundheit die Wirksamkeit des Kohärenzgefühls in einer Interaktion mit dem Migrationsgrund steht. Daher stellt sich die Frage, ob das Kohärenzgefühl ais ein zeitstabiles und situationsübergreifendes Persönlichkeitsmerkmal zu sehen ist oder ob dessen Wirksamkeit an das Vorhandensein bestimmter fördernder Bedingungen gebunden ist. Die Interpretation der Befunde legt die Vermutung na-

he, daß das Kohärenzgefühl kein situationsunabhängiges Merkmal ist. Vielmehr scheint seine Wirksamkeit vom Migrationsgrund moderiert zu sein.

Wie die Ausführungen im theoretischen Teil und die Interpretationen der Ergebnisse zeigen, geht es bei dem Kohärenzgefühl um die **Lebensorientierungen** und bei dem Migrationsgrund um die **Lebenssituation** der ausländischen Frauen. In diesem Zusammenhang erschließt sich der Migrationsgrund aus den Konsequenzen, die er bzgl. der Lebenssituation der ausländischen Frauen hat. Aus welchem Grund die Frauen immigrieren, ob sie freiwillig oder gezwungenermaßen hierherkommen, hat einen großen Einfluß darauf, welche Lebenssituation sie in der Fremde vorfinden werden. Durch die verschiedenen Ausgangslagen wird es ebenfalls Unterschiede in den Möglichkeiten geben, sich frei zu bewegen und zu handeln, Ressourcen einzusetzen und dadurch mehr oder weniger gut mit den Herausforderungen der Migration zurecht zu kommen. Jedem der drei Migrationsgründe entspricht eine je spezifische Lebenssituation, die Hinweise darauf gibt, welche individuellen Möglichkeiten den ausländischen Frauen zur Verfügung stehen, an der neuen Gesellschaft und persönlichen Situation als Subjekt teilzuhaben und sich je nach persönlichen Interessen und Fähigkeiten zu engagieren.
Auf der anderen Seite vermittelt das Kohärenzgefühl (Lebensorientierung) den ausländischen Frauen Gefühle der Verstehbarkeit, Handhabbarkeit und Bedeutsamkeit des eigenen Lebens. Diese Lebensorientierung hilft dabei, die neue Situation realistisch einzuschätzen und zu verstehen. Aus ihr lassen sich Möglichkeiten und Ressourcen schöpfen, mit denen der Umgang mit potentiellen Stressoren in der Migration gemeistert werden kann.
Die Befunde dieser Arbeit zeigen, daß die Wirksamkeit des Kohärenzgefühls, insbesondere bei emotionsgeladenen Variablen, einer bestimmten Lebensqualität und bestimmter Handlungsmöglichkeiten bedarf, die in dieser Arbeit an den sozialen oder ökonomischen Migrationsgrund gebunden waren.
So scheinen die ausländischen Frauen, die aus politischen Gründen in Deutschland leben, sich in Deutschland weniger wohl zu fühlen und mehr „Heimweh" zu haben, obwohl sie über ein stärkeres Kohärenzgefühl verfügen. Daß das Kohärenzgefühl in dieser Gruppe nicht aktiviert wird, hängt möglicherweise mit dem lebensgeschichtlichen Hintergrund der politisch motivierten Frauen und ihrer aktuellen kritischen Lebenssituation zusammen. Ein stärkeres Kohärenzgefühl allein reicht unter solchen Umständen offenbar nicht aus, um eine positive Einstellung dem neuen Land gegenüber zu entwickeln und die emotionale Bindung an das Herkunftsland zu lösen.

Wenn man berücksichtigt, daß die Biographie eine wichtige Dimension der Gesundheit ist und somit entscheidend das Gesundheitserleben bedingt, so ist verständlich, warum sich ausländische Frauen, die aus politischen Gründen immigrieren, unwohl fühlen und Heimweh haben. Die Migration war für sie kein freiwilliger Schritt, sie haben gezwungenermaßen ihre Heimat verlassen müssen, höchstwahrscheinlich haben sie auch später - in Deutschland - belastende persönliche Erfahrungen gemacht. Sie befinden sich anfänglich in einer unsicheren Situation, ohne klare Ziele und mit wenig Zukunftsperspektiven. Es ist wichtig für diese Frauen, sich in dieser Situation zu orientieren und zurechtzufinden, um sich den Anforderungen zu stellen und sie zu meistern.

Nach den Befunden kann man davon ausgehen, daß ausländische Frauen, die aus politischen Gründen in Deutschland leben und ein starkes Kohärenzgefühl haben, vermutlich mehr durch ihr soziales Umfeld belastet sind als ausländische Frauen, die aus sozialen oder ökonomischen Gründen in Deutschland leben und ein starkes Kohärenzgefühl haben. Offensichtlich können sie ihr Kohärenzgefühl nicht aktivieren und sind daran gehindert, ein überdauerndes Vertrauensgefühl zu entwickeln, das ihnen Möglichkeiten geben könnte, ihre Ressourcen einzusetzen und sie zu stärken. So verlieren sie ihre Lebensorientierung, obwohl ihr Kohärenzgefühl relativ stark ausgeprägt ist.
Die hohen Werte im Kohärenzgefühl lassen vermuten, daß diese Frauen ein ursprüngliches und überdauerndes Vertrauen sowie Ressourcen haben, sich engagieren wollen und auch einen Sinn in ihrem Leben sehen. Da sich aber keine günstige Möglichkeit bietet, diese Ressourcen und Fähigkeiten einzusetzen, verlieren sie ihre Orientierung und Motivation zum Engagement in der neuen Situation.

Im Vergleich dazu zeigen die Befunde bei ausländischen Frauen, die aus sozialen Gründen in Deutschland leben, daß sie sich - je nach der Stärke ihres Kohärenzgefühls - in Deutschland wohler fühlen, weniger Heimweh haben und sich im sozialen Umfeld besser zurechtfinden. Bei ihnen kommt das Kohärenzgefühl zur Wirkung, so daß sie ihre Handlungsfähigkeiten nutzen, Kontakte aufnehmen und langfristige Ziele entwicklen können, die ihrem Leben in der Fremde einen Sinn verleihen.

Im Vergleich zu den ausländischen Frauen, die aus politischem Grund in Deutschland leben, ist die Lebensgeschichte und die aktuelle Lebenssituation der Frauen, die aus sozialen Gründen immigrieren, anders geprägt. So sind diese Frauen freiwillig nach Deutschland gekommen, verfolgen Ziele, die sie weiterbringen und ihre Zukunftsperspektiven erweitern und sind motiviert, sich auf die neue Situation einzulassen und persönlich zu engagieren. Die Realisierung dieser Ziele erfordert den Einsatz von persönlichen Ressourcen, Fähigkeiten und Kompetenzen, die auf diese Weise weiter eingeübt und verbessert werden. Dadurch wird die Wahrscheinlichkeit von Erfolgen und positiven Erlebnissen gesteigert und das Wohlbefinden entscheidend gefördert.

Zusammenfaßend läßt sich festhalten, daß ausländische Frauen ihre individuellen Fähigkeiten und sozialen Ressourcen erst dann einsetzen und nutzen können, wenn sie in der neuen Gesellschaft eine günstige Lebenssituation und mehr Handlungsspielraum bekommen und wenn sie aus ihrer persönlichen und kulturellen Geschichte heraus verstanden und als Subjekte, die handlungsfähig sind, anerkannt und ernst genommen werden.

Betrachtet man die abhängigen Variablen, bei denen die Interaktion zwischen Kohärenzgefühl und Migrationsgrund signifikant war („Wohlbefinden in Deutschland", „Heimweh", „Empfundene Gesundheit", Schlafstörungen und Kopfschmerzen, Vertraute Personen) und versucht herauszufinden, was sie gemeinsam haben, so wird ersichtlich, daß all diese Variablen einen globalen emotionalen Ausdruck der Gesundheit tragen.

Insgesamt scheinen die Befunde zu den Wechselwirkungseffekten darauf hinzuweisen, daß ausländische Frauen, die aus politischem Grund in Deutschland leben, sich nicht zu Hause fühlen. Im Zuge der gezwungenen Migration wurde diesen Frauen ihr eigenes Land weggenommen. Das Ausmaß dieses Verlusts spricht für eine belastende, schlechte Lebenserfahrung, die sich wahrscheinlich negativ auf die Motivation der Frauen, ihr Verhältnis zu sich selbst, sowie ihren Umgang mit der neuen Welt auswirkt. Durch diese Erfahrung haben sie wahrscheinlich immer noch keine Basis, keine neuen Lebensziele in der neuen Gesellschaft gefunden, entlang derer sie sich orientieren könnten.

Das ganzheitliche Verständnis von Gesundheit betont, daß körperliche, psychische und kulturelle Bereiche für das Gesundheitserleben relevant sind. Wenn in einem dieser Bereiche etwas nicht funktioniert, wird sich das auf die anderen auswirken und das Gesundheitserleben als Ganzes beeinträchtigen. Bei den politisch motivierten Frauen scheint also insbesondere die emotionale Ebene der Gesundheit diejenige zu sein, bei der das Kohärenzgefühl seine gesundheitsfördernde Wirkung einbüßt.

Betrachtet man die Mittelwerte von ausländischen Frauen mit hoch ausgeprägtem Kohärenzgefühl in den einzelnen Komponenten des Kohärenzgefühls wird ersichtlich, daß der Verlust der Wirksamkeit des Kohärenzgefühls sich spezifisch auf der emotionalen Ebene des Kohärenzgefühls, nämlich in der Bedeutsamkeitskomponente manifestiert.
Das Kohärenzgefühl läßt sich in die Komponenten Verstehbarkeit, Handhabbarkeit und Bedeutsamkeit aufteilen. Dabei zeigt sich für die oben genannte Subgruppe der ausländischen Frauen, daß die Mittelwerte in den Komponenten Verstehbarkeit (sozialer Migrationsgrund: 54,02; politischer: 54,94, ökonomischer: 53,61) und Handhabbarkeit (sozialer: 54,88, politischer: 53,24, ökonomischer: 54,63) annähernd gleich in den drei Gruppen sind. Betrachtet man dagegen die Komponente Bedeutsamkeit, so zeigen sich unterschiedliche Mittelwerte (sozialer Migrationsgrund: 47,30, politischer: 44,93, ökonomischer: 46,12). Der Vergleich zeigt, daß in der Gruppe der ausländischen Frauen mit hohen Werten in SOC die Frauen, die aus politischen Gründen nach Deutschland kommen den niedrigsten Mittelwert erreichen. Diese augenscheinlichen Mittelwertsunter-

schiede konnten in einer Varianzanalyse statistisch abgesichert werden (vgl. Kap. 7).

Wenn man Bedeutsamkeit als eine sehr wichtige, emotional-motivationale Komponente des Kohärenzgefühl betrachtet (vgl. Antonovsky 1987), so deutet der Mittelwertsvergleich hinsichtlich dieser Komponente darauf hin, daß ausländische Frauen, die aus sozialen oder ökonomischen Gründen nach Deutschland kommen, ihr Leben evtl. emotional sinn- und wertvoller empfinden und in kritischen Situationen wahrscheinlich dazu bereit sind, Energie und Kraft in die Problemlösung zu investieren als Frauen, die aus politischen Gründen nach Deutschland kommen. Frauen mit hoch ausgeprägten Werten in der Bedeutsamkeitskomponente sehen die Probleme nicht als Last sondern als Herausforderung. Sie dürften deshalb positiv motiviert sein, sich in der neuen Gesellschaft zu engagieren und einzusetzen.

Die drei Komponenten des Kohärenzgefühls stehen nach Meinung von Antonovsky in einem engen Zusammenhang zueinander, so daß angenommen werden kann, daß sie sich gegenseitig verstärken bzw. hemmen.

Ausländische Frauen, die aus politischem Grund ihr Land gezwungenermaßen verlassen mußten, erlebten eine plötzliche massive Veränderung in der Sinnhaftigkeit ihres Lebens. Nach einer solchen Erfahrung ist es sicherlich schwer, neue Lebensziele zu finden und ein Grundgefühl von Vertrauen in das Leben im neuen Land zu entwickeln. Die Sinnhaftigkeit eigenen Lebens ist nach einer solchen Erfahrung vermutlich so sehr in Frage gestellt, daß diese Frauen trotz oder gerade wegen ihres politischen Engagements und ihrer Überzeugungen kaum motiviert sind, sich für andere Ziele oder Werte einzusetzen. Weder die ersten (institutionellen) Begegnungen in der neuen Gesellschaft noch der Alltag danach scheinen diesen Frauen genügend Anreize zu bieten, um sie dazu zu motivieren, sich neue Ziele aufzustellen und sich aktiv um ihre Verwirklichung zu bemühen.

Nach Antonovskys Auffassung sind höhere Werte in Verstehbarkeit und Handhabbarkeit, ohne eine ausreichend stark ausgeprägte Bedeutsamkeit, nur von kurzer Dauer (vgl. Antonovsky, 1997).

Die relativ niedrigen Werte der ausländischen Frauen, die aus poltischen Gründen nach Deutschland kommen, in der Bedeutsamkeitskomponente sind möglicherweise ein Grund dafür, daß das stark ausgeprägte Kohärenzgefühl bei diesen Frauen seine Wirksamkeit hinsichtlich bestimmter emotionalgetönter Variablen verliert.

Laut Antonovsky ist die Entwicklung des Kohärenzgefühls bis ungefähr zum dreißigsten Lebensjahr abgeschlossen. Zugleich räumt Antonovsky ein, daß eine radikale Veränderung der sozialen und kulturellen Lebensbedingungen, wie z.B. bei der Migration, eine Veränderung des Kohärenzgefühls bewirken könnte (vgl. Bengel, Strittmatter & Willmann; 1998). Im Zusammenhang mit den vorliegenden Befunden erscheint es möglich, daß diese Veränderungen insbesondere die Bedeutsamkeitskomponente betreffen. Ferner ist es denkbar, daß die Stärke der Bedeutsamkeitskomponente nur dann instabil wird, wenn die Veränderung in der Lebenssituation unerwartet und/oder gegen den Willen der Beteiligten eintritt.

4. Abschließende Betrachtung und Ausblick

Das Thema Gesundheit und Krankheit bei Migrantinnen wurde bisher aus einer pathologischen Sichtweise erforscht und diskutiert. Der überwiegende Teil der Literatur und der Berichte konzentrierte sich auf türkische Frauen in Deutschland. Dabei wurden Risikofaktoren, körperliche Beschwerden sowie psychosomatische Erkrankungen in den Vordergrund gestellt und es wurde versucht, diese Phänomene im Zusammenhang mit der Migration zu bringen (vgl. z.B. Huth & Micksch; 1982; Meske, 1983; Migration und psychische Gesundheit - Fachtagung der Arbeiterwohlfahrt, Bonn, 1985; Elis & Gökelma, 1988; Kürsat- Ahlers, 1985; Korporal, 1985; Dietzel- Papakyriakou, 1985; Günay & Haag, 1990; Koch, Özek & Pfeiffer, 1995). Die Frage hierbei lautete stets: Was macht diese Frauen krank? Wenn eine andere, mehr positive Sichtweise der Migration und Gesundheit bei Frauen vermittelt wurde, so handelte es sich meistens um Erfahrungsberichte oder inhaltliche Auseinandersetzung und Kritik der bisherigen, pathogenetischen Perspektive (vgl. Nestmann & Niepel, 1993). Theoretisch fundierte, empirische Arbeiten fehlen dagegen auf diesem Gebiet.

Vor diesem Hintergrund sollte der Ausgangspunkt meiner Arbeit eine salutogenetische Fragestellung sein. Im Mittelpunkt standen dabei die Fragen: Wie schaffen es manche ausländische Frauen, trotz möglicher Schwierigkeiten und kritischer Situationen in der neuen Gesellschaft, Anforderungen zu meistern, sich wohl zu fühlen und gesund zu bleiben? Wie erleben ausländische Frauen in Deutschland ihre Gesundheit? Die Beantwortung dieser Fragen geschah aus zwei Perspektiven: aus dem salutogenetischen Ansatz und dem neuen Gesundheitsverständnis. Der salutogenetischen Sichtweise des Gesundheitsverständnisses folgend wurde mit dieser Frage nach protektiven Faktoren gesucht. Unter Berücksichtigung des neuen Verständnisses von Gesundheit wurde versucht, Gesundheit ganzheitlich zu betrachten. In die Untersuchung wurden deshalb sowohl individuelle als auch soziale Faktoren einbezogen. Dieses Vorhaben wurde im theoretischen Teil der Arbeit erklärt und begründet.

Wie im theoretischen Teil ausgeführt, spiegelt die aktuelle WHO-Gesundheitsdefinition nicht nur die rein medizinische Sicht der Gesundheit, d.h. die körperliche Beschwerdefreiheit wider, sondern betrachtet die Person in ihrem gesellschaftlichen und kulturellen Kontext und bezieht solche Dimensionen, wie Subjektivität, Lebenserfahrungen und Biographie der Person mit. So wurde in der WHO-Defintion von 1946 zum ersten Mal von der subjektiven Seite der Gesundheit gesprochen: nämlich vom psychischen und sozialen Wohlbefinden. Im Zuge dieser Veränderung haben Untersuchungen zur Gesundheit von Frauen zeigen können, daß gerade bei Frauen Gesundheit einen mehrdimensionalen Charakter hat und das Wohlbefinden hierbei einen sehr bedeutsamen Aspekt darstellt. Frauen assoziieren ihre gesundheitliche Verfassung demzufolge sowohl mit Schmerzfreiheit als auch mit Wohlbefinden, Leistungsfähigkeit, Zufriedenheit oder Glück in und mit der Familie und/oder am Arbeitsplatz. Für

Frauen beinhaltet Gesundheit also körperliches, psychisches und soziales Wohlbefinden.
Im Hinblick auf diese Mehrdimensionalität war es daher nötig, bei der Erfassung des Gesundheitserlebens von ausländischen Frauen in dieser Arbeit sowohl individuelle Merkmale auf der kognitiven, emotionalen und körperlichen Ebene als auch soziale Momente zu berücksichtigen.
Jede dieser spezifischen Dimensionen steht in ganzheitlichem Zusammenhang mit dem Gesamterleben der Gesundheit und erhält aus diesem Zusammenhang erst ihre spezielle Interpretation. Die Relevanz der sozialen Aspekte und der individuellen Merkmale, sowie deren Zusammenwirken beim Gesundheitserleben bei ausländischen Frauen, läßt sich durch Ergebnisse dieser Arbeit bestätigen.
Im Hinblick auf die Migration bekommen diese Aspekte jedoch einen anderen Inhalt, andere Gewichtung oder Bedeutung. Die Bearbeitung der Fragestellungen dieser Arbeit hat also neben der Perspektive der Salutogenese und dem ganzheitlichen Gesundheitsverständnis auch noch den Kontext der Migration berücksichtigt. Diese Arbeit verknüpft drei wichtige Zugangswege, bzw. Sichtweisen miteinander: den salutogenetischen Ansatz, das ganzheitliche Gesundheitsverständnis und das Forschungsgebiet der Migration, wobei hier von einem differenzierteren Verständnis der Migration und ihrer Auswirkungen auf die Betroffenen auszugehen war. Danach sollte der Prozeß der Migration nicht nur Potentiale zur Krise und Krankheit, sondern auch zur persönlichen Entwicklung enthalten.

Im empirischen Teil dieser Arbeit fand der salutogenetische Gedanke durch die Aufnahme des Kohärenzgefühls als einer das Gesundheitserleben beeinflussenden Größe Berücksichtigung. Wie aus dem salutogenetischen Modell von Antonovsky zu erwarten wäre, erwies sich das Kohärenzgefühl als eine wichtige individuelle Variable, die bei der hier untersuchten Stichprobe ausländischer Frauen eine gesundheitsfördernde Wirkung hatte.

Die differenzielle Wirkung des Kohärenzgefühls deutet darauf hin, daß nicht alle ausländischen Frauen die Migration als eine stressvolle, bedrohliche Situation erleben und Krankheitssymptome entwickeln.

Man kann daraus schließen, daß es ausländische Frauen gibt, denen es besser gelingt, die Anforderungen der Migration als Chance zu begreifen und sie mehr im Lichte der eigenen Entwicklung als eigener Behinderung zu sehen.
Durch die salutogenetische Perspektive wird der oft betonte stresshafte oder sogar traumatische Charakter der Migration relativiert. Die Migration führt nicht zwangsläufig zur Gesundheitsbeeinträchtigung oder psychischen oder körperlichen Störungen, mit denen man nie mehr fertig wird. Migration kann ebenso zur Gesundheitsförderung und zu persönlichem Wachstum führen, wenn sie zum einen von den MigrantInnen als Herausforderung angenommen wird, und wenn die Aufnahmegesellschaft zum anderen bestimmte Rahmenbedingungen schafft, die einen Umgang mit der Migration als Herausforderung möglich machen.

Bestimmte Erfahrungen in der Migration können Frauen sogar stärken. (vgl. auch Karrer; Turtschi & Le Berton Baumgartner, 1996). So bietet die Migration die Möglichkeit, Neues zu erfahren, Kompetenzen aufzubauen, neue Kräfte und Fähigkeiten bei sich zu entdecken, sich persönlich zu engagieren und sich aktiv mit den Migrationsanforderungen auseinanderzusetzen.
Kann es vor diesem Hintergrund ein einheitliches, typisches Bild der Migration, das überall und für alle gilt, noch geben?

Die Ergebnisse dieser Arbeit sprechen eher für ein uneinheitliches Bild der Migration. Aus der salutogenetischen Perspektive und mit einer differenzierten Betrachtung der Migrationsgründe zeichnet sich ein Bild ab, das mannigfaltig und nicht zwangsläufig durch negative Folgen wie Krankheiten charakterisiert ist. Nicht die Migration als solche führt zur Krankheit oder Gesundheit, sondern bestimmte Bedingungen vor und in der Migration. Diese können individueller und/oder sozialer bzw. gesellschaftlicher Natur sein und sich darauf auswirken, ob die immigrierten Frauen sich mehr in Richtung Gesundheit oder Krankheit bewegen werden.

Nun lautet die Frage, worin die Mannigfaltigkeit, die Unterschiede in der Migration bestehen? Wodurch wird die Migration zu einem stressvollen und belastenden Ereignis, und was kann sie umgekehrt zu einer Herausforderung machen?

Eine Migration, die unfreiwillig und aus äußerster Not geschieht, disponiert viel stärker für ein beeinträchtigtes Gesundheitserleben oder Krankheit als eine Migration, die von den migrierten Personen selbst gewollt, geplant und vorbereitet ist. Der Migrationsgrund beeinflußt mit, welche Bedingungen die Person im neuen Land vorfindet, wie sie die neue Situation bewertet und wie sie mit potentiellen belastenden Situationen umgeht. Eine ausländische Frau, die aktiv wird, ihre Fähigkeiten einsetzt, für sich realistische Ziele definiert, die in der neuen Umgebung ernst genommen wird und Handlungsspielraum findet, um sich zu engagieren und den eigenen Alltag selbst zu bestimmen, wird sich eher wohlfühlen und letztlich auch gesund bleiben als eine ausländische Frau, der solche Erfahrungen versagt bleiben.

In dieser Arbeit konnte durch die Berücksichtigung von zwei Variablen gezeigt werden, daß Migration mehrere Facetten hat, deren spezifische Konstellation sich in einem jeweils anderen Gesundheitserleben niederschlägt. Zu den Variablen gehört zum einen der Migrationsgrund und zum anderen das Kohärenzgefühl.

Führt man sich noch einmal die Haupteffekte des Migrationsgrunds vor Augen, so zeigen die Ergebnisse, daß ausländische Frauen, die aus sozialen oder ökonomischen Gründen in Deutschland leben, sich in bestimmten Faktoren bzw. Subskalen des körperlichen Zustands, der Sozialen Unterstützung/sozialen Bela-

stung sowie der Ängstlichkeit von ausländischen Frauen, die aus politischem Grund in Deutschland leben, unterscheiden. Die sozial oder ökonomisch motivierten Migrantinnen haben seltener körperliche Beschwerden, können sich besser entspannen und sind mit ihrem sozialen Umfeld zufriedener. Möglicherweise handelt es sich bei diesen Gesundheitsindikatoren um Variablen, die auf Veränderungen der Lebenssituation sensitiver reagieren.
Eine solche Veränderungssensitivität ist demgegenüber bei Gesundheitsindikatoren wie z.B. dem Kohärenzgefühl oder Kompetenz- und Kontrollüberzeugungen weniger zu erwarten. Beide Variablen beziehen sich auf Persönlichkeitsmerkmale, denen man eine relativ große Zeitstabilität und Situationsunabhängigkeit zuschreibt. Von daher verwundert es nicht, daß bei diesen Variablen der Haupteffekt des Migrationsgrunds ausbleibt. So unterscheiden sich ausländische Frauen, die aus sozialen, politischen oder ökonomischen Gründen in Deutschland leben, nicht hinsichtlich des Selbstkonzepts, der Selbstwirksamkeit oder des Kohärenzgefühls.
Die Berücksichtigung der unterschiedlichen Gründe der Migration kann manche Variabilität im Gesundheitserleben der ausländischen Frauen erklären. Der Migrationsgrund beeinflußt den körperlichen Zustand, die Angstfreiheit und Soziale Unterstützung/Belastung.
Bei der Interpretation dieser Befunde wurde herausgearbeitet, daß der Migrationsgrund die Lebenssituation der ausländischen Frauen stark beeinflußt. Hinter dem Migrationsgrund wurde deshalb eine Reihe von gesundheitswirksamen Faktoren vermutet, wie Ausreisemotiv, Lebensgeschichte und aktuelle Lebenslage. Diese Momente des Migrationsgrundes ließen sich gleichzeitig als Bestandteile des neuen Gesundheitsverständnisses identifizieren.

Unterschiede im Migrationsgrund und somit auch in der Lebenssituation wirken sich darauf aus, wie die ausländischen Frauen Soziale Unterstützung wahrnehmen, ob sie mehr oder weniger ängstlich sind, und wie sie sich körperlich fühlen. Die in der Migrationssituation vorgefundenen Möglichkeiten, Handlungsspielräume und Zukunftsperspektiven scheinen somit einen Teil der Unterschiede im Gesundheitserleben bei ausländischen Frauen aufzuklären.

Nicht nur die aktuelle Lebenssituation der ausländischen Frauen, sondern auch andere Momente des Migrationsgrundes wirken auf ihr Gesundheitserleben. Hier bekommt die Lebensgeschichte der Person eine besondere Bedeutung.
Diese Annahme wird leichter nachvollziehbar, wenn man den Migrationsgrund nicht nur als ein Motiv versteht, sondern als ein Bündel von internalen und externalen Faktoren, die den aktuellen sozialen Bedingungen und der Lebensgeschichte entspringen. Zugleich weiß man aus der salutogenetischen Forschung, daß die Biographie einer Person ein sehr wichtiger Aspekt ist, wenn man sie und ihr Gesundheitserleben in ihrer Ganzheit verstehen will.
Die Betrachtung der Lebensgeschichte bietet wichtige Hinweise hinsichtlich der kulturellen sowie der persönlichen Eigenheiten, wie z.B. Einstellungen, Werte, Normen, Kompetenzen und Besonderheiten, aber auch hinsichtlich verbuchter

Erfolge und Mißerfolge, belastender Ereignisse und positiver Erfahrungen. Die daraus entstandenen persönlichen Erkenntnisse, Stärken und Ressourcen dürften die konkrete Ausgestaltung der aktuellen Lebenssituation - und damit das Gesundheitserleben - in erheblichem Maße beeinflussen.
Die in Deutschland vorgefundene Lebenssituation und Lebensperspektive, die je nach Migrationsgrund ja beträchtlich variieren können, bestimmen das gesundheitliche Wohlbefinden der Migrantinnen selbstverständlich mit. Denn ob eine Frau Entscheidungen selbst treffen kann oder einer Fremdkontrolle ausgeliefert ist, ob sie sich Freiräume schaffen kann oder ob sie an institutionelle Auflagen gebunden ist, wird sich erheblich auf ihre psychische und körperliche Verfassung und damit ihr Gesundheitserleben auswirken.

Zum anderen zeigen die Ergebnisse dieser Arbeit, daß auch das Kohärenzgefühl Auswirkung auf das Gesundheitserleben hat. Ein stärkeres Kohärenzgefühl geht mit höheren Werten in Kompetenz- und Kontrollüberzeugungen, mehr Angstfreiheit und mehr Zufriedenheit mit der Sozialen Unterstützung einher. Das Kohärenzgefühl steht für ein überdauerndes Gefühl des Vertrauens. Es erscheint plausibel, daß ausländische Frauen, die dieses Vertrauensgefühl haben, die Migrationssituation besser einschätzen und verstehen und stärker motiviert sind, ihre Anforderungen aktiv anzugehen als ausländische Frauen, die ein schwächer ausgeprägtes Kohärenzgefühl haben. Darüber hinaus können Frauen mit hohem SOC ihre Ressourcen wahrscheinlich besser erkennen, mobilisieren und effektvoller mit Stressoren umgehen im Vergleich zu Frauen mit niedrig ausgeprägtem SOC.

Neben diesen Haupteffekten der beiden Variablen, gibt es in Bezug auf andere von mir gewählte Gesundheitsindikatoren wie „Wohlfühlen in Deutschland“, „Heimweh“, „empfundene Gesundheit“, Schlafstörungen/Kopfschmerzen und Vertrauensperson auch Wechselwirkungseffekte. Dabei zeigt sich, daß die Wirksamkeit des Kohärenzgefühls als eines Prädiktors des Gesundheitserlebens variieren kann, je nachdem welcher Migrationsgrund vorliegt. So unterscheiden sich Frauen, die aus sozialen oder ökonomischen Gründen in Deutschland leben, und ein stark ausgeprägtes Kohärenzgefühl haben im „Wohlbefinden in Deutschland“, „Heimweh“, „empfundener Gesundheit“, Schlafstörungen/Kopfschmerzen und in der Wahrnehmung einer Vertrauensperson im Vergleich zu ausländischen Frauen mit schwach ausgeprägtem Kohärenzgefühl in diesen Subgruppen. Diese Wirkung des Kohärenzgefühls bleibt bei den ausländische Frauen, die aus politischem Grund in Deutschland leben, aus.
In der Diskussion der Befunde wurde vorgeschlagen, die beiden Variablen Migrationsgrund und Kohärenzgefühl als Indikatoren bzw. Operationalisierungen der **Lebenssituation** und der **Lebensorientierung** von ausländischen Frauen zu betrachten. Beide beeinflussen das Gesunheitserleben mal allein, mal in Wechselwirkung miteinander.

Die Befunde zu Wechselwirkungseffekten machen deutlich, daß die gesundheitsfördernden Effekte des Kohärenzgefühls vom Migrationsgrund moderiert werden. So scheint der Migrationsgrund mitzubestimmen, welche belastende (ungünstige) oder fördernde Lebenssituation die ausländischen Frauen vorfinden und dadurch Einfluß auf die Wirksamkeit des Kohärenzgefühls bzgl. bestimmter Variablen auszuüben.

Ausländische Frauen, die aus politischen Gründen immigrieren, scheinen auch bei stark ausgeprägtem Kohärenzgefühl, mit ihrer Lebenssituation in Deutschland unzufriedener zu sein, fühlen sich hier weniger wohl und haben stärkeres „Heimweh". Möglicherweise fehlen bei diesen Frauen die Möglichkeiten, ihre Ressourcen zu mobilisieren. Dadurch verlieren sie ihre Lebensorientierung, obwohl sie im Durchschnitt höhere Werte für die Stärke des Kohärenzgefühls aufweisen. Angesichts des stark ausgeprägten Kohärenzgefühls bei einem Teil der politisch motivierten Frauen kann man vermuten, daß sie zwar über Ressourcen verfügen und sich evtl. auch engagieren wollen. Da ihnen aber gerade am Anfang keine Möglichkeiten zur Verfügung stehen, diese Fähigkeiten einzusetzen und entsprechende Entscheidungen zu treffen, verlieren sie möglicherweise ihre Orientierung und ihr Vertrauen darauf, daß letztendlich alles zu einem guten Ende kommen wird. Sie sind weniger motiviert, Dinge zu verändern und empfinden ihre eigene Existenz nicht mehr als emotional sinnvoll.

Die ausländischen Frauen mit höherem Kohärenzgefühl, die aus politischen Gründen nach Deutschland kommen, sind eigentlich die Frauen, die den Mut gezeigt haben, in die Fremde zu gehen und wieder neu anzufangen. Ein solcher Schritt braucht Kraft, Zukunftsperspektiven, persönliches Engagement und Interesse. Sie werden ihre Fähigkeiten erst dann einsetzen und ihr Vertrauensgefühl wiederfinden können, wenn sie aus ihrer Geschichte heraus verstanden und wenn sie von der neuen Gesellschaft als Subjekte, die ihr Leben aktiv gestalten wollen und können, betrachtet werden. Unter solchen Bedingungen werden sich ausländische Frauen in der neuen Gesellschaft wahrscheinlich wohlfühlen und ihre eigene Ressourcen besser mobilisieren können.

Das Gesundheitserleben beschränkt sich jedoch nicht auf die individuelle Ebene mit dem Wohlbefinden als deren wichtigsten Indikator. Betrachtet man das Gesundheitserleben als ein ganzheitliches Phänomen, so gehören neben der individuellen Ebene ebenfalls die soziale und lebensgeschichtliche Ebene dazu.

Wendet man sich zunächst der sozialen Ebene des Gesundheitserlebens zu, so deuten die Befunde dieser Untersuchung darauf hin, daß die Kontaktaufnahme und das Erleben der Sozialen Unterstützung für ausländische Frauen bedeutsame soziale Faktoren der Gesundheit sind.

Die Befunde dieser Arbeit zeigen, daß das Kohärenzgefühl gemeinsam mit dem Migrationsgrund Einfluß darauf nehmen, wie stark die ausländischen Frauen die Frage nach dem Vorhandensein einer vertrauensvollen Person bejahen bzw. verneinen. Frauen, die aus sozialen oder ökonomischen Gründen in Deutschland leben und deren Kohärenzgefühl stark ausgeprägt ist, scheinen ihren eigenen Angaben zufolge häufiger über eine oder mehrere Vertrauenspersonen zu verfügen. In der Gruppe der politisch motivierten Frauen bleibt dagegen der entsprechende Effekt des Kohärenzgefühls aus. Ein ähnliches Muster findet sich bei den Variablen „empfundene Gesundheit“ sowie Schlafstörungen und Kopfschmerzen. Auch hier büßt das Kohärenzgefühl seine gesundheitsfördernde Wirkung ein, sofern die ausländischen Frauen zu der Gruppe der Frauen gehören, die politische Migrationsgründe angeben.

Nach dem neuen Gesundheitsverständnis stellt Gesundheit ein komplexes Phänomen dar, das im alltäglichen Leben erlebt wird. Gesundheit spiegelt sich in unserem Wohlbefinden, im körperlichen Fitsein und in ausgeglichenen sozialen Kontakten wider. Unser soziales Wohlbefinden drückt aus, wie wir mit unserer Umgebung und dem sozialen Umfeld zufrieden sind. Zugleich sagt es etwas über die soziale Umgebung aus, z.B. ob diese uns das sichere Gefühl vermittelt, akzeptiert und respektiert zu werden. Beide Aspekte sind wesentlich, um sich in einer Gesellschaft wohlzufühlen.

Die Gesundheit als ein dynamischer Prozess wird im Alltag erlebt, wo man unter günstigen sozialen Bedingungen agieren kann, wo man Handlungsmöglichkeiten und -spielräume für sich hat und sich in sozialer Umgebung wohlfühlt sowie die Chance bekommt, sich für die Verwirklichung eigener Ziele einzusetzen. In einer qualitativen Untersuchung über die Vorstellungen von Gesundheit und Krankheit bei Frauen aus der Türkei (Grottian, 1985) wurde die soziale Situation dieser Frauen untersucht.

Die befragten Frauen berichten ähnlich mehrdimensionale Vorstellungen über Gesundheit und Krankheit, wie sie auch in anderen Untersuchungen und an anderen Stichproben gewonnen wurden. Charakteristisch für die türkischen Frauen war aber der besondere Stellenwert sozialer Aspekte. So definierten sie Gesundheit in erster Linie sozial: „...Gesundheit ist, wenn man mit den Menschen gut auskommt, Freude am Beruf hat, nicht Aggressionen von anderen erlebt, weil, die die machen krank, diese Aggressionen....“ (Grottian, 1985, S. 284). Auch die Krankheitsvorstellungen haben einen sozialen Bezug; so brachten die nicht erwerbstätigen türkischen Frauen aus der obigen Untersuchung ihr Kranksein mit sozialer Isolationen in Verbindung: „Ich glaube, was die türkischen Frauen krank macht, das ist die Einsamkeit“ oder „ Es fehlt die Nachbarschaft, sie ist eine Art Therapie“ (Grottian, 1985, S. 286). Krankheit scheint demnach an das Fehlen sozialer Kontakte im Alltag gebunden zu sein.

Insgesamt kann also angenommen werden, daß sich ausländische Frauen im Alltag dann als gesund erleben, wenn sie sich an sozialen Aktivitäten beteiligen, sich dazugehörig fühlen, ihre Selbständigkeit ausüben und Selbstverantwortung tragen, neue Impulse setzen und ihr Leben in der neuen Gesellschaft bereichern. Es ist wichtig, daß ausländische Frauen das Gefühl erhalten, ernst genommen und gebraucht zu werden und daß sie sich zuweilen selbst in der Rolle der Unterstützung Gebenden sehen.

Je mehr dieser Frauen durch die neue Gesellschaft anerkannt werden, je mehr Entscheidungs- und Handlungsspielräume sie haben, je befriedigender ihre sozialen Kontakte sind, umso eher werden sie ihre Fähigkeiten und Kompetenzen

nutzen und neue Ressourcen aufbauen können. Wenn diese Bedingungen erfüllt sind, werden sie sich in Richtung des Gesundheitspols bewegen.
Versucht man das Gemeinsame zwischen den abhängigen Variablen wie dem „Gefühl in Deutschland“, „Heimweh“ oder der „empfundenen Gesundheit“ aus den Wechselwirkungseffekten zu finden, so fällt als erstes ihr emotionaler Charakter auf. Hinzu kommt ihre eher umfassende, globale Bedeutung.
Es scheint, daß den ausländischen Frauen, die aus politischem Grund in Deutschland leben, trotz ihres stark ausgeprägten Kohärenzgefühls ein befriedigender emotionaler Zugang zu Mitmenschen in der neuen Gesellschaft fehlt. Dadurch mag ihnen das Leben hier u.U. wenig sinnvoll erscheinen. Sie sind möglicherweise kaum motiviert, sich zu engagieren, neue Ziele zu setzen und die Anforderungen der neuen Gesellschaft mit einer neuen Orientierung zu meistern.
Ein ganzheitliches Gesundheitserleben umfaßt körperliches, psychisches und soziales Wohlbefinden. Ausgehend von dieser Ansicht und unter Berücksichtigung des emotionalen Charakters der o.g. Variablen läßt sich das Befundmuster der ausländischen Frauen, die aus politischen Gründen immigrieren, derart interpretieren, daß die Wirksamkeit des SOC möglicherweise an eine intakte, positive, emotionale Einstellung gegenüber der neuen Gesellschaft und ihren Mitgliedern gebunden ist.
Diese Interpretation wird auch durch den Vergleich der Ausprägungsstärke in den einzelnen Komponenten des SOC’s zwischen Frauen, die aus sozialen, ökonomischen oder politischen Gründen in Deutschland leben, innerhalb der Gruppe der Frauen mit hohem SOC unterstützt (vgl. Kap. 7). Dieser Vergleich hat gezeigt, daß ausländische Frauen, die aus politischen Gründen in Deutschland leben, im Vergleich zu den anderen beiden Gruppen niedrigere Werte in der Bedeutsamkeitskomponente des SOC’s haben. Das relativ niedrige Niveau der Bedeutsamkeitskomponente bei Frauen, die insgesamt hohe Werte im SOC haben, ist möglicherweise ein wichtiger Grund, warum das Kohärenzgefühl in der Gruppe der politisch motivierten Frauen hinsichtlich der emotionalen Variablen keine gesundheitsfördernde Wirkung hat. Daß die Bedeutsamkeitskomponente so gering ausgeprägt ist, hängt möglicherweise damit zusammen, daß die politisch motivierten Frauen im Vergleich zu den anderen beiden Gruppen häufiger und über eine längere Zeitdauer hinweg negative Erfahrungen gemacht haben. Diese kumulierten negativen Erfahrungen führen dazu, daß die Frauen auf der einen Seite die Sinnhaftigkeit des sich Engagierens in Frage stellen und auf der anderen Seite immer weniger Vertrauen zu ihren Mitmenschen haben. Die Effekte verstärken sich gegenseitig und finden ihren Ausdruck darin, daß sich politisch motivierte Frauen mit hohem SOC in Deutschland unwohl fühlen, Heimweh, Schlafprobleme und Kopfschmerzen haben und eine vertraute Person um sich herum vermissen.
Insgesamt kann aber aus den Befunden erschlossen werden, daß die meisten der hier untersuchten Frauen doch Strategien für sich gefunden haben, um sich hier zurechtzufinden und wohlzufühlen. Die diskutierten Ergebnisse zeigen, daß die Frauen, die aus sozialem Grund nach Deutschland kommen, sich am besten

fühlen. Diese Frauen, die freiwilig migriert sind, müssen auch viele Probleme lösen und haben als Fremde in der neuen Gesellschaft auch Alltagssorgen. Ihre Lebenssituation stellt sich insgesamt aber ganz anders dar als die der ausländischen Frauen, die aus ökonomischen oder politischen Gründen nach Deutschland kommen. Den soziodemografischen Daten zufolge sind die meisten dieser Frauen ledig. Sie studieren und qualifizieren sich weiter. Die Lebensform dieser Frauen hat viel von einer Subjekthaftigkeit, die es ihnen ermöglicht, im Alltag aktiv zu sein, Ideen zu entwickeln, an der eigenen Lebensplanung mitzuwirken und sich Freiräume zu schaffen, in denen die Nutzung eigener Ressourcen, aber auch die Erprobung neuer Fähigkeiten möglich werden und sich Neugierde, Lebensfreude und Wohlbefinden entfalten können.
Gesundheit als ein komplexes Phänomen darf nicht isoliert und nur von einer einzigen wissenschaftlichen Disziplin wie der Medizin untersucht werden. Es ist nötig, daß sich mit Gesundheit ebenfalls Disziplinen wie Psychologie, Soziologie oder gar politische Wissenschaften auseinandersetzen.
Wenn Gesundheitserleben in enger Verbindung zu kulturellen, ökonomischen, politischen sowie individuellen und kollektiven Sachverhalten und Phänomen steht, so wird es sich in Krankheit verwandeln, wenn der Mensch der Möglichkeiten beraubt wird, über sein eigenes Leben zu entscheiden, am gesellschaftlichen Leben teilzuhaben und an gesellschaftlichen Entwicklungen mitzuwirken. Umgekehrt würde Gesundheit bedeuten, sich gebraucht zu fühlen, das Gefühl zu haben, Kontrolle über Ereignisse zu haben und über die eigene Zukunft selbstverantwortlich entscheiden zu können (vgl. Keil, 1994).

In dieser Arbeit wurde versucht, einen neuen, anderen Zugang zur Gesundheit von ausländischen Frauen zu schaffen, in dem die Gesundheit zum einen aus einer differenzierten Sicht der Migration, zum anderen aus dem salutogenetischen Gesundheitsverständnis heraus untersucht wurde. Unter Berücksichtigung der Lebenssituation wurde die Gesundheit um ganzheitliche Aspekte ergänzt.

Zum Schluß soll noch kritisch auf das methodische Vorgehen eingegangen werden. Die quantitativen Meßinstrumente sowie die quantitative Auswertungsmethode, die ich in dieser Arbeit verwendet habe, werden im folgenden sowohl hinsichtlich ihrer Angemessenheit für die gestellten Fragen und Ziele der Untersuchung, als auch hinsichtlich ihrer Generalisierbarkeit auf die Population der ausländischen Frauen in Deutschland bewertet.
Das Ziel dieser Arbeit bestand nicht in der Entwicklung eines neuen methodischen Verfahrens zur Erfassung von Gesundheit und Migration. Vielmehr wurde versucht, durch eine explorativ konzipierte Fragestellung und Herangehensweise an das Thema Migration und Gesundheit, dieses neu zu diskutieren. Dabei fiel die Wahl auf quantitative Erhebungs- und Auswertungsverfahren. Mehrere Gründe waren hierfür ausschlaggebend: Besonderheiten der Zielgruppe, wie z.B. potentielle Sprachschwierigkeiten, mögliche kulturspezifische Wertvorstellungen, Verhaltensnormen, Hemmungen oder Angst vor Mißbrauch der Da-

ten, die insbesondere bei den Frauen, die aus politischen Gründen in Deutschland sind, zu bedenken war (Siehe auch Kap. 6).
Der wichtigste Grund für den Einsatz von Fragebogen und selbstkonstruierten Skalen war aber die Absicht, eine möglichst große Anzahl von ausländischen Frauen für mein Vorhaben zu gewinnen. Nicht zuletzt spielte auch die größere Forschungsökonomie der quantitativen gegenüber den qualitativen Methoden eine Rolle, da die quantitativen Verfahren sich sowohl in der Datenerhebungs- wie auch Datenauswertungsphase in der Regel weniger zeitaufwendig und einfacher handhaben lassen.
Mit Hilfe von Fragebogen lassen sich subjektive, ganzheitliche Erlebnisphänomene sicherlich schwieriger erfassen als durch den Einsatz von Interviews. Trotzdem können auch mit Fragebogen persönliche Einschätzungen, subjektive Meinungen oder emotionale Befindlichkeiten erfaßt werden. Bei der Wahl der Meßinstrumente habe ich deshalb vor allem darauf geachtet, daß die gewählten Fragebogen und selbstkonstruierten Meßinstrumente die Subjektivität der Person und die persönlichen Standpunkte berücksichtigen.

Will man die vorherrschenden Gesundheitskonzepte erweitern, so braucht man auch neue Forschungsmethoden, mit denen insbesondere die subjektiven Aspekte des Gesundheitserlebens präziser und feiner erfaßt werden können. Diese Forderung gilt umso mehr in der Gesundheitsforschung im Kontext der Migration. Es ist wichtig, daß hier Meßinstrumente und Auswertungsmethoden entwickelt werden, die die spezifischen Bedürfnisse der Migrantinnen sowie ihre Lebenssituation und ihren kulturellen Hintergrund berücksichtigen. Meßinstrumente, die auf die Migrationserfahrung Bezug nehmen, sind deshalb erforderlich, weil es durchaus möglich ist, daß das Verständnis von „Wohlbefinden" oder „Gesundheit" neben einem allgemeinen, kulturübergreifenden Inhalt auch kulturspezifische Momente enthält, und daß für ausländische Frauen u.U. zusätzliche oder andere Dimensionen der Gesundheit von Bedeutung sind als für westeuropäische Frauen. Diese Spezifität kann durch allgemeine Fragen oder Testverfahren nicht erfasst werden.
Die Ergebnisse hinsichtlich der Bedeutsamkeitskomponente des Kohärenzgefühls haben darüber hinaus auf den besonderen Stellenwert der emotionalen Inhalte von Gesundheit aufmerksam gemacht. Diese Inhalte sollten durch adäquate Methoden präziser erfaßt werden. Meiner Meinung nach ist es wichtig, die Ergebnisse bzgl. dieser Komponente über qualitative Verfahren zu erfassen und neu zu interpretieren.

Die Auswahl der Stichprobe stellte eine zeitaufwendige und manchmal problematische Phase der Untersuchung dar, so daß es sogar zu einer erheblichen zeitlichen Ausdehnung der Datenerhebungsphase kam (vgl. auch Kap. 6). Obwohl eine große Stichprobe gewählt wurde und Frauen aus verschiedenen Städten Deutschlands gefragt wurden, gab es dennoch spezifische Auswahleffekte, die letztendlich zu einer selektierten Stichprobe führten. So nahmen an der Untersuchung nur ausländische Frauen teil, die gute Deutschkenntnisse hatten. Diese

Einschränkung hatte zur Folge, daß der Großteil der befragten ausländischen Frauen einen höheren Schulabschluß vorweisen konnte. Vor diesem Hintegrund können die Ergebnisse dieser Untersuchung nicht auf die gesamte Population der ausländischen Frauen in Deutschland verallgemeinert werden.
Zusammenfassend lassen sich aus den Befunden dieser Arbeit folgende Schlußfolgerungen ziehen:

- Mit Berücksichtigung des neuen Verständnisses von Gesundheit und Krankheit unter salutogenetischer Perspektive kann man das Thema Gesundheit und Krankheit bei Migrantinnen um neue wichtige Erkenntnisse bereichern. Hier bietet die Salutogenese neue Anregungen. Salutogenetisches Denken ermöglicht uns, anders zu fragen und bisher Verborgenes zu sehen und zwar, daß die Migration nicht nur als ein traumatisierendes bzw. belastendes Ereignis zu betrachten ist, sondern daß sie ebenfalls als Herausforderung begriffen und erlebt werden kann. Eine Person entwickelt im Migrationsprozeß eine neue Lebensorientierung, neue Strategien und bestimmte Fähigkeiten, die in dem gegebenen soziokulturellen Rahmen Ergebnisse ihrer Erfahrungen mit der neuen Gesellschaft sowie der Auseinandersetzung mit Problemen und Schwierigkeiten in der Migration sind. Im Verlauf dieses Prozesses können neue, situationsadäquatere Ressourcen aufgebaut werden, mit denen die Situation besser verstanden und angegangen werden kann.

- Ausländerinnen sind keine homogene Gruppe. Sie unterscheiden sich nach den Herkunftsländern, Kulturen, Biografien, Ausbildungsniveaus, der Sprache und vielen anderen Merkmalen. Es ist wichtig, daß diese Heterogenität berücksichtigt und das Thema Gesundheit und Migration entsprechend differenziert wissenschaftlich und praktisch angegangen wird.
- Der Schwerpunkt des Erkenntnisinteresses muss dabei auf den individuellen Bedürfnissen der Migrantinnen liegen. Eine wissenschaftliche und anwendungsbezogene Herangehensweise sollte gemeinsam mit den Laien neue Perspektiven entwickeln, in denen das Alltagsleben der ausländischen Frauen Berücksichtigung findet. Daraus können Impulse ausgehen, sowohl in Richtung der Gesellschaft, z.B. für die Gestaltung von Handlungsspielräumen, Anforderungen und Chancen, als auch in Richtung der ausländischen Frauen, z.B. für mehr Eigeninitiative und Bejahung der Migrationsentscheidung. Dabei sollten den ausländischen Frauen unter Berücksichtigung des neuen Gesundheitsverständnisses Möglichkeiten gegeben werden, eigene Stärken zu fördern, neue Fähigkeiten zu entwickeln, die aktuellen Lebensbedingungen aktiv zu beeinflussen und eigene Zielsetzungen zu verwirklichen. Nur wenn die Migrantinnen aktiv an dem Migrationsprozeß teilnehmen und eigenverantwortlich handeln, werden sie ihre persönlichen Kompetenzen und Ressourcen mobilisieren und verbessern und in schwierigen Situationen auf eigene Problemlösungsstrategien zurückgreifen können. Eine neue, der Heterogenität von Ausländerinnen gemäße Einstellung zum Thema Gesundheit und Migration ist erforderlich, um ausländische Frauen nicht nur als hilfsbedürftig und

unsicher oder als Objekte zu behandeln, sondern als Subjekte, die mit ihren Fähigkeiten und Gedanken ihren Alltag selbst gestalten können.

Der Zugang zu ihren Welten und Erlebnissen wird durch aktives Handeln der Migrantinnen selbst und durch Offenheit von Seiten der Aufnahmegesellschaft möglich sein. Solange ihre Welt unbekannt bleibt, bleiben sie uns selbst fremd und ihre Integration wird schwieriger.
Dabei darf gerade die Migrationserfahrung ein Anlaß dafür sein, daß Frauen ihr Leben noch einmal überdenken, ihm neue Impulse und Inhalte verleihen, daß sie selbstverantwortliche Entscheidungen treffen oder nur mehr adäquate Überlebensstrategien entwickeln (vgl. Prodolliet, 1999).
Es ist nötig, daß den Ausländerinnen die Möglichkeit gegeben wird, ihren Lebensweg, der durch Begegnungen mit zwei Kulturen geprägt ist, mit eigenen guten Erfahrungen anzureichern und diese positiven Erfahrungen in das Selbst zu integrieren und mit neuen Handlungsmöglichkeiten zu verbinden.

Wenn diese Voraussetzungen gegeben sind, werden sich ausländische Frauen wahrscheinlich mehr in Richtung des Gesundheitspols bewegen und Gesundheit ganzheitlich erleben.

ZUSAMMENFASSUNG

Das Ziel dieser Untersuchung bestand darin, das Gesundheitserleben in Deutschland lebender ausländischer Frauen aus einer mehr ganzheitlichen Perspektive und vor dem Hintergrund des salutogenetischen Modells von Antonovsky zu erfassen.
Dieses Vorhaben wurde unter Einsatz von Fragebogen und selbstkonstruierten Skalen durchgeführt. Dabei interessierten solche Gesundheitsindikatoren, wie Ängstlichkeit, körperliche Beschwerden, Kompetenz- und Kontrollüberzeugungen, Soziale Unterstützung, 'empfundene Gesundheit', 'Wohlfühlen in Deutschland' sowie 'Heimweh'. Sie wurden in Abhängigkeit von Migrationsgrund und Kohärenzgefühl als situativen und persönlichen Momenten des Gesundheitserlebens in der Migration analysiert.
Anhand der Ergebnisse konnte gezeigt werden, daß der Migrationsgrund Einfluß auf das Gesundheitserleben der ausländischen Frauen hatte. Unterschiede im Migrationsgrund wirkten sich darauf aus, wie die ausländischen Frauen soziale Unterstützung wahrnahmen, ob sie mehr oder weniger ängstlich waren und wie sie sich körperlich fühlten. Dabei erreichten ausländische Frauen, die aus sozialen Gründen in Deutschland leben, im Vergleich zu den politisch und ökonomisch motivierten Migrantinnen insgesamt bessere Werte in diesen Gesundheitsindikatoren. Dieses Ergebnis legte den Schluß nahe, daß der soziale Ausreisegrund möglicherweise mit günstigerer, gesundheitsfördernder Lebenssituation einhergeht als die anderen beiden Migrationsgründe. Hinter dem Migrationsgrund wurden deshalb eine Reihe von gesundheitswirksamen Faktoren vermutet, wie Ausreisemotiv, Lebensgeschichte und aktuelle Lebenssituation. Diese Momente des Migrationsgrundes ließen sich gleichzeitig als Bestandteile des neuen Gesundheitsverständnisses identifizieren. Die in der Migrationssituation vorgefundenen Möglichkeiten, Handlungsspielräume und Zukunftsperspektiven schienen somit einen Teil der Unterschiede im Gesundheitserleben bei ausländischen Frauen aufzuklären.
Auch das Kohärenzgefühl erwies sich als eine wichtige Variable, die Einfluß auf das Gesundheitserleben der ausländischen Frauen hatte. Es konnte gezeigt werden, daß Frauen mit hoch ausgeprägtem Kohärenzgefühl ihre Gesundheit in der Regel besser erlebten als ausländische Frauen, mit niedrig ausgeprägtem Kohärenzgefühl. Es wurde angenommen, daß es ausländischen Frauen mit hoch ausgeprägtem Kohärenzgefühl eher gelang, die Anforderungen der Migration als Chance zu begreifen und sie mehr im Lichte der eigenen Entwicklung als im Sinne einer Behinderung zu sehen.
Weiterhin zeigten die Befunde, daß bei mehr globalen und emotional getönten Gesundheitsindikatoren ein hoch ausgeprägtes Kohärenzgefühl erst in Abhängigkeit vom Migrationsgrund gesundheitsfördernd wirkte. Die Interpretation der Befunde legte die Vermutung nahe, daß das Kohärenzgefühl möglicherweise kein situationsunabhängiges Merkmal ist, vielmehr wird es in seiner Wirksamkeit von der Günstigkeit der vergangenen und aktuellen Lebenssituation moderiert. Situative Bedingungen, die den Einfluß des Kohärenzgefühls nicht hem-

men, schienen dabei mehr mit den sozialen und ökonomischen Migrationsgründen als mit den politischen einherzugehen.

In der Arbeit wurde dargelegt, daß Migration mehrere Facetten hat. Durch die in dieser Arbeit gewählte salutogenetische Perspektive wurde der oft betonte stresshafte oder sogar traumatische Charakter der Migration relativiert. Die Migration muß nicht zwangsläufig zur Gesundheitsbeeinträchtigung oder psychischen oder körperlichen Störungen führen. Migration kann ebenso Gesundheitsförderung und persönliches Wachstum bedeuten, wenn sie zum einen von den MigrantInnen als Herausforderung angenommen wird und wenn die Aufnahmegesellschaft zum anderen bestimmte Rahmenbedingungen schafft, die einen Umgang mit der Migration als Herausforderung möglich machen.

LITERATUR

Abele, A. & Becker, P. (Hg. 1994). Wohlbefinden: Theorie, Empirie, Diagnostik. 2. Aufl. Weinheim, München: Juventa.

Abele, A. & Brehm, W. (1989). Wohlbefinden bei sportlicher Aktivierung: Überlegungen zu einer erlebnisorientierten Konzeptualisierung von Gesundheit. Beitrag zum Symposium „Tübinger Gespräch zu Sport und Sportwissenschaft". Mai 1989.

Adam, H. (1993). Terror und Gesundheit- ein medizinischer Ansatz zum Verständnis von Folter, Flucht und Exil. Weinheim: Deutscher Studien Verlag.

Alfermann, D. (1996). Geschlechterrollen und geschlechtstypisches Verhalten. Stuttgart, Berlin, Köln: Kohlhammer.

Amiri, M. (1989). Iranerinnen im Deutschen Exil. (Diplomarbeit). Frankfurt am Main: Fachhochschule Frankfurt am Main.

Anderson, R. (1984). Health promotion. An overview. European Monographs in Health Education Research (6) S. 4-119.

Antonovsky, A. (1979). Health, stress, and coping: New perspectives on mental and physical well-being. San Francisco: Jossey-Bass.

Antonovsky, A. (1983). The sense of coherence- Development of a research Instrument. W.S. Schwartz Research Center for Behavioral Medicine, Tel Aviv University, Newsletter and Research Reports. (1) S. 1-11.

Antonovsky, A. (1987). Unraveling the mastery of health - How people manage stress and stay well. San Francisco: Jossey-Bass.

Antonovsky, A. (1991). Meine Odyssee als Stressforscher. In: Jahrbuch für Kritische Medizin, Bd. 17, S. 112-130. Hamburg: Argument.

Antonovsky, A. (1993). The structure and properties of the.sense of coherence scale. Social Science and Medicine. Vol (36) S. 725-733.

Antonovsky, A. (1997). Salutogenese. Zur Entmystifizierung der Gesundheit. Dt erweiterte Herausgabe von Alexa Franke. Tübingen: DGVT.

Arnold, W.; Eysenck, H. & Meili, R. (1987). Lexikon der Psychologie: Bd. 1. Freiburg: Herder.

Badura, B. (1986). Social networks and the quality of life. In: Frick, D. The quality of urban life. Social, psychological, and physical conditions (Ed.), S. 55-60. Berlin: Walter de Gruyter.

Baeza, V.F. (1993). Immigrantinnen als Objekt von Wissenschaft und Beratung. In: Nestmann, F. & Niepel, Th. (Hg.). Beratung von Migration-Neue Wege der psychosozialen Versorgung, S. 176-192. Verlag für Wissenschaft und Bildung.

Bamberg, E. & Mohr, G. (1982). Frauen als Forschungsthema: Ein blinder Fleck in der Psychologie. In: Mohr, G.; Rummel, M. & Rückert, D. (Hg.). Frauen-Psychologische Beiträge zur Arbeits- und Lebenssituation, S. 1-19. München, Wien, Baltimore: Urban & Schwarzenberg.

Bandura, A. (1977). Self-efficacy - Towards a unifying theory of behavioral change. Psychological review (84) S. 191- 215.

Becker, P. (1982). Psychologie der seelischen Gesundheit. Bd.1. Göttingen: Hogrefe.

Becker, P. (1992). Die Bedeutung integrativer Modelle von Gesundheit und Krankheit für die Prävention und Gesundheitsförderung. In: Paulus, P. (Hg.). Prävention und Gesundheitsförderung, S. 91-107. Köln: GwG.

Becker, P. (1994). Theoretische Grundlagen. In: Abele, A. & Becker, P. (Hg.). Wohlbefinden: Theorie, Empirie, Diagnostik - 2. Aufl. S. 13-44. Weinheim, München: Juventa.

Belle, D. (1982). The stress of caring- women as providers of social support. In: Goldberger, L.& Breznitz, S. (Ed.): Handbook of stress-theoretical and clinical aspects. S. 496-505. New York: Free Press.

Belz-Merk, M. (1995). Gesundheit ist alles und alles ist Gesundheit: Die Selbstkonzeptforschung zur Beschreibung und Erklärung subjektiver Vorstellung von Gesundheit und Gesundheitsverhalten. Frankfurt am Main: Lang.

Bengel, J. & Belz-Merk, M. (1990). Subjektive Gesundheitskonzepte. In: Schwarzer, R.(Hg.). Gesundheitspsychologie-Ein Lehrbuch, S.105-115. Göttingen: Hogrefe.

Bengel, J.; Strittmatter, R. & Willmann, H. (1998). Was erhält Menschen gesund? - Antonovskys Modell der Salutogenese - Diskussionsstand und Stellenwert. Bundeszentrale für gesundheitliche Aufklärung (BZgA). Bd. 6: Köln.

Beutel, M. (1988). Bewältigungsprozesse bei chronischen Erkrankungen. Weinheim. edition medizin.

Beutel, M. (1989). Was schützt Gesundheit? Zum Forschungsstand und der Bedeutung von personalen Ressourcen in der Bewältigung von Alltagsbelastungen und Lebensereignissen. Psychother. med. Psychol. 39, S. 452-462. Stuttgart. NewYork: Thieme.

Böhme, A. & König, G. (1994). Psychologie in der Gesundheitsförderung. Zeitschrift, Präventivmed Gesundheitsförd (6) S. 117- 121.

Boltanski, L. (1976). Die soziale Verwendung des Körpers. In: Kamper, D. & Rittner, V.: Zur Geschichte des Körpers (Hg.), S. 138-177. München, Wien: Hanser.

Bortz, J. (1993). Statistik für Sozialwissenschaftler, 4. Aufl. Berlin: Springer.

Brähler, E. & Möhring, P. (1986). Der Körper im Beschwerdebild- Erfahrungen mit dem Gießener Beschwerdebogen. In: Brähler, E. (Hg.). Körpererlebenein subjektiver Ausdruck von Leib und Seele, S. 189-199. Berlin, Heidelberg, New York: Springer.

Brothen,T. & Detzner, D. (1983). Perceived health and locus of control in the aged. Perceptual and Motor Skills. 56, 946.

Broverman, I.K.; Broverman, D.M.; Clarkson, F.E.; Rosenkrantz, P.S. & Vogel, S.R. (1970). Sex-role stereotypes and clinical judgements of mental health. Journal of Consulting and Clinical Psychology (34) S. 1-7.

Brucks, U. (1994). Psychosoziale und gesundheitliche Probleme der Migration. In: Cropley, A.J.; Ruddat, H.; Dehn, D. & Lucassen, S. (Hg.). Probleme der Zuwanderung, Kapitel III. S. 53-71. Göttingen, Stuttgart: Verlag für Angewandte Psychologie.

Bundesminesterium für Familie, Senioren, Frauen und Jugend (1998). Frauen in der Bundesrepublik Deutschland. IDAG Industriedruck: Essen.

Calnan, M. (1987). Health and illness. London: Tavistock.

Campbell, A. (1976). Subjektive measures of well-being. American Psychologist (2) S. 117-124.

Carmel, S.; Anson, O.; Levenson, A.; Bonneh, D.Y. & Maoz, B.(1991). Life events, sense of coherence and health- gender differences on the Kibbutz. Social Science in Medicin (32) No. 10, 1089-1096.

Cindik-Jungermann, Z. (1993). Psychosoziale Arbeit mit ausländischen Frauen in einem sozialpsychatrischen Dienst. In: Nestmann, F. & Niepel, Th. (Hg.). Beratung von Migration-Neue Wege der psychosozialen Versorgung, S. 72-87. Verlag für Wissenschaft und Bildung.

Cohen, S. & Syme, S.L. (1985). Social support and health. New York: Academic Press.

Cropley, A. & Lüthke, F. (1994). Psychologische Aspekte der Adaption von Zuwanderern. In: Cropley, A.J.; Ruddat, H.; Dehn, D. & Lucassen, S. (Hg.). Probleme der Zuwanderung Kapitel I, S. 19-32. Göttingen. Stuttgart: Verlag für Angewandete Psychologie.

D'Houtaud, A. & Field, M.G. (1984). The image of health- Variation in perception by social class in a French population. Sociology of Health and Illness (6) S. 30-60.

Dann, H. D. (1983). Subjektive Theorien: Irrweg oder Forschungsprogramm? - Zwischenbilanz eines kognitiven Konstrukts. In: Montada, L.; Reusser, K. & Steiner, G. (Hg.). Kognition und Handeln, S. 77-92. Stuttgart: Klett-Cotta.

Dann, H. D. (1994). Subjektive Theorien zum Wohlbefinden. In: Abele, A. & Becker, P. (Hg.). Wohlbefinden: Theorie, Empirie, Diagnostik 2. Aufl. S. 97-117. Weinheim, München: Juventa.

Deneke, F. W.; Ahrens, St.; Bühring, B.; Haag, U.; Lamparter, R.; Richter, R. & Stuhr, U. (1987). Wie erleben sich Gesunde? Psychother.med.Psychol. 37, S.156-160. Stuttgart, NewYork: Thieme.

Derogatis, L. R. (1981). Self-report symptom inventory (SCL-90-R). Internationale Skalen für Psychiatrie. Weinheim: Beltz.

Diehl, J. M. (1983). Varianzanalyse. Frankfurt. Fachbuchhandlung für Psychologie.

Diener, E. (1984). Subjective well-being. Psychological Bulletin (95) S. 542-575.

Dietzel-Papakyriakou, M. (1985). Krankheitsverhalten türkischer Arbeiterfrauen- Ergebnisse einer Intervallbefragung. In: Collatz, J., Kürsat-Ahlers, E. & Korporal, J. (Hg.). Gesundheit für alle: Die medizinische Versorgung türkischer Familien in der Bundesrepublik, S. 323-337. Hamburg: ebv Rissen.

Dlugosch, G.E. & Schmidt, L.R.(1992). Gesundheitspsychologie. In: Bastine, R. (Hg.). Klinische Psychologie, Bd. 2, S. 123-177. Stuttgart, Köln, Berlin: Kohlhammer.

Dross, M. (1991). „Warum bin ich trotz allem gesund geblieben?"- Subjektive Theorien von Gesundheit am Beispiel von psychisch gesunden Frauen; In: Flick, U (Hg.). Alltagswissen über Gesundheit und Krankheit: subjektive Theorien und soziale Repräsentation, S. 59-69. Heidelberg: Asanger.

Elis, A. & Gökelma, Y. (1988). Migration und Gesundheit am Beispiel der türkischen Mitbürger-Symposiumsbericht vom 5. Dezember 1987. Bremen: Merhaba Publikationen.

Engel, G.L. (1960). Versuch eines Zusammenhangs von Gesundheit und Krankheit. In: Rotschuh, K.E. (Hg.). Was ist Krankheit? Wissenschaftliche Buchgesellschaft: Darmstadt.

Engel, G.L. (1977). The Need for a new medical model: A challenge for biomedicine. Science. Volume (196) Number 4286, S.129-135.

Everwien, S. (1992). Lebenszufriedenheit bei Frauen: Eine beschreibende Analyse der Ausprägungen und Bedingungen von Lebenszufriedenheit bei ledigen und verheirateten Frauen der Geburtsjahrgänge 1919-1933. Münster, New York: Waxmann.

Fabrikant, B. (1974). The psychotrapist and the female patient- Perceptions and change. In: Franks, V. & Burtley, V. (Ed.): Women in therapy, S. 83-112. New York: Brunner-Mazel.

Faltermaier, T. (1991). Subjektive Theorien von Gesundheit: Stand der Forschung und Bedeutung für die Praxis. In: Flick, U. (Hg.). Alltagswissen über Gesundheit und Krankheit: subjektive Theorien und soziale Repräsentation, S. 59-69. Heidelberg: Asanger.

Faltermaier, T. (1992). Health consciousness: Subjective concepts of health and preventive health behavior. Paper presented at the 6th european Health Psychology Society Conference, Leipzig.

Faltermaier, T. (1994). Gesundheitsbewußtsein und Gesundheitshandeln- Vom Umgang mit Gesundheit im Alltag. Weinheim.

Faltermaier, T. (1995). Gemeindepsychologische- Impulse für eine Psychologie der Gesundheit. In: Röhrle, B. & Sommer, G. (Hg.). Gemeindepsychologie- Bestandsaufnahmen und Perspektiven, S. 139-159. Tübingen: DGVT.

Filipp, S.H. (1979). Entwurf eines heuristischen Bezugsrahmens für Selbstkonzept- Forschung: Menschliche Informationsverarbeitung und naive Handlungstheorie. In: Filipp, S.H. (Hg.). Selbstkonzept-Forschung, S. 3-52. Stuttgart: Klett-Cotta.

Filipp, S.H. (1990). subjektive Theorien als Forschungsgegenstand. In: Schwarzer, R. (Hrsg.). Gesundheitspsychologie-Ein Lehrbuch, S. 247-262. Göttingen, Toronto, Zürich: Hogrefe.

Flick, U. (1991). Alltagswissen über Gesundheit und Krankheit. Subjektive Theorien und soziale Repräsentationen (Hrsg), S. 9-27. Heidelberg: Asanger.

Franke, A. (1985). Die Gesundheit der Männer ist das Glück der Frauen. In: Franke, A. & Jost, I. (Hg.). Das Gleiche ist nicht dasselbe- Zur subkutanen Diskriminierung von Frauen, S. 9-31. DGVT.

Franke, A. (1989). Frauen-Gesundheitsforschung in der Psychologie. Verhaltenstherapie und Psychosoziale Praxis. 21 (1) S. 5-17 DGVT.

Franke, A. (1989a). Gesundheit ist Spaß am Leben. In: Frauen und Gesundheit, Thema: Körper und Psyche. Psychologie Heute (Hrsg. von d. Red. „Psychologie Heute"), S.65-80. Weinheim, Basel: Beltz.

Franke, A. (1990). Gesundheit - ein Begriff im Spektrum der Wertsysteme. Praxis der klinischen Verhaltensmedizin und Rehabilitation. 3 (12) S. 313-320.

Franke, A. (1997). Zum Stand der konzeptionellen und empirischen Entwicklung des Salutogenesekonzepts. In: Antonovsky, A.: Salutogenese. Zur Entmystifizierung der Gesundheit. Dt. erweiterte Herausgabe von Alexa Franke, S. 169-190. Tübingen: DGVT.

Franke, A. (1998). Gesundheit und Abhängigkeit bei Frauen - eine salutogenetische Verlaufsstudie. Cloppenburg: Runge.

Franke, A. & Broda, M. (1993). Psychosomatische Gesundheit - Versuch einer Abkehr vom Pathogenese- Konzept (Hrsg.). Tübingen: DGVT.

Franke, A. & Möller, A. (1993). Psychologisches Programm zur Gesundheitsförderung. München: Quintessenz.

Franzkowiak, P. & Sabo, P. (1993). Die Entwicklung der Gesundheitsförderung in internationalen und nationalen Dokumenten. In: Franzkowiak, P. & Sabo, P. (Hg.). Dokumente der Gesundheitsförderung, S. 11-61. Mainz: Sabo.

Frenz, A.; Carey, W. & Jorgensen, M.P. (1993). Psychometric evaluation of Antonovsky's Sense of Coherence Scale. Psychological Assessment. (5) S. 145-153.

Greiner, B.A. (1998). Der Gesundheitsbegriff. In: Bamberg, E.; Ducki, A. & Metz, A.M. (Hg.). Handbuch Betriebliche Gesundheitsförderung, S. 39-55. Göttingen: Verlag für Angewandte Psychologie.

Grewe, W. & Krampen, G. (1991). Gesundheitsbezogene Kontrollüberzeugungen und Gesundheitsverhalten. In: Haisch, J. & Zeitler, H.P. (Hg.). Gesundheitspsychologie, S. 223-241. Heidelberg: Asanger.

Grottian, G. (1985). Vorstellung von Gesundheit und Krankheit bei Frauen aus der Türkei. In: Collatz, J., Kürsat-Ahlers, E. & Korporal, J. (Hg.). Gesundheit für alle: Die medizinische Versorgung türkischer Familien in der Bundesrepublik, S. 280-291. Hamburg: ebv Rissen.

Günay, E. & Haag, A. (1990). Krankheit in der Emigration - Eine Studie an türkischen Patientinnen in der Allgemeinpraxis aus psychosomatischer Sicht. Psychother. Psychosom. med. Psychol. (40) S. 417-422.

Haisch, J. & Zeitler, H.P. (Hg. 1991). Gesundheitspsychologie- Zur Sozialpsychologie der Prävention und Krankheitsbewältigung Heidelberg: Asanger.

Hantsche, B. (1995). Mobilität als Familienerfahrung - ein Fallbeispiel. Frauenforschung, S. 27-40. 13 Jahrgang, Heft 3.

Helfferich, C. (1989). Weibliche Körperverhältnisse im Wandel. Ergebnisse einer empirischen Untersuchung. In: Müller, U. & Schmidt-Waldherr (Hg.), S. 205-209. FrauenSozialKunde. Bielefeld (AJZ).

Helfferich, C. (1992). Zwang von Natur und Gesellschaft. Alltagsbilder vom Körper aus der Sicht von Frauen. In: Bormann, C. & Vogt, I. (Hg.). Frauen-Körper-Lust und Last. Tübingen: DGVT.

Helfferich, C. (1993). Das unterschiedliche „Schweigen der Organe" bei Frauen und Männern-subjektive Gesundheitskonzepte und „objektive" Gesundheitsdefinitionen. In: Franke, A. & Broda, M. (Hg.). Psychosomatische Gesundheit-Versuch einer Abkehr vom Pathogenese- Konzept, S.35-62. Tübingen: DGVT.

Helfferich, C. (1994a). Frauengesundheitsforschung in der BRD. In: Helfferich, C. & Troschke, J. (Hg.). Der Beitrag der Frauengesundheitsforschung-zu den Gesundheitswissenschaften / Public Health in Deutschland Bd. 2, S.16-26. Freiburg: An der Abteilung für Medizinische Soziologie Universität Freiburg. Druck: druckwerkstatt im grün.

Helfferich, C. (1994b). Quo vadis, Frauengesundheitsforschung? In: Zeitschrieft für Frauenforschung. 12 Jahrgang, Heft (4) S. 7-19. Bielefeld: kleine Verlag.

Helfferich, C. (1994c). Zwang von Natur und Gesellschaft - Alltagsbilder vom Körper aus der Sicht von Frauen. In: Vogt, I. & Bormann, M. (Hg.): Frauen-Körper: Lust und Last Aufl. 2. S. 9-37. Tübingen: DGVT.

Herzlich, C. (1973). Health and illness- A social psychological analysis. European Monographs in social Psychology 5. London: Academic Press.

Hettlage-Varjas, A. & Hettlage, R. (1995). Übergangsidentität im Migrationsprozeß. Frauenforschung, 13 Jahrgang, Heft (3) S. 13-26.

Hobfall, S.E. & Stokes, J. P. (1988). The process and mechanics of social support. In: Duck, S.; May, D. F.; Hobfall, S.E.; Ickes, W. & Montgomery, B.M. (Ed.): Handbuch of personal relationship- theory, research, and intervention, S. 497-517. London: Wiley.

Hofstede, G. (1980). Culture's consequences- International differences in Work-related Values. Beverly Hills: Sage.

Hollstein, W. (1999). Männlichkeit und Gesundheit. In: Brähler, E. & Felder, H. (Hg.). Weiblichkeit, Mänlichkeit und Gesundheit, S. 72-81 . Opladen: Westdeutscher Verlag.

Hurrelmann, K. (1988). Sozialisation und Gesundheit- somat., psych. u. soziale Risikofaktoren im Lebenslauf. Weinheim. München: Juventa.

Hurrelmann, K. (1990). Sozialisation und Gesundheit. In: Schwarzer, R. Gesundheitspsychologie - Ein Lehrbuch (Hg.), S. 93-101. Göttingen: Hogrefe.

Hurrelmann, K. & Laaser, U. (Hg. 1993). Gesundheitswissenschaften- Handbuch für Lehre, Forschung und Praxis. Weinheim, Basel: Beltz.

Huth, C. & Micksch, J. (1982). Ausländische Frauen: Interviews, Analysen und Anregungen für die Praxis. Frankfurt am Main: Lembeck.

Janke, W. & Debus, G. (1978). Eigenschaftswörterliste (EWL). Göttingen: Hogrefe.

Karrer, C.; Turtschi, R. & Le Berton Baumgartner, M. (1996). Entschieden im Abseits- Frauen in der Migration. Zürich: Limmat.

Kaslow, F.W.; Hansson, K. & Lundblad, A.M. (1994). Long term marriages in Sweden and some coparisons with similar couples in the United States. Contemporary Family Therapy. 16(6), pp. 521-537.

Keil, A. (1994). Gezeiten - Leben zwischen Gesundheit und Krankheit, 4. Aufl. Kassel: Prolog.

Kennert, G. (1989). Psychologische Kontaktstelle für in- und ausländische Frauen. Verhaltenstherapie und psychosoziale Praxis, 21 (1) S. 49-58.

Kickbusch, I. (1994). Frauen und Gesundheit aus der Sichtweise von WHO-Gesundheitsförderung und Public Health. In: Helfferich, C. & Troschke, J. (Hg.). Der Beitrag der Frauengesundheitsforschung - zu den Gesundheitswissenschaften / Public Health in Deutschland, Bd. 2. S.11-15. Freiburg: An der Abteilung für Medizinische Soziologie Universität Freiburg. Druck: druckwerkstatt im grün.

Klesse, R.; Sonntag, U.; Brinkmann, M. & Maschewsky-Schneider, U. (1990). Frauen zwischen Selbst-losigkeit und Selbst-bewußtsein. Frauen und Gesundheit in Bremen. Abschlußbericht des Projektes Gesundheitshandeln und Lebensweisen von Frauen aus unteren und mittleren sizialen Schichten. Gefördert vom Bundesministerium für Jugend, Familie, Frauen und Gesundheit (BMJFG). Bremen.

Kobasa, S. (1979). Stressful life events, personality, and health. Journal of Personality Social Psychology. Volume (37) S. 1- 11.

Kobasa, S.C. (1982). The hardy personality: Towards a social psychology of stress and health. In: Sanders, G. S. & Suls, J. (Ed.): Social Psychology of health and illness, S. 3-32. Hillsdale, NJ: Erlbaum.

Koch, E.; Özek, M. & Pfeiffer, W. (Hrsg.) (1995). Psychologie und Pathologie der Migration- Deutsch-Türkische Perspektiven. Freiburg im Breisgau: Lambertus.

Koch, U. & Müller, S. (1994). Frauengesundheitsforschung. In: Deutsche Forschungsgemeinschaft (Hg.). Sozialwissenschaftliche Frauenforschung in der Bundesrepublik Deutschland-Bestandsaufnahme und forschungspolitische Konsequenzen, S. 221-240. Berlin: Akademie.

Koptagel-Ilal, G. (1995). Psychologie der Remigration. In: Koch, E.; Özek, M. & Pfeiffer, W. (Hg.). Psychologie und Pathologie der Migration - Deutsch-Türkische Perspektiven, S. 111- 116. Freiburg im Breisgau: Lambertus.

Korporal, J. (1985). Gesundheit, Krankheit und medizinische Versorgung türkischer Mitbürger in der Bundesrepublik Deutschland. In: Collatz, J., Kürsat-Ahlers, E. & Korporal, J. (Hg.). Gesundheit für alle- Die medizinische Versorgung türkischer Familien in der Bundesrepublik, S. 158-176. Hamburg: ebv Rissen.

Kraft, U.; Udris, I.; Musseman, C. & Muheim, M. (1994). Gesunde Personen-salutogenetisch betrachtet - Eine qualitative Untersuchung. Zeitschrift für Gesundheitspsychologie, Bd. 11, Heft (3) S. 216-239.

Krampen, G. (1981). IPC- Fragebogen zu Kontrollüberzeugungen. Göttingen: Hogrefe.

Krampen, G. (1987). Entwicklung von Kontrollüberzeugungen - Thesen zu Forschungsstand und Perspektiven. Zeitschrift für Entwicklungspsychologie und Pädagogische Psychologie. (19) S. 195-227.

Krampen, G. (1989). Diagnostik von Attributionen und Kontrollüberzeugungen-Theorien, Geschichte, Probleme. In: Krampen, G. (Hg.). Diagnostik von Attributionen und Kontrollüberzeugungen, S. 3- 19. Göttingen: Hogrefe.

Krampen, G. (1991). Fragebogen zu Kompetenz- und Kontrollüberzeugungen (FKK). Göttingen. Toronto, Zürich: Hogrefe.

Kürsat- Ahlers, E. (1985). Die Welt der türkischen Frauen und Mädchen. In: Collatz, J.; Kürsat-Ahlers, E. & Korporal, J. (Hg.). Gesundheit für alle: Die medizinische Versorgung türkischer Familien in der Bundesrepublik, S. 89-102. Hamburg: ebv Rissen.

Kürsat- Ahlers, E. (1994). Stigmatisierung und Psychogenese der Emigration. In: Kraft, M.; Shamim Aschraf-Khan, R. (Hg.). Schwarze Frauen der Welt, S. 83-95. Berlin: Orlando.

Laux, L.; Glanzmann, P.; Schaffner, P.; Spielberger, C.D. (1981). Das State-Trait-Angstinventar (SATI). Theoretische Grundlagen und Handanweisungen. Weinheim: Beltz.

Levenson, H. (1972). Distinction within the concept of internal-external control: Development of a new scale. Proceeding of the 80th Annual Convention of the American Psychological Association (7) S. 261-262.

Levenson, H. (1974). Activism and powerful others: Distinction within the concept of internal-external control. Journal of Personality Assessment (38) S. 377-383.

Levi, L. (Ed. 1975). Society, stress and disease: Vol.2. New York. Oxford University Press.

Lohaus, A. & Schmitt, G. M. (1989). Kontrollüberzeugungen zu Krankheit und Gesundheit (KKG)- Bericht über die Entwicklung eines Testverfahrens. Diagnostica 35, Heft (1) S. 59-72.

Lohaus, A. (1993). Gesundheitsförderung und Krankheitsprävention im Kindes- und Jugendalter. Göttingen, Bern: Hogrefe.

Longen, M. (1985). Asylantinnen in der BRD: In: Arbeitsgruppe Frauenkongreß (Hg.). Sind wir uns denn so fremd? Ausländische und deutsche Frauen im Gespräch, S. 94-102. Berlin: Sub rosa.

Lutz, R.; Herbst, P.; Iffland, P. & Schneider, J. (1998). Möglichkeiten der Operationalisierung des Kohärenzgefühls von Antonovsky und deren theoretische Implikationen. In: Margraf, J.; Siegrist, J. & Neumer, S. (Hg.). Gesundheits-oder Krankheitstheorie? Saluto-versus pathogenetische Ansätze im Gesundheitswesen, S. 171-184. Berlin: Springer.

Maschewsky-Schneider, U; Klesse, R. & Sonntag, U. (1991). Lebensbedingungen, Gesundheitskonzepte und Gesundheitshandeln von Frauen. In: Stahr, I.; Jungk, S. & Schulz, E. (Hg.). Frauen Gesundheitsbildung, S. 22-35. Weinheim, München: Juventa.

Maschewsky-Schneider, U.; Sonntag, U. & Klesse, R. (1999). Das Frauenbild in der Prävention-Psychologisierung der weiblichen Gesundheit? In: Brähler, E. & Felder, H. (Hg.). Weiblichkeit, Männlichkeit und Gesundheit, S.98 - 120. Opladen: Westdeutscher Verlag.

Mayring, P.(1987). Subjektives Wohlbefinden im Alter. Stand der Forschung und theoretische Weiterentwicklung. Zeitschrift für Gerontologie (20) S. 367-376.

Mayring, P.(1994). Die Erfassung subjektiven Wohlbefindens. In: Abele, A. & Becker, P. (Hg.). Wohlbefinden: Theorie, Empirie, Diagnostik, 2-Aufl. S. 51-64. Weinheim, München: Juventa.

Meske, S. (1983). Situationsanalyse türkischer Frauen in der BRD. Berlin: Express Edition.

Meyer; C.P.; Budowski, M.; Decurtins, L.; Niklowitz, M. & Suter, C. (1998). Soziale Unterstützung und Gesundheit in der Stadt. Zürich: Seismo.

Meyer-Ehlert, B. & Schneider-Wohlfrat, U. (1986). Gesundheitsbildung und -beratung mit Ausländerinnen. Berlin: Express Edition.

Migration und psychische Gesundheit: zur psychosozialen Lage von Migranten in der Bundesrepublik Deutschland; Fachtagung der Arbeiterwohlfahrt Bundesverband e.V. vom 1. bis 3. Nov. 1985 in Bonn. (1986) Bonn.

Ministerium für Arbeit, Gesundheit und Soziales des Landes Nordrhein-Westfalen (Hg. 1994). Landessozialbericht: Ausländerinnen und Ausländer in Nordrhein-Westfalen, Bd. 6. Neuss: Neusser Druckerei.

Ministerium für die Gleichstellung von Frau und Mann des Landes Nordrhein-Westfalen (Hg. 1987). Soziale Situation ausländischer Mädchen und Frauen in Nordrhein-Westfalen - Dokumente und Berichte 4. Düsseldorf: satz+druck gmbh.

Mohn, K. & Schennen, G. (1993). Gesundheit und Krankheit von Frauen und Männern im sozialen Diskurs. Diplomarbeit. Psychologie Institut: Ruhr-Universität Bochum.

Morgenthaler, W. (1945). Letzte Aufzeichnungen von Selbstmördern. Bern: Huber.

Nestmann, F. & Niepel, Th. (Hg. 1993). Beratung von Migration - Neue Wege der psychosozialen Versorgung. Verlag für Wissenschaft und Bildung.

Neumann, S. (1985). Berichte zur Situation der Asylantinnen in der BRD. In: Arbeitsgruppe Frauenkongreß (Hg.). Sind wir uns denn so fremd? Ausländische und deutsche Frauen im Gespräch, S. 103-109. Berlin: Sub rosa.

Noack, R.H.; Bachmann, N.; Oliverie, M. (1991). Fragebogen zum Kohärenzgefühl (SOC- Fragebogen) Autorisierte Übersetzung des Sense of Coherence Questionaire. Unveröffentlichtes Manuskript. Bern.

Novak, P. (1998). Salutogenese und Pathogenese: Komplementarität und Abgrenzung. In: Margraf, J.; Siegrist, J. & Neumer, S. (Hg.). Gesundheits- oder Krankheitstheorie? Saluto-versus pathogenetische Ansätze im Gesundheitswesen, S. 27-39. Berlin: Springer.

Oyen, R. & Feser, H. (1982). Theorie und Konzept-Entwicklung eines modernen Gesundheitsbegriffes als Grundlage konzeptioneller Überlegungen zur Gesundheitserziehung. Prävention (4) 5 Jahrgang, S. 99-103.

Parsons, T. (1967). Definition von Gesundheit und Krankheit im Lichte der Wertbegriffe und der sozialen Struktur Amerikas. In: Mitscherlich, A.; Brocher, T.; von Mering, O. & Horn, K. (Hg.). Der Kranke in der modernen Gesellschaft, S.57-87. Köln: Kiepenheuer & Witsch.

Paulus, P. (1990). Selbstverwirklichung als psychische Gesundheit: eine Standortbestimmung. In: Meyer-Cording, G. & Speierer, G.W. (Hg.). Gesundheit und Krankheit-Theorie, Forschung und Praxis der Klienten, S. 11-29. Köln: GWG.

Paulus, P. (1994). Selbstverwirklichung und psychische Gesundheit. Göttingen: Hogrefe.

Prodolliet, S. (1999). Spezifisch weiblich: Geschlecht und Migration- Ein Rükblick auf die Migrationsforschung. Zeitschrift für Frauenforschung, 17 Jahrgang, Heft 1+2, S. 26-42.

Ratsch, T. (1985). Wir fordern ein eigenständiges Aufenthaltsrecht für ausländische Frauen. In: Arbeitsgruppe Frauenkongreß (Hg.). Sind wir uns denn so fremd? Ausländische und deutsche Frauen im Gespräch, S. 41-48. Berlin: Sub rosa.

Röhrle, B. (1994). Soziale Netzwerke und soziale Unterstützung. Weinheim: Union.

Rohrmann, B. (1978). Empirische Studien zur Entwicklung von Antwortskalen für die sozialwissenschaftliche Forschung. Zeitschrift für Sozialepsychologie, (9). S. 222-245.

Rosner, J. (1996). Asylsuchende Frauen- neues Asylrecht und Lagerpolitik in der Bundesrepublik Deutschland. Frankfurt am Main: VAS.

Rotter, J. B. (1966). Generalized expectancies for internal versus external control of reinforcement. Psychological Monographs, 80 (1).

Ruddat, H. (1994). Aspekte des Kontrollverlusts bei Migranten. In: Cropley, A.J.; Ruddat, H.; Dehn, D. & Lucassen, S. (Hg.). Probleme der Zuwanderung, S. 35-52. Göttingen, Stuttgart: Verlag für Angewandte Psychologie.

Sack, M.; Künsebeck, H.W. & Lamprecht, F. (1997). Kohärenzgefühl und psychosomatischer Behandlungserfolg. Psychother., Psychosom., med. Psychologie, (47) S. 149-155.

Sagy, S.; Antonovsky, A.; Adler, I. (1990). Explaining life satisfaction in later life: The sense of coherence model and activity theory. Behavior, Health, and Aging, (1) S. 11-25.

Sarason, I.G.; Johnson, J.H. & Siegel, J.M. (1978). Assessing the impact of life changes- development of the Life Experiences Survey. Journal of Consulting and Clinical Psychology, (46) S. 932-946.

Sarason, I.G.; Sarason, B.R. & Pierce, G.R. (Ed. 1990). Social support: An interactional view. New York: Wiley.

Schier, E. (1992). Ethnomedizinische und transkulturell-psychische Aspekte der Migration. Praxis der Kinderpsychologie und Kinderpsychiatrie, 41 (10) S. 345-350.

Schlitt, H. (1981). Life-Events und ihre Auswirkungen. Unveröffentlichte Diplomarbeit. Mainz: Psychologisches Institut.

Schmidt, L.R. & Dlugosch, G.E. (1992). Entwicklungspsychologie Aspekte der Gesundheitspsychologie. Zeitschrift für Klinische Psychologie, Bd. XXI. Heft (1) S. 36-47. Tübingen: Hogrefe.

Schmidt-Koddenberg, A. (1999). Psychosomatische Reaktionen bei Migrantinnen. In: Gieseke, H. & Kuhs, K. (Hg.). Frauen und Mädchen in der Migration- Lebenshintergründe und Lebensbewältigung. Frankfurt am Main: Verl. für Interkulturelle Kommunikation (IKO).

Schorr, A. (1995). Gesundheit und Krankheit: Zwei Begriffe mit getrennter Historie? In: Lutz, R. & Mark, N. (Hg.). Wie gesund sind Kranke? S. 53-69. Göttingen: Verlag für Angewandte Psychologie.

Schröder, H. (1994). Von der „Diagnose" zur „Therapie". In: Schwarzer, R. & Jerusalem, M. (Hg.). Gesellschaftlicher Umbruch als Kritisches Lebensereignis, S. 259-272. Weinheim, München: Juventa.

Schulze, C. & Welters, L. (1991). Geschlechts- und altersspezifisches Gesundheitsverständnis. In: Flick, U. (Hg.). Alltagswissen über Gesundheit und Krankheit - subjektive Theorien und soziale Repräsentation, S. 70- 86. Heidelberg: Asanger.

Schwarzer, R. (Hg. 1990). Gesundheitspsychologie - Ein Lehrbuch. Göttingen: Hogrefe.

Schwarzer, R. & Leppin, A. (1989). Sozialer Rückhalt und Gesundheit. Eine Metaanalyse. Göttingen: Hogrefe.

Schwarzer, R. & Leppin, A. (1990). Sozialer Rückhalt, Krankheit und Gesundheitsverhalten. In: Schwarzer, R. (Hg.). Gesundheitspsychologie-Ein Lehrbuch, S. 395-414. Göttingen: Hogrefe.

Sieverding, M. (1999). Weiblichkeit, Männlichkeit und psychische Gesundheit. In: Brähler, E. & Felder, H. (Hg.). Weiblichkeit, Männlichkeit und Gesundheit, S. 31-57. Opladen: Westdeutscher Verlag.

Sobiech, G.(1991). Die gesellschaftliche Disziplinierung des Frauenkörpers zwischen Gesundheit und Krankheit. In: Stahr, I.; Jungk, S. & Schulz, E. (Hg.). Frauen Gesundheitsbildung, S. 74-89. Weinheim, München: Juventa.

Sommer, G. & Fydrich, Th. (1989). Soziale Unterstützung - Diagnostik, Konzepte, F- SOZU. Tübingen: DGVT.

Spielberger, C.D. (1972). Anxiety as an emotional state. In: Spielberger, C.D. (Hg): Anxiety - Current trends in theory and research. Band 1. New York: Academic Press.

Spielberger, C.D.; Gorsuch, R.L. & Lushene, R. (1970). Manual for the State-Trait Anxiety Inventory. Palo Alto, Calif : Consulting Psychologists Press.

SPSS for Windows, Professional Statistics, Release V. (1992). USA, Chicago: SPSS Inc. 47 ff.

Stahr, I.; Jungk, S. & Schulz, E. (Hg. 1991). Frauen Gesundheitsbildung - Grundlage und Konzepte. Weinheim, München: Juventa.

Statistisches Bundesamt, Statistisches Jahrbuch (1999) für die Bundesrepublik Deutschland. Stuttgart: Metzler Poeschel.

Strittmatter, R. (1995). Alltagswissen über Gesundheit und gesundheitliche Protektivfaktoren. Frankfurt am Main, Berlin, Bern, New York, Paris, Wien: Lang.

Syme, S.L. (1989). Control and health- A personal perspective. In: Steptoe, A. & Appels, A. (Ed.) Stress, personal control and health. Chichester: Wiley.

Theilen, I. (1985). Überwindung der Sprachlosigkeit türkischer Patienten in der Bundesrepublik. In: Collatz, J., Kürsat-Ahlers, E. & Korporal, J. (Hg.). Gesundheit für alle: Die medizinische Versorgung türkischer Familien in der Bundesrepublik, S. 292-322. Hamburg: ebv Rissen.

Versteegen, U. (1988). Zur Bedeutung des Konzepts der „Lebensweisen" für die Gesundheitspsychologie. Eine empirische Untersuchung zu den Determinanten des Gesundheitsverhaltens 30-50 jähriger Frauen. Dissertation. Universität Freiburg.

Versteegen, U. (1992). Risikowahrnehmung und Gesundheit. Zeitschrift für Klinische Psychologie, Bd. XXI, Heft (1) S. 28-35.

Vogt, I. (1993). Psychologische Grundlagen der Gesundheitswissenschaften. In: Hurrelmann, K. & Laaser, U. (Hg.). Gesundheitswissenschaften-Handbuch für Lehre, Forschung und Praxis S. 46-62. Weinheim. Basel: Beltz

Vogt, I. & Bormann, M. (Hg. 1994). Frauen-Körper: Lust und Last. 2. Aufl. Tübingen: DGVT.

Wallston, K.A. & Wallston, B.S. (1978). Locus of control and health-A review of the literature. Health Education Monographs (6) S. 107-117.

Wallston, K.A. & Wallston, B.S. (1982). Who is responsible for your health? The construct of health locus of control. In: Sanders, G.S. & Suls, J. (Ed.): Social psychology of health and illness. Hillsdale: Erlbaum.

Weiner, H. (1983). Gesundheit, Krankheitsgefühl und Krankheits-Ansätze zu einem integrativen Verständnis. Psychother. med. Psychol. (33) S. 15-34 Sonderheft. Stuttgart, New York: Thieme.

Weiss, C. (1980). Wohlbefinden- Theorieentwurf und Testkonstruktion. Bielefeld: Kleine.

Williams, Sh. J. (1990). The relationship among stress, hardiness, sense of coherence and illness in critical care nurses. Medical psychotherapy. (3) 171-186.

Wolfradt, U. (1998). Die interkulturelle Perspektive- Gesundheit und Gesundheitsförderung in individualistischen und kollektivistischen Kulturen. In: Bamberg, E.; Ducki, A. & Metz, A.M. (Hg.). Handbuch Betriebliche Gesundheitsförderung. S. 455-465. Göttingen: Verlag für Angewandte Psychologie.

Zentgraf, M. (1994). Vom Mädchen zur Frau - Fluch und Verheißung in der Entwicklung des weiblichen Körpers. In: Vogt, I. & Bormann, M. (Hg.): Frauen-Körper-Lust und Last. 2. Aufl. S. 39-71. Tübingen: DGVT.

Anhang

Verzeichnis der Tabellen

Verzeichnis der Abbildungen

Heimatland	Anzahl	Tabellen-%
Iran	112	30,6%
Rußland	17	4,6%
Polen	47	12,8%
Jugoslavien	6	1,6%
Ukraine	7	1,9%
Frankreich	10	2,7%
Äthiopien	1	,3%
Spanien	14	3,8%
Griechenland	8	2,2%
Türkei	13	3,6%
Georgien	5	1,4%
Kasachstan	7	1,9%
Süd-Korea	22	6,0%
Kameron	5	1,4%
Rumänien	3	,8%
Brasilien	13	3,6%
England	7	1,9%
Italien	9	2,5%
Bulgarien	8	2,2%
Ungarn	3	,8%
China	6	1,6%
Japan	3	,8%
Argentinien	1	,3%
Peru	3	,8%
USA	1	,3%
Indonesien	3	,8%
Venezuela	1	,3%
Marokko	2	,5%
Cuba	1	,3%
Litauen	3	,8%
Taiwan	6	1,6%
Slowakei	2	,5%
Elfenbeinküste	2	,5%
Rwanda	1	,3%
Schweiz	1	,3%
Uruguay	1	,3%
Costa Rica	1	,3%
Chile	1	,3%
Palästina	1	,3%
Portugal	1	,3%
Afghanistan	1	,3%
Bosnien	1	,3%
Tschechisch	1	,3%
Lettland	2	,5%
Thailand	1	,3%
Malaysia	1	,3%
Norwegen	1	,3%

Wenn Ihr mir helfen wollt, haltet Euch bitte an die Voraussetzungen:

1. Ihr dürft nicht hier (in Deutschland) aufgewachsen sein, Ihr müßtet hier mindestens im zwanzigsten Lebensjahr angekommen sein.
2. Ihr müßt die deutsche Sprache soweit beherrschen, daß Ihr die Fragen versteht und ohne Hilfe beantworten könnt,

ALSO : Ihr müßt alles alleine ausfüllen.

Wenn Du der Meinung bist, daß Du es kannst und die Voraussetzungen erfüllst, dann fange mal an! Ansonsten kannst Du den Fragebogen zurück geben. Viel Spass

Liebe Frauen!

Ich bin Diplom - Psychologin aus dem Iran und möchte für meine Doktorarbeit im Bereich der Frauenforschung ausländische Frauen befragen. Die Fragen beziehen sich auf Gesundheit und soziale Kontakte und Ihre Meinungen über verschiedene Lebensbereiche.

Denken Sie daran:

Es gibt bei den Fragen keine "richtigen" oder "falschen" Angaben, es kommt auf Ihr Erleben an. Am besten beantworten Sie die Fragen ohne lange zu überlegen.
Bitte achten Sie darauf, daß Sie alle Aussagen beantworten.

Mit herzlichem Dank für Ihre Bemühung

Azra Pourgholam

Vp nr ☐

Datum:

Hier tragen Sie bitte Ihre Antwort auf der.........Linie ein oder kreuzen ☐ Sie Entsprechendes an.

1) Aus welchem Land kommen Sie? ....

2) Wie alt sind Sie? ....Jahre.

3) Wie lange haben Sie in Ihrem Heimatland gewohnt? ....Jahre.

4) In welchem Alter sind Sie nach Deutschland gekommen? ....Jahren.

5) Welchen Familienstand haben Sie?
- ☐ ledig
- ☐ verheiratet
- ☐ geschieden / getrennt
- ☐ verwitwet

6) Wie ist ihre derzeitige Wohnsituation? Leben Sie...
- ☐ allein
- ☐ mit (Ehe-)Partner und Kindern
- ☐ mit (Ehe-)Partner alleine
- ☐ mit Kindern alleine
- ☐ mit Eltern
- ☐ mit anderen Familienangehörigen und zwar____________________
- ☐ mit Freunden / in einer Wohngemeinschaft
- ☐ sonstige,______________

7) Welchen Schulabschluß haben Sie?
- ☐ keinen Schulabschluß
- ☐ niedriger Schulabschluß
- ☐ mittlerer Schulabschluß
- ☐ höherer Schulabschluß / Abitur
- ☐ Studium / Universitätsabschluß
- ☐ sonstige, _______________

8) Welches war für Sie der wichtigste Grund, nach Deutschland zu kommen ? (**Bitte kreuzen Sie nur <u>eine</u> der folgenden Antworten an !)**

☐ weil ich hier mehr soziale Chancen für mich sehe (z.B mehr Möglichkeit zum Studium,zur Selbstverwicklichung, mehr Freiheit als Frau, usw.)

☐ aus politischen Gründen (z.B Krieg / Unruhe, politische Instabilität im Heimatland, politische Aktivität, usw.)

☐ aus ökonomischen Gründen (z.B weil mein Mann wegen der Arbeit hierherkam, weil mein Mann hier besser verdienen kann, usw.)

☐ sonstige, _______________________________

9) Welchen Beruf haben Sie zur Zeit? ....

10) Wovon leben Sie hauptsächlich?
- ☐ Stipendium
- ☐ Unterstützung durch Eltern / Familie / Verwandte
- ☐ Gehalt des Ehemannes
- ☐ ich verdiene selbst
- ☐ von sozialen Organisationen / Institutionen
- ☐ sonstige, ______________________

11) Welcher Religion gehören Sie an? ....

12) Wie fühlen Sie sich in Deutschland?

☐ sehr schlecht ☐ schlecht ☐ es geht ☐ gut ☐ sehr gut

13) Ich habe Heimweh

☐ immer ☐ oft ☐ manchmal ☐ wenig ☐ niemals

14) Leiden Sie unter einer chronischen Krankheit? ☐ Ja ☐ nein

Wenn ja, unter welcher?......................

15) Nehmen Sie zur Zeit regelmäßig ein Medikament ein (außer Vitaminen, Anti-Baby-Pille,...)?

☐ Ja ☐ nein

16) Waren Sie in Ihrem Leben jemals lebensbedrohlich erkrankt (z.B.durch Unfälle, Operationen, u.s.w...)?
☐ Ja ☐ nein

17) Wie gesund fühlen Sie sich im Moment?

gar nicht sehr

1	2	3	4	5

18) Den größten Einfluß auf meine Gesundheit hat:

Positiven Einfluß hat ______________________

Negativen Einfluß hat ______________________

Fragebogen zur Lebensorientierung
Die folgenden Fragen beziehen sich auf verschiedene Aspekte Ihres Lebens. Auf jede Frage gibt es 7 mögliche Antworten. Bitte kreuzen Sie jeweils die Zahl an, die Ihre Antwort ausdrückt. Geben Sie auf jede Frage nur eine Antwort.

1. Wenn Sie mit anderen Leuten sprechen, haben Sie das Gefühl, daß diese Sie nicht verstehen?

habe nie dieses Gefühl	1	2	3	4	5	6	7	habe immer dieses Gefühl

2. Wenn Sie in der Vergangenheit etwas machen mußten, das von der Zusammenarbeit mit anderen abhing, hatten Sie das Gefühl, daß die Sache

keinesfalls erledigt werden würde	1	2	3	4	5	6	7	sicher erledigt werden würde

3. Abgesehen von denjenigen, denen Sie sich am nächsten fühlen - wie gut kennen Sie die meisten Menschen, mit denen Sie täglich zu tun haben?

sie sind Ihnen völlig fremd	1	2	3	4	5	6	7	Sie kennen sie sehr gut

4. Haben Sie das Gefühl, daß es Ihnen ziemlich gleichgültig ist, was um Sie herum passiert?

äußerst selten oder nie	1	2	3	4	5	6	7	sehr oft

5. Waren Sie schon überrascht vom Verhalten von Menschen, die Sie gut zu kennen glaubten?

das ist nie passiert	1	2	3	4	5	6	7	das kommt immer wieder vor

6. Haben Menschen, auf die Sie gezählt haben, Sie enttäuscht?

das ist nie passiert	1	2	3	4	5	6	7	das kommt immer wieder vor

7. Das Leben ist

ausgesprochen interessant	1	2	3	4	5	6	7	reine Routine

8. Bis jetzt hatte Ihr Leben

überhaupt keine klaren Ziele oder einen Zweck	1	2	3	4	5	6	7	sehr klare Ziele und einen Zweck

9. Haben Sie das Gefühl, ungerecht behandelt zu werden?

sehr oft	1	2	3	4	5	6	7	sehr selten oder nie

10. In den letzten zehn Jahren war Ihr Leben

voller Veränderungen, ohne daß Sie wußten, was als nächstes passiert	1	2	3	4	5	6	7	ganz beständig und klar

11. Das meiste, was Sie in Zukunft tun werden, wird wahrscheinlich

völlig faszinierend sein	1	2	3	4	5	6	7	todlangweilig sein

12. Haben Sie das Gefühl, in einer ungewohnten Situation zu sein und nicht zu wissen, was Sie tun sollen?

sehr oft	1	2	3	4	5	6	7	sehr selten oder nie

13. Was beschreibt am besten, wie Sie das Leben sehen?

man kann für schmerzliche Dinge im Leben immer eine Lösung finden	1	2	3	4	5	6	7	es gibt keine Lösung für schmerzliche Dinge im Leben

14. Wenn Sie über Ihr Leben nachdenken, passiert es sehr häufig, daß Sie

fühlen, wie schön es ist zu leben	1	2	3	4	5	6	7	sich fragen, warum Sie überhaupt da sind

15. Wenn Sie vor einem schwierigen Problem stehen, ist die Wahl einer Lösung

immer verwirrend und schwierig	1	2	3	4	5	6	7	immer völlig klar

16. Das, was Sie täglich tun, ist für Sie eine Quelle

tiefer Freude und Zufriedenheit	1	2	3	4	5	6	7	von Schmerz und Langeweile

17. Ihr Leben wird in Zukunft wahrscheinlich

voller Veränderungen sein, ohne daß Sie wissen, was als nächstes passiert	1	2	3	4	5	6	7	ganz beständig und klar sein

18. Wenn in der Vergangenheit etwas Unangenehmes geschah, neigten Sie dazu,

sich daran zu verzehren	1	2	3	4	5	6	7	zu sagen: „Nun gut, sei's drum, ich muß damit leben" und weiterzumachen

19. Wie oft sind Ihre Gefühle und Ideen ganz durcheinander?

sehr oft	1	2	3	4	5	6	7	sehr selten oder nie

20. Wenn Sie etwas machen, das Ihnen ein gutes Gefühl gibt,

werden Sie sich sicher auch weiterhin gut fühlen	1	2	3	4	5	6	7	wird sicher etwas geschehen, das das Gefühl verdirbt

21. Kommt es vor, daß Sie Gefühle haben, die Sie lieber nicht hätten?

sehr oft	1	2	3	4	5	6	7	sehr selten oder nie

22. Sie nehmen an, daß Ihr zukünftiges Leben

ohne jeden Sinn und Zweck sein wird	1	2	3	4	5	6	7	voller Sinn und Zweck sein wird

23. Glauben Sie, daß es in Zukunft *immer* Personen geben wird, auf die Sie zählen können?

Sie sind sich dessen ganz sicher	1	2	3	4	5	6	7	Sie zweifeln daran

24. Kommt es vor, daß Sie das Gefühl haben, nicht genau zu wissen, was gerade passiert?

sehr oft	1	2	3	4	5	6	7	sehr selten oder nie

25. Viele Menschen - auch solche mit einem starken Charakter - fühlen sich in bestimmten Situationen wie ein Pechvogel oder Unglücksrabe. Wie oft haben Sie sich in der Vergangenheit so gefühlt?

nie	1	2	3	4	5	6	7	sehr oft

26. Wenn etwas passierte, fanden Sie im allgemeinen, daß Sie dessen Bedeutung

über- oder unterschätzten	1	2	3	4	5	6	7	richtig einschätzten

27. Wenn Sie an Schwierigkeiten denken, mit denen Sie in wichtigen Lebensbereichen wahrscheinlich konfrontiert werden, haben Sie das Gefühl, daß

es Ihnen immer gelingen wird, die Schwierigkeiten zu meistern	1	2	3	4	5	6	7	Sie die Schwierigkeiten nicht werden meistern können

28. Wie oft haben Sie das Gefühl, daß die Dinge, die Sie täglich tun, wenig Sinn haben?

sehr oft	1	2	3	4	5	6	7	sehr selten oder nie

29. Wie oft haben Sie Gefühle, bei denen Sie nicht sicher sind, ob Sie sie kontrollieren können?

sehr oft	1	2	3	4	5	6	7	sehr selten oder nie

FRAGEBOGEN ZUR SELBSTBESCHREIBUNG

Anleitung: Im folgenden Fragebogen finden Sie eine Reihe von Feststellungen, mit denen man sich selbst beschreiben kann. Bitte lesen Sie jede Feststellung durch und wählen Sie aus den vier Antworten diejenige aus, die angibt, wie Sie sich **im allgemein** fühlen. Kreuzen Sie bitte bei jeder Feststellung die Zahl unter der von Ihnen gewählten Antwort an. Es gibt keinen richtigen oder falschen Antworten. Überlegen Sie bitte nicht lange und denken Sie daran, diejenige Antwort auszuwählen, die am besten beschreibt, wie Sie sich im **allgemein** fühlen.	fast nie	manch-mal	oft	fast immer
21. Ich bin vergnügt	1	2	3	4
22. Ich werde schnell müde	1	2	3	4
23. Mir ist zum Weinen zumute	1	2	3	4
24. Ich glaube, mir geht es schlechter als anderen Leuten	1	2	3	4
25. Ich verpasse günstige Gelegenheiten, weil ich mich nicht schnell genug entscheiden kann	1	2	3	4
26. Ich fühle mich ausgeruht	1	2	3	4
27. Ich bin ruhig und gelassen	1	2	3	4
28. Ich glaube, daß mir meine Schwierigkeiten über den Kopf wachsen	1	2	3	4
29. Ich mache mir zuviel Gedanken über unwichtige Dinge	1	2	3	4
30. Ich bin glücklich	1	2	3	4
31. Ich neige dazu, alles schwer zu nehmen	1	2	3	4
32. Mir fehlt es an Selbstvertrauen	1	2	3	4
33. Ich fühle mich geborgen	1	2	3	4
34. Ich mache mir Sorgen über mögliches Mißgeschick	1	2	3	4
35. Ich fühle mich niedergeschlagen	1	2	3	4
36. Ich bin zufrieden	1	2	3	4
37. Unwichtige Gedanken gehen mir durch den Kopf und bedrücken mich	1	2	3	4
38. Enttäuschungen nehme ich so schwer, daß ich sie nicht vergessen kann	1	2	3	4
39. Ich bin ausgeglichen	1	2	3	4
40. Ich werde nervös und unruhig, wenn ich an meine derzeitigen Angelegenheiten denke	1	2	3	4

BESCHWERDELISTE

Kreuzen Sie bitte an, inwieweit die folgenden Beschwerden bei Ihnen **in der vergangenen Woche** aufgetreten sind:

	(fast) nie	selten	manch-mal	häufig	(fast) immer
Reizbarkeit					
Schreckhaftigkeit					
Herzklopfen					
Herzschmerzen					
unregelmäßiger Herzschlag					
Blutandrang zum Kopf					
Aufgeregtsein					
Rastlosigkeit					
Zittern					
Atemnot					
Druck auf der (um die) Brust					
starkes Frieren					
starkes Schwitzen					
Verkrampfungen					
Unfähigkeit zu entspannen					
Einschlafschwierigkeiten					
Durchschlafschwierigkeiten					
Müdigkeit, Zerschlagensein nach dem Aufstehen					
schnelles Ermüden					
Kopfschmerzen					
Schulter-/ Kreuzschmerzen					
Sterne vor den Augen					
Ohnmacht					
Schwindel					
Wetterfühligkeit					
Erröten					
Gedächtnislücken					
Erbrechen					
Appetitlosigkeit					
Hunger					
empfindlicher Magen					
Völlegefühl					
Sodbrennen					
Übelkeit					
Blähungen					
Gefühl, einen Kloß im Hals zu haben					
Mißempfindungen (Kribbeln,Prickeln,Taubheit) an Händen und / oder Füßen					
trockener Mund					
Schwierigkeiten beim Harnlassen					
Schwierigkeiten beim Stuhlgang (Verstopfung oder Durchfall)					

Im folgenden finden Sie einige Aussagen zu Gefühlen, Einstellungen und Verhaltensweisen, die Menschen zeigen können. Bitte kreuzen Sie den Grad Ihrer persönlichen Zustimmung bzw. Ablehnung zu diesen Aussagen an.

	Diese Aussage ist:	sehr falsch					sehr richtig
01.	Es hängt hauptsächlich von mir ab, ob sich andere Menschen nach meinen Wünschen richten oder nicht.	---	--	-	+	++	+++
02.	Zufällige Geschehnisse bestimmen einen großen Teil meines Lebens und Alltags.	---	--	-	+	++	+++
03.	Ich habe das Gefühl, daß vieles von dem, was in meinem Leben passiert, von anderen Menschen abhängt.	---	--	-	+	++	+++
04.	Ich komme mir manchmal taten- und ideenlos vor.	---	--	-	+	++	+++
05.	Ob ich einen Unfall habe oder nicht, hängt alleine von mir und meinem Verhalten ab.	---	--	-	+	++	+++
06.	Wenn ich Pläne schmiede, bin ich mir ganz sicher, daß das Geplante auch Wirklichkeit wird.	---	--	-	+	++	+++
07.	Ich habe oft einfach keine Möglichkeiten, mich vor Pech zu schützen.	---	--	-	+	++	+++
08.	Mehrdeutige Situationen mag ich nicht, da ich nicht weiß, wie ich mich verhalten soll.	---	--	-	+	++	+++
09.	Wenn ich bekomme, was ich will, so spielt Glück meistens auch eine Rolle.	---	--	-	+	++	+++
10.	Andere Menschen verhindern oft die Verwirklichung meiner Pläne.	---	--	-	+	++	+++
11.	Ich kann mich am besten selbst durch mein Verhalten vor Krankheiten schützen.	---	--	-	+	++	+++
12.	Ich weiß oft nicht, wie ich meine Wünsche verwirklichen soll.	---	--	-	+	++	+++
13.	Vieles von dem, was in meinem Leben passiert, hängt vom Zufall ab.	---	--	-	+	++	+++
14.	Mein Leben und Alltag werden in vielen Bereichen von anderen Menschen bestimmt.	---	--	-	+	++	+++
15.	Ob ich einen Unfall habe oder nicht, ist vor allem Glückssache.	---	--	-	+	++	+++
16.	Ich kenne viele Möglichkeiten, mich vor Erkrankungen zu schützen.	---	--	-	+	++	+++

	Diese Aussage ist:	sehr falsch					sehr richtig
17.	Ich habe nur geringe Möglichkeiten, meine Interessen gegen andere Leute durchzusetzen.	- - -	- -	-	+	++	+++
18.	Es ist für mich nicht gut, weit im voraus zu planen, da häufig das Schicksal dazwischenkommt.	- - -	- -	-	+	++	+++
19.	Um das zu bekommen, was ich will, muß ich zu anderen Menschen freundlich und zuvorkommend sein.	- - -	- -	-	+	++	+++
20.	In unklaren oder gefährlichen Situationen weiß ich immer, was ich tun kann.	- - -	- -	-	+	++	+++
21.	Es ist reiner Zufall, wenn sich andere Menschen einmal nach meinen Wünschen richten.	- - -	- -	-	+	++	+++
22.	Mein Wohlbefinden hängt in starkem Maße vom Verhalten anderer Menschen ab.	- - -	- -	-	+	++	+++
23.	Ich kann sehr viel von dem, was in meinem Leben passiert, selbst bestimmen.	- - -	- -	-	+	++	+++
24.	Manchmal weiß ich überhaupt nicht, was ich in einer Situation machen soll.	- - -	- -	-	+	++	+++
25.	Gewöhnlich kann ich meine Interessen selbst vertreten und erreiche dabei das, was ich will.	- - -	- -	-	+	++	+++
26.	Ob ich einen Unfall habe oder nicht, hängt in starkem Maße von dem Verhalten anderer ab.	- - -	- -	-	+	++	+++
27.	Wenn ich bekomme, was ich will, so ist das immer eine Folge meiner Anstrengung und meines persönlichen Einsatzes.	- - -	- -	-	+	++	+++
28.	Auch in schwierigen Situationen fallen mir immer viele Handlungsalternativen ein.	- - -	- -	-	+	++	+++
29.	Damit meine Pläne eine Chance haben, richte ich mich beim Planen nach den Wünschen anderer Leute.	- - -	- -	-	+	++	+++
30.	Mein Lebenslauf und mein Alltag werden alleine durch mein Verhalten und meine Wünsche bestimmt.	- - -	- -	-	+	++	+++
31.	Es hängt vom Schicksal ab, ob ich krank werde oder nicht.	- - -	- -	-	+	++	+++
32.	Für die Lösung von Problemen fallen mir immer viele Möglichkeiten ein.	- - -	- -	-	+	++	+++

Überprüfen Sie bitte, ob Sie alle Fragen beantwortet haben.

Fragebogen zur Sozialen Unterstützung

In diesem Fragebogen geht es um Ihre Beziehungen zu wichtigen Menschen, also zum Partner, zu Familienmitgliedern, Freunden und Bekannten, Kollegen und Nachbarn. Wir möchten erfahren, wie Sie diese Beziehungen erleben und einschätzen.
Bitte entscheiden Sie sich bei jeder Aussage für eine der fünf Einschätzungen und zwar mit einem Kreuz durch eine der fünf Nullen.
Wenn in den folgenden Aussagen allgemein von "Menschen" oder von "Freunden / Angehörigen die Rede ist, dann sind die Menschen gemeint, die für Sie wichtig sind.

	trifft nicht zu				trifft genau zu
1. Ich habe Menschen, die sich um meine Wohnung (Blumen, Haustiere) kümmern können, wenn ich nicht da bin.	O	O	O	O	O
2. Es gibt Menschen, die mich so nehmen, wie ich bin.	O	O	O	O	O
3. Meinen Freunden / Bekannten ist es wichtig, meine Meinung zu bestimmten Dingen zu erfahren.	O	O	O	O	O
4. Manche meiner Bekannten / Freunde nutzen meine Hilfsbereitschaft aus.	O	O	O	O	O
5. Ich fühle mich von wichtigen Personen abgelehnt.	O	O	O	O	O
6. Bei Bedarf kann ich mir Werkzeug oder Lebensmittel ausleihen.	O	O	O	O	O
7. Es gibt viele Situationen, in denen ich um praktische Hilfe gebeten werde (z.B. etwas erledigen, mit etwas aushelfen).	O	O	O	O	O
8. Die meisten Leute, die ich kenne, haben eine bessere Beziehung zu ihren Freunden als ich.	O	O	O	O	O
9. Viele meiner Freunde / Angehörigen haben eine ähnliche Einstellung zum Leben wie ich.	O	O	O	O	O
10. Wenn ich dringend und kurzfristig zu einem umliegenden Ort (ca. 20 km) muß, weiß ich, wen ich ohne Zögern bitten kann, mich dorthin zu fahren.	O	O	O	O	O
11. Ich könnte viel freier leben, wenn ich nicht immer auf meine Freunde / Familie Rücksicht nehmen müßte.	O	O	O	O	O
12. Ich habe Freunde / Angehörige, die auch mal gut zuhören können, wenn ich mich aussprechen möchte.	O	O	O	O	O
13. Ich kenne fast niemanden, mit dem ich gerne ausgehe.	O	O	O	O	O
14. Nach manchen Gesprächen fühle ich mich wirklich besser.	O	O	O	O	O

Bitte wenden

	trifft nicht zu				trifft genau zu
15. Ich habe Freunde / Angehörige, die mich auch einfach mal umarmen.	O	O	O	O	O
16. Wenn ich wirklich mal unter Streß stehe, werden mir auch mal Aufgaben abgenommen.	O	O	O	O	O
17. Ich brauche mehr Menschen, mit denen ich etwas gemeinsam unternehmen kann.	O	O	O	O	O
18. Manchmal habe ich das Gefühl, daß alle etwas an mir auszusetzen haben.	O	O	O	O	O
19. Wenn ich krank bin, kann ich ohne Zögern Freunde / Angehörige bitten, wichtige Dinge (z.B. Einkaufen) für mich zu erledigen.	O	O	O	O	O
20. Wenn ich mal tief bedrückt bin, weiß ich, zu wem ich gehen kann.	O	O	O	O	O
21. Ich habe einen Menschen, mit dem ich mich auch sexuell gut verstehe.	O	O	O	O	O
22. Oft treffe ich zufällig Bekannte, mit denen ich erst mal ein Schwätzchen halte.	O	O	O	O	O
23. Ich wünschte, man würde mir nicht überall reinreden.	O	O	O	O	O
24. Ich fühle mich oft als Außenseiter.	O	O	O	O	O
25. Ich kann Freunde / Bekannte bitten, mir bei Amtsangelegenheiten (Behörden) zu helfen.	O	O	O	O	O
26. Es gibt Menschen, die Leid und Freude mit mir teilen.	O	O	O	O	O
27. Bei manchen Freunden / Angehörigen kann ich auch mal ganz ausgelassen sein.	O	O	O	O	O
28. Ich fühle mich in meinem Leben von Freunden / Angehörigen bedrängt und eingeengt.	O	O	O	O	O
29. Ich habe einen mir vertrauten Menschen, mit dem ich alle persönlichen Dinge besprechen kann.	O	O	O	O	O
30. Ich wünsche mir von anderen mehr Verständnis und Zuwendung.	O	O	O	O	O
31. Ich habe genug Menschen, die mir wirklich helfen, wenn ich mal nicht weiter weiß.	O	O	O	O	O
32. Ich weiß Menschen, bei denen ich vorübergehend wohnen könnte.	O	O	O	O	O
33. Ich werde oft um Rat gefragt.	O	O	O	O	O
34. Ich wünsche mir mehr Geborgenheit und Nähe.	O	O	O	O	O
35. Oft denke ich, daß meine Freunde / Angehörigen zuviel von mir verlangen und erwarten.	O	O	O	O	O
36. Es gibt Menschen, die zu mir halten, auch wenn ich Fehler mache.	O	O	O	O	O
37. Mit meinen Interessen und Hobbys stehe ich ganz alleine da.	O	O	O	O	O

Bitte wenden

	trifft nicht zu				trifft genau zu
38. Meine Freunde / Angehörigen nehmen meine Gefühle nicht ernst.	O	O	O	O	O
39. Es gibt Menschen, die mir ständig ein schlechtes Gewissen machen.	O	O	O	O	O
40. Es gibt genug Menschen, zu denen ich ein wirklich gutes Verhältnis habe.	O	O	O	O	O
41. Über ganz intime Dinge kann ich eigentlich mit niemandem sprechen.	O	O	O	O	O
42. Ich habe einen sehr vertrauten Menschen, der für mich gut erreichbar ist.	O	O	O	O	O
43. Es gibt eine Gemeinschaft von Menschen (Freundeskreis, Clique), zu der ich mich zugehörig fühle.	O	O	O	O	O
44. Ich habe einen sehr vertrauten Menschen, mit dessen Hilfe ich in jedem Fall rechnen kann.	O	O	O	O	O
45. Ich wünsche mir mehr Hilfsbereitschaft und praktische Unterstützung.	O	O	O	O	O
46. Meine Freunde / Angehörigen können nicht verstehen, daß ich auch mal etwas Zeit für mich allein brauche.	O	O	O	O	O
47. Es gibt Menschen, die sich mit mir zusammen richtig wohl fühlen.	O	O	O	O	O
48. Durch meinen Freundes- und Bekanntenkreis erhalte ich oft gute Tips (z.B. guter Arzt, Veranstaltungen).	O	O	O	O	O
49. Es gibt Menschen, die sich mit wichtigen persönlichen Problemen an mich wenden.	O	O	O	O	O
50. Ich kenne zu wenige Menschen, die ich bei Problemen um Rat fragen kann.	O	O	O	O	O
51. Es gibt Menschen, denen ich alle meine Gefühle zeigen kann, ohne das es peinlich wird.	O	O	O	O	O
52. Oft wünsche ich mir, an einem Ort zu leben, wo mich keiner kennt.	O	O	O	O	O
53. Ich habe einen sehr vertrauten Menschen, in dessen Nähe ich mich sehr wohl fühle.	O	O	O	O	O
54. Wichtige Personen versuchen mir vorzuschreiben, wie ich zu denken und zu handeln habe.	O	O	O	O	O

Vielen Dank für Ihre Hilfe bei dieser Untersuchung.

Ich würde mich freuen, wenn Sie mir Ihre Meinung zu dem Fragebogen auf dieser Seite mitteilen.

Zwischen Medienfreiheit und Zensureingriffen

Eine medien- und rechtssoziologische Untersuchung zensorischer Einflussnahmen auf bundesdeutsche Populärkultur

Zensur erscheint uns entweder als ein typisches Zeichen für Diktaturen oder für längst vergangene Epochen. Aber auch in einem freiheitlichen Rechtsstaat werden die Mittel der Zensur als notwendig erachtet, auch wenn sie anders genannt werden.

Daß es zwischen der unrechtmäßigen Unterdrückung von Medienprodukten und dem legalen Verbot von zurecht strafbaren Inhalten wie Kinderpornographie auch in Deutschland kompliziert gestaffelte Grauzonen gibt, soll diese umfassende Untersuchung des Soziologen und Kunsthistorikers Roland Seim belegen. Im ersten Teil wird die Geschichte der Zensur ebenso berücksichtigt, wie die Frage nach der menschlichen Faszination an Sex und Gewalt; die Lust, die jeweils verbotenen Grenzen zu überschreiten, gestellt. Außerdem werden die wichtigsten Rechtsgrundlagen und Kontrollinstitutionen dargelegt. Der zweite Teil ist den verschiedenen Sparten der Populärkultur gewidmet, aus denen exemplarische Zensurfälle dokumentiert und analysiert werden.

Vom "Gutenberg-Universum" bis zum "Cyberspace" – stets waren es die jeweils neuesten Medien, von denen die Zensoren eine besondere Gefährdung für Jugend und Gesellschaft befürchteten. Eingriffe in Film, Literatur, Kunst, Musik, Comic, Internet und andere Medien werden anhand exemplarischer Fallbeispiele vorgestellt. Ein Vergleich mit den Zensurpraktiken in anderen Ländern Europas und den USA rundet die Studie ab.

Der Autor:

* 11.7.1965 in Münster; Studium der Kunstgeschichte, Philosophie und Soziologie in Münster und Berlin; Januar 1993 Magisterexamen in Kunstgeschichte bei Prof. Dr. Jürg Meyer zur Capellen (Thema: "Die Darstellung von Eros und Thanatos im Frühwerk von Alfred Kubin"); Juli 1997 Promotion zum Dr. phil. in Soziologie mit dieser Studie. Roland Seim war wissenschaftlicher Mitarbeiter der Landesbildstelle Westfalen, Lehrbeauftragter am Institut für Soziologie der Universität Münster und absolvierte eine Fortbildung zum Online-Redakteur. Er ist als Autor und Verleger tätig.

Das Buch:

Die Dissertation des u.a. durch seine Veröffentlichungen "Ab 18" – zensiert, diskutiert, unterschlagen (mit Dr. Josef Spiegel) und "Comic: zensiert" (mit Achim Schnurrer) bereits als *Zensurforscher* bekannt gewordenen Autors wurde von Prof. Dr. Horst Herrmann betreut und erhielt von der Universität Münster das Prädikat "magna cum laude". Für die Drucklegung wurde es aktualisiert und um den Abbildungsteil ergänzt.

Roland Seim: Zwischen Medienfreiheit und Zensureingriffen [...], Münster 1997 [korr. Nachdr. 1998]; zugl. Diss. phil., Univ. Münster 1997. 557 S., br., Farbcover, umfangreiche Personenregister, 20seitiger Abbildungsteil mit etwa 70 Beispielen und englischem Dissertation Abstract; ISBN 3-933060-00-1; EUR 30,60.

Telos Verlag Dr. Roland Seim M.A.
– Verlag für Kulturwissenschaft –
Im Sundern 7-9, D-48157 Münster, Kunden-Verkehrs-Nr.: 88680
Tel./Fax: 0251 - 32 61 60 eMail: mail@telos-verlag.de
Internet: www.telos-verlag.de und **www.zensur.org**